Volker Fintelmann

Zufrieden alt werden

aethera®

die heilenden Kräfte im Menschen stärken,
die Bildung des eigenständigen Urteils unterstützen,
die Initiativbereitschaft von Patienten und Verbrauchern fördern.

Über dieses Buch: Wer den Herbst des Lebens nur als eine Phase des Abschieds von Vertrautem wahrnimmt, übersieht, welche Chancen sich dem älter werdenden Menschen auftun. Losgelöst von den Verpflichtungen jüngerer Jahre kann man nun endlich viele Zwänge hinter sich lassen. Alles, was im Laufe des Lebens herangereift ist, kann nun seine Erfüllung finden, sodass wir zu dem Menschen werden, der wir eigentlich sind.

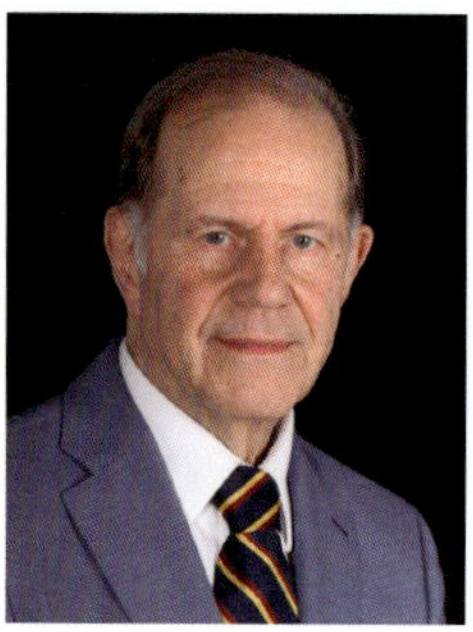

Der Autor: **Professor Dr. med. Volker Fintelmann** (geboren 1935) studierte Medizin, promovierte 1961 in Hamburg und spezialisierte sich in Gastroenterologie. Im Krankenhaus Hamburg-Rissen war er bis 1996 als Leitender Arzt tätig und für zehn Jahre dessen Ärztlicher Direktor. 1997 gründete er die Carl Gustav Carus Akademie als Fortbildungsstätte für alle medizinischen Berufe. Sein Anliegen ist die praktische und wissenschaftliche Ausarbeitung der Anthroposophischen Medizin als einer intuitiven Medizin. Er ist Autor zahlreicher Bücher und Vortragsredner zu medizinischen und menschenkundlichen Themen.

Volker Fintelmann

Zufrieden alt werden

Von der Freiheit, alt sein zu dürfen

aethera®

Wichtiger Hinweis:

Sämtliche Angaben und Empfehlungen in diesem Buch wurden sorgfältig überprüft und in Übereinstimmung mit dem neuesten Wissensstand erarbeitet. Bei Heilmittel- oder Therapie-Empfehlungen handelt es sich um eine subjektive Auswahl ohne Anspruch auf Vollständigkeit, in der sich die Verordnungspraxis des Autors spiegelt.

Die Nennung von Handelsnamen oder Warenbezeichnungen geschieht im Rahmen der allgemeinen Pressefreiheit ohne Rücksicht auf Erzeugerinteressen; eine Werbeabsicht ist damit keinesfalls verbunden.

Angaben zu Medikamenten und therapeutischen Maßnahmen erfolgen mit der Einschränkung, dass Dosierungs- und Anwendungshinweise durch neue Erkenntnisse in der Forschung, klinische Erfahrungen und das sich verändernde Angebot an Präparaten dem Wandel der Zeit unterworfen sein können. Da auch menschliche Irrtümer und Druckfehler nie ganz auszuschließen sind, wird für Anwendungs- und Dosierungshinweise sowie für die Wirkung der Präparate keine Gewähr übernommen.

Jeder Benutzer wird dringend aufgefordert, die Angaben in diesem Buch anhand der Herstellerinformationen auf dem Beipackzettel auf ihre Richtigkeit zu überprüfen und die dort gegebenen Empfehlungen für die Dosierung und Kontraindikationen zu beachten. In Zweifelsfällen sollte immer ein Arzt oder ein Angehöriger der Heilberufe aufgesucht werden, insbesondere wenn die Beschwerden über mehrere Tage andauern. Die Angaben in diesem Buch sind weder dazu bestimmt noch geeignet, einen notwendigen Arztbesuch zu ersetzen.

Trotz sorgfältiger Kontrolle übernehmen wir keine Haftung für die Inhalte externer Links. Für den Inhalt der genannten Seiten sind ausschließlich deren Betreiber verantwortlich.

Eine Haftung vonseiten des Autors oder des Verlages für Personen-, Sach- und Vermögensschäden ist ausgeschlossen.

ISBN 978-3-8251-8018-8

aethera® ist ein Imprint des Verlags Urachhaus, Stuttgart
Landhausstraße 82, 70190 Stuttgart
www.aethera.de

Umschlagabbildung: © Shutterstock / Halfpoint
Layout und Einbandgestaltung: Manfred Christ
Druck: Beltz, Bad Langensalza

Inhalt

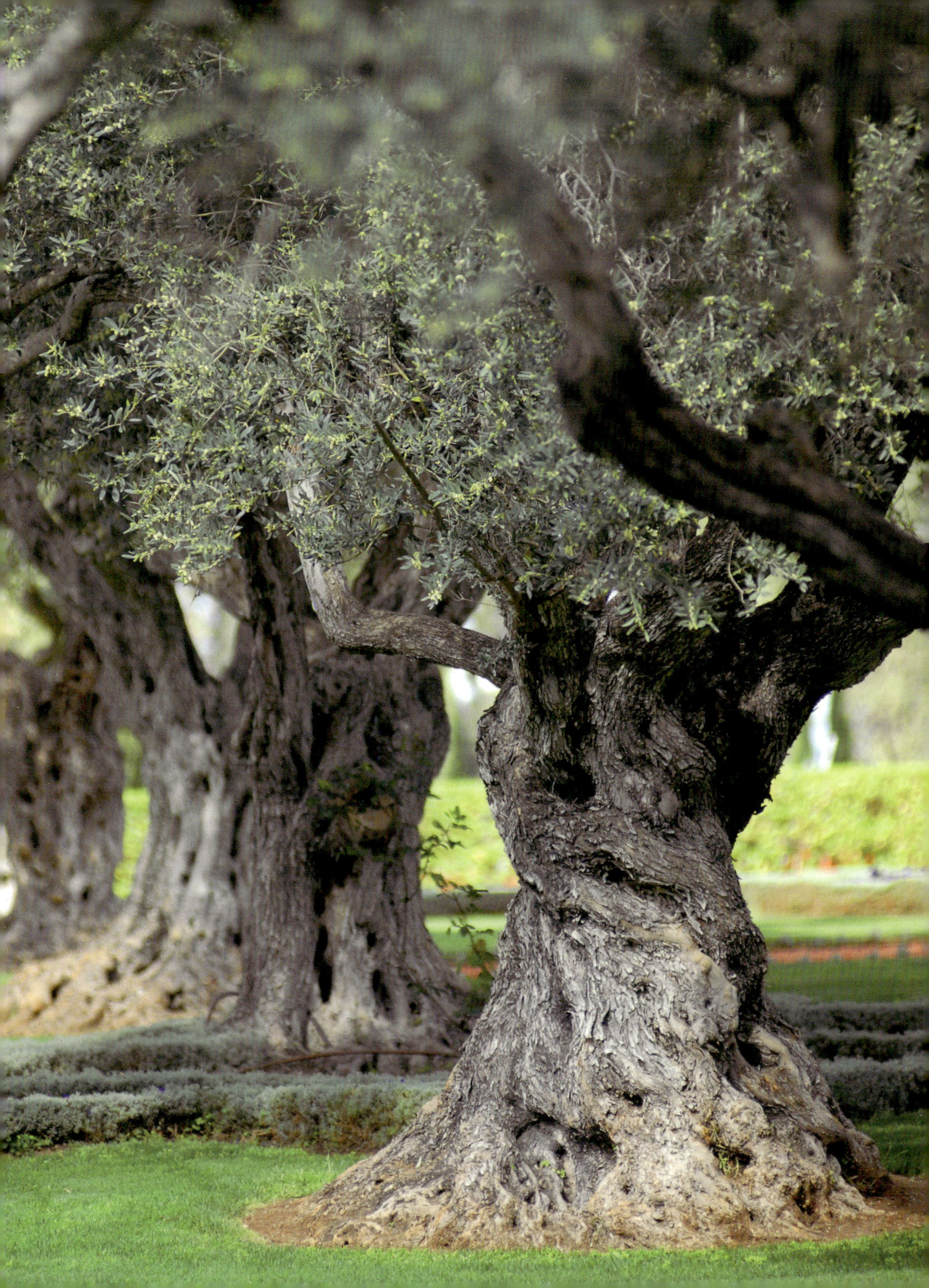

Vorwort

Alter ist ein Aspekt des Menschseins, der zwar einen Pol des Lebens darstellt im Gegenüber zur Kindheit, aber dennoch das ganze Leben von der Geburt bis zum Tod durchwirkt. Denn von Geburt an altert der Leib, und es sind nur die unfassbaren Kräfte der aus den Lebensvorgängen stammenden Regeneration, die ihn immer neu verjüngen – bis diese Kräfte sich allmählich erschöpfen und dann das Alter den Leib mehr und mehr prägt. Die Seele wird »alt« geboren, sie ist voller Erfahrungen vorausgehender Daseinsformen und – im Verständnis von Reinkarnation oder Wiederverkörperung – früherer Erdenleben. Sie kann, ja sollte sich im Leben jedoch verjüngen, je mehr sie sich im Älterwerden des Leibes dem Geist zuwendet. Denn das bleibend Junge in uns ist unser Geist, der uns zur Individualität macht, die einzigartig in dieser Schöpfung ist und auch ein Andauerndes, das ich auch Ewiges oder mit Aristoteles Entelechie nennen kann. Großartig, dass die moderne Medizin mit der Entdeckung und immer detaillierteren Beschreibung des Immunsystems im Rahmen einer Psycho-Neuro-Immunologie diese Einzigartigkeit jedes Menschen auf leiblich-seelischer Ebene erkannt hat. Leider wiederum zieht sie (noch) nicht die notwendige Konsequenz, ihr praktisches Handeln auf dieses Individuelle auszurichten. In ihrer dominierenden Wissenschaftsausrichtung einer Evidenz-basierten Medizin betrachtet sie den Menschen nur als Kollektiv und schafft einen Normmenschen, den es in der Wirklichkeit nicht gibt.

das bleibend Junge ist der Geist

Dieses Buch hat das Anliegen, aus meiner Sicht als etwa 60 Jahre lang praktizierender Arzt das Alter mit Blick auf die Individualität zu schildern, seine Gesetzmäßigkeiten anschaulich zu machen, die ich mit Goethe auch einen Typus nennen kann. Dabei soll immer bewusst gehalten werden, dass das Typische modifiziert wird durch das Individuelle. Doch muss der alles bestimmende, die Individualität prägende Geist, unser Ich, dafür die Gesetzmäßigkeiten des Alterns und des eigentlichen biografischen Alters kennen. Das Ich muss sich dieser Gesetzmäßigkeiten bewusst werden, um sie dann schöpferisch so einzusetzen, dass mit ihnen ein Lebensziel erreicht wird, das ich auch die Frucht des diesmaligen Lebens nennen kann. Diese Gesetzmäßigkeiten für Leib und Seele, ihre Handhabung und auch Pflege werden in allem Folgenden dargestellt, immer aus der persönlichen Sicht des Arztes und einer eigenen langen Lebenserfahrung.

Gesetzmäßigkeiten des Alterns

Das hiermit Angesprochene kann deutlich machen, dass die Inhalte des Buchs lebensbegleitend gemeint sind. Man kann nicht früh genug anfangen, sich mit diesen Fragen auseinanderzusetzen, nicht nur für sich selbst, sondern auch, um den anderen zu verstehen. Das wird treffend von einem spanischen Sprichwort ausgedrückt, dem ich vor mehr als 30 Jahren begegnete, als ich damals eine *Alterssprechstunde* schrieb: »Wenn du richtig alt werden willst, musst du beizeiten anfangen.«

lebensbegleitende Fragen

Hamburg, Frühjahr 2021 — Volker Fintelmann

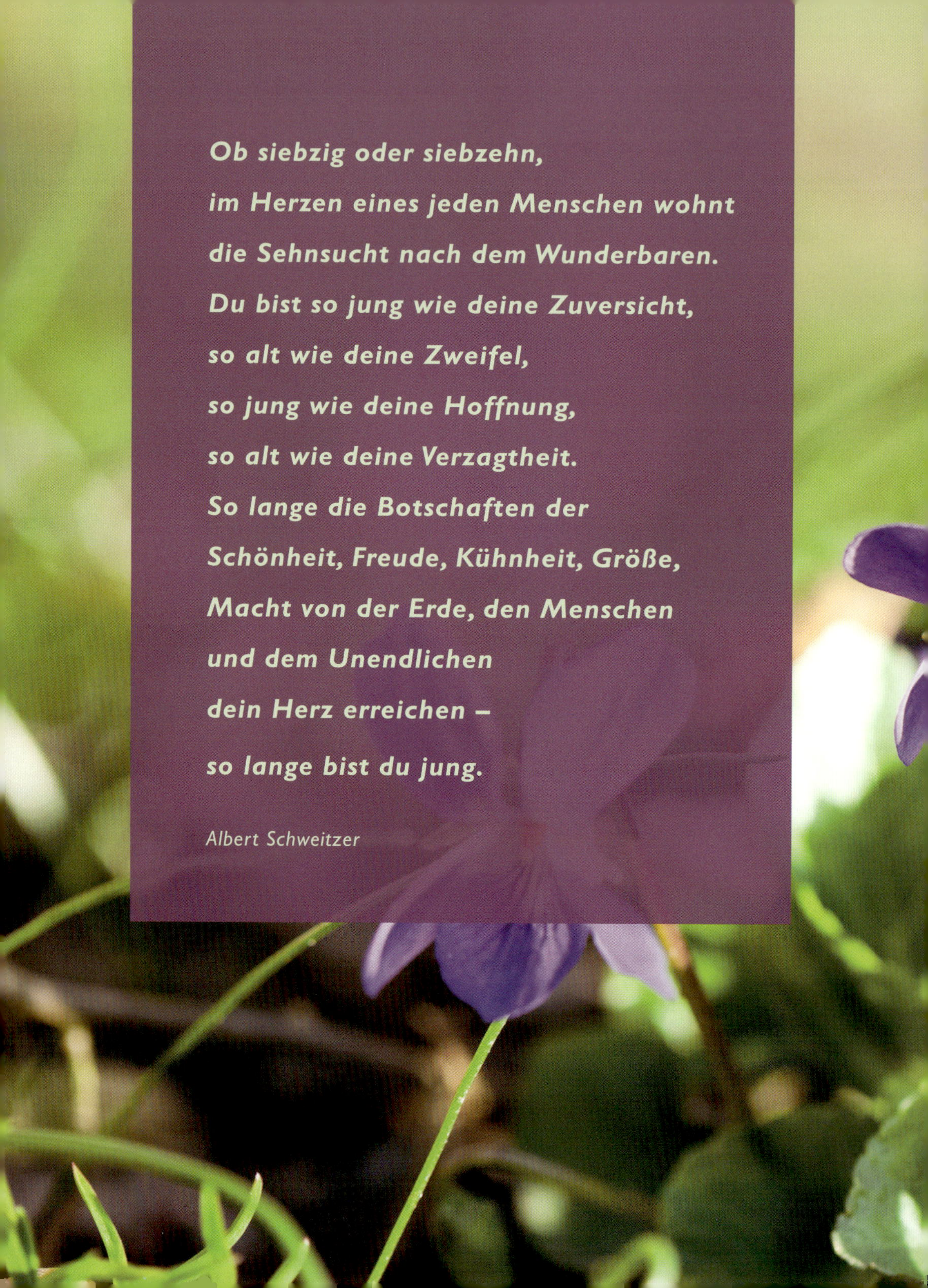

Ob siebzig oder siebzehn,
im Herzen eines jeden Menschen wohnt
die Sehnsucht nach dem Wunderbaren.
Du bist so jung wie deine Zuversicht,
so alt wie deine Zweifel,
so jung wie deine Hoffnung,
so alt wie deine Verzagtheit.
So lange die Botschaften der
Schönheit, Freude, Kühnheit, Größe,
Macht von der Erde, den Menschen
und dem Unendlichen
dein Herz erreichen –
so lange bist du jung.

Albert Schweitzer

Einstimmung

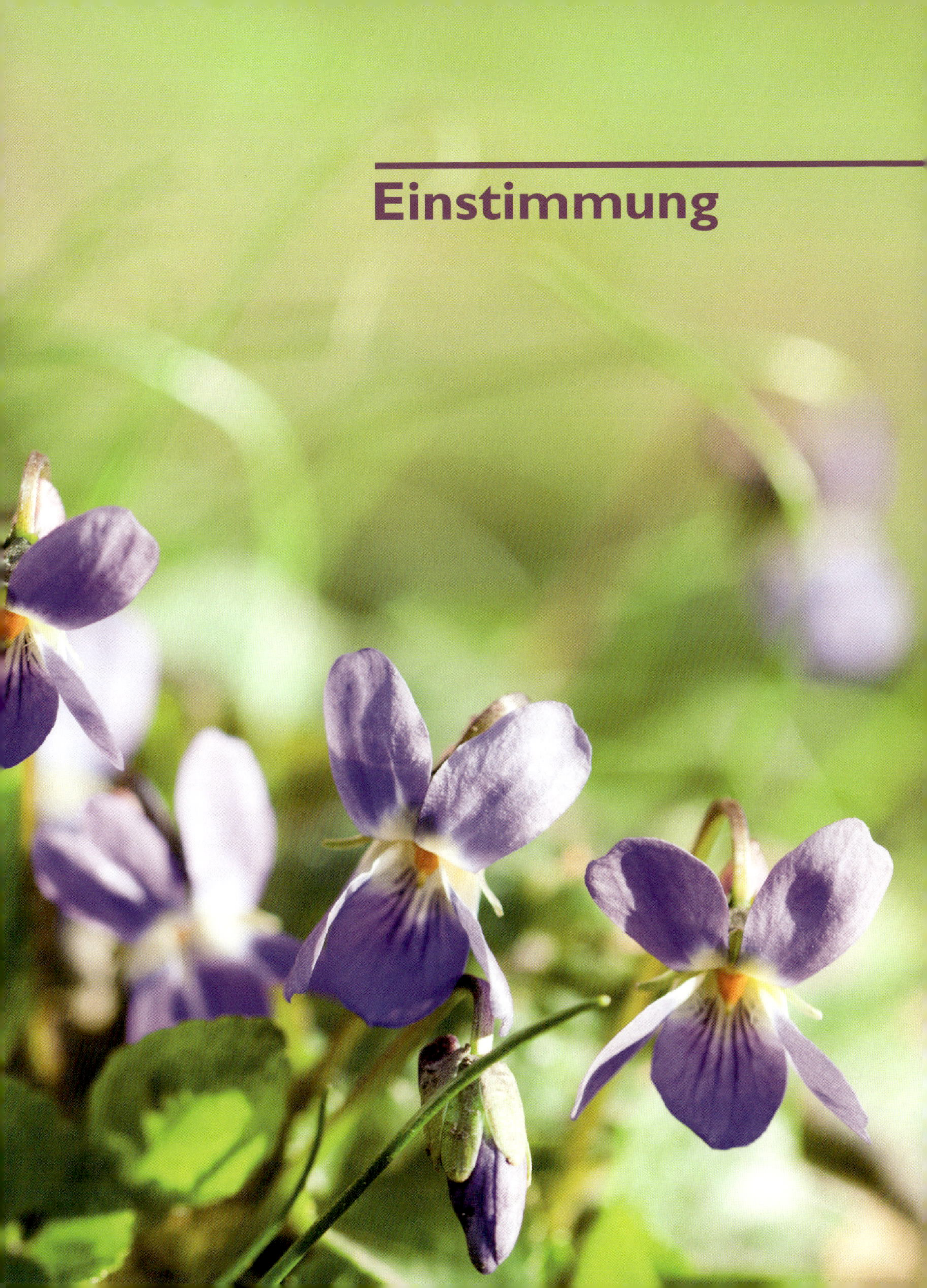

Vor gut 30 Jahren habe ich für den Verlag Urachhaus eine *Alterssprechstunde* geschrieben. Der damalige Verleger Johannes Mayer und ich gingen davon aus, dass es sinnvoll wäre, zu dem Pol der Kindheit und der überaus erfolgreichen *Kindersprechstunde* von Michaela Glöckler und Wolfgang Goebel nun auch den anderen Pol des Menschenlebens, das Alter, hinzuzufügen. Diese *Alterssprechstunde,* die erstmals 1991 erschien, wurde mit Interesse aufgenommen und fand seine Leser, es folgten 1999 und 2005 weitere Auflagen. Heute kann man sie nur noch antiquarisch erwerben. Der Lebensabschnitt des Alters fand kein annähernd vergleichbares Interesse wie derjenige der Kindheit.

Vorstellung »ewiger Jugend«

Hat sich das heute, drei Jahrzehnte später, verändert? Immer mehr dominiert die Vorstellung »ewiger Jugend«, immer deutlicher wird Alter mit Abbau und Degeneration, mit Demenz oder Alzheimer gleichgesetzt. Insofern ist es nur konsequent, wenn die Forscherelite im Silicon Valley als eines ihrer wichtigsten Forschungsziele die Aufhebung des Alters im Menschenleben sieht und entsprechend intensiv und mit Einsatz extremer Geldsummen verfolgt. Es werden die Gene gesucht und identifiziert, die für das Alter verantwortlich gemacht werden, und an ihrer Mutierung oder vollständigen Abschaffung gearbeitet. Das vorläufige Ziel besteht darin, dass Menschen 200 Jahre alt werden, auf längere Sicht sollen es dann 500 sein.[1] Das scheint doch ganz im Sinne moderner Anschauungen besonders der westlich orientierten Menschen zu sein, denn wie häufig kann man den Satz lesen oder hören: Die meisten Menschen wollen heute gerne sehr alt werden, doch keiner von ihnen will alt sein.

Anthropologie und Anthroposophie

Weisheit und Lebenserfahrung

Kann diese Paradoxie aufgelöst werden, können wir ein Verständnis entwickeln, warum das Alter eine so negative Bedeutung bekommen hat? Denn das war nicht immer so und ist auch heute in manchen vor allem östlichen Kulturen ganz anders. Das Alter wurde mit Ehrfurcht erlebt und auch verehrt, man verband es mit Weisheit und gesättigter Lebenserfahrung. Und ist es nicht auch paradox, dass in vielen Institutionen, zum Beispiel in der katholischen Kirche, extrem alte Menschen in höchste Ämter berufen oder gewählt werden, dass im Wahlkampf der USA die wichtigsten Kandidaten für das Amt des Präsidenten oft weit über 70 Jahre alt sind?

Der erste Denkschritt für das Enträtseln dieser sich widersprechenden Anschauungen über das Alter beruht auf dem Verständnis des Menschen selbst. Die Wissenschaft vom Menschen (Anthropologie), die Teil der alles dominierenden Naturwissenschaften ist, erklärt den Menschen als hochkomplexen Leib, welcher seelische und auch geistige Phänomene produziert, die jedoch keine Eigenständigkeit oder gar eigene Gesetzmäßigkeiten haben. Die ursprüngliche Dreiheit des Menschen (Trichotomie), welche Leib, Seele und Geist umfasste, wurde auf die Einheit Leib geschrumpft. Geist oder Seele existieren demnach nur in Verbindung mit einem Leib oder Körper, sie haben keine unabhängige oder gar den Leib zeitlich überdauernde Existenz. Für eine so reduzierte Wissenschaft des Menschen gibt es weder Geist noch Seele ohne Körper.

Verständnis des Menschen selbst

Diese maximale Reduzierung letztlich auf ausschließlich Materielles ist durch die moderne Physik, vor allem als Quantenphysik, längst widerlegt. Für den Physiker Hans-Peter Dürr zum Beispiel ist Materie nur »Schlacke« des Geistes, dessen Ausdruck für ihn Verbundenheit oder noch umfassender Liebe ist. Der Geist ist das Element in der Welt, das alles zusammenhält, er nennt ihn unteilbar, holistisch, ein Ganzes: »Die Grundlage der Welt ist nicht materiell, sondern geistig.«[2] Geistesgeschichtlich ist es eindrücklich, dass diese Reduzierung einer Dreiheit auf die Einheit in zwei Schritten erfolgte: 869 n.Chr. schaffte die römisch-katholische Kirche auf dem Konzil von Konstantinopel mit Mehrheitsbeschluss den eigenständigen Geist quasi ab, ja sie stellte unter Strafe der Häresie oder Ketzerei, von einem solchen zu sprechen oder zu schreiben. Und im 19. Jahrhundert schaffte dann die aufkommende streng (ja letztlich ebenfalls dogmatische) naturwissenschaftliche Medizin die eigenständige Seele ab. Auch hierfür kann eine Jahreszahl genannt werden: 1858 veröffentlichte Rudolf Virchow seine *Zellularpathologie*. In diesem Buch propagierte er die Autonomie der Zelle als eigentliche Einheit des Körpers – und letztlich auch den Menschen als genetisch gesteuerten komplexen Zellhaufen, in dem eine eigenständige Seele keinen Platz mehr hat. Die etwas später aufkommende Psychoanalyse Freuds und alle parallel entstehenden Psychologien, Psychotherapien und auch die Psychosomatik haben daran bis heute nichts ändern können.

Materie als »Schlacke« des Geistes

»Abschaffung« der eigenständigen Seele

Noch im ausklingenden 19. Jahrhundert und vor allem auch im ersten Viertel des 20. Jahrhunderts vermittelte Rudolf Steiner eine Wissenschaft vom

Anthroposophie

Menschen, die er Anthroposophie nannte und erkenntnistheoretisch als Synthese von naturwissenschaftlicher und geisteswissenschaftlicher Erkenntnis des Menschen und der Welt, in die er gestellt ist, begründete.[3] In ihr lebt wieder das Wissen um die Trichotomie von Leib, Seele und Geist, ebenso wie umfassende Darstellungen ihres Miteinanders trotz eigenständiger Gesetzmäßigkeiten und alle damit verbundenen Verständnisse, aus der Sicht des Arztes zum Beispiel auch von Gesundheit und Krankheit.

Steiner sprach unmissverständlich aus, dass nur der Leib oder Körper altert: »Und nur des Leibes Schicksal auf Erden ist es, alt zu werden.«[4] Die Seele dagegen ist jung und bleibt es, ja sie kann sogar immer jünger werden, wenn sie aus ihrer Gesetzmäßigkeit in gesunder Korrespondenz mit Leib und Geist existieren kann und nicht zum Beispiel zunehmend vom Leib dominiert wird.

Mensch als Werdender

Steiner machte in seinem umfassenden Werk auch auf eine weitere Wirklichkeit immer wieder aufmerksam: die in seiner Zeit aufkommende Idee der Evolution, wie sie sich mit Namen wie Charles Darwin, Ernst Haeckel oder aus christlicher Sicht Teilhard de Chardin verbindet. Auch er selbst beschrieb eine Entwicklungsgeschichte von Mensch und Welt[5] und definierte den Menschen als *Werdenden,* nicht als Seienden. Und er weitete unseren Blick über die Grenzen der Geburt oder Empfängnis und des Todes oder Lebensendes hinaus in eine real zu erfassende Welt der Vorgeburtlichkeit und Nachtodlichkeit, hin zu einer Existenz oder auch eines Lebens zwischen Tod und erneuter Geburt und damit der Gesetzmäßigkeit der Wiederverkörperung oder Reinkarnation. So wird der Mensch Teil der großen Evolution der Schöpfung, die er von ihrem Anfang bis an ihr Ende als Einzelner, als Individualität mitmacht. Denn er – der Mensch – ist Mittelpunkt und Ziel dieser Evolution und kann so nur als ein sich Entwickelnder, Werdender verstanden werden. Eine Grundgesetzmäßigkeit aller so gewollten Evolution ist der Rhythmus oder die Fülle unterschiedlicher Rhythmen.

Veranlagung zur Freiheit

Ein weiteres Phänomen zum Verständnis des Menschen und so auch der Perspektive des Alters ist die *Freiheit.* Der Mensch wird durch die Schöpferkräfte zur Freiheit veranlagt, doch es ist ein (unvorstellbar) langer Weg bis zu ihrer Realisation. Wir werden sehen, wie sehr der Erwerb der Freiheit mit dem Alter zusammenhängt. Nun ist aber gerade der Aspekt der Freiheit das Tor, durch das Kräfte an den Menschen herandrängen, die eine solche Entwicklung verhindern oder in die Irre führen wollen.

Somit schauen wir auf mehrere Phänomene des Menschseins und -werdens als Voraussetzung, Alter zu verstehen. Wir wollen sie nun noch etwas ausführlicher betrachten, ehe dann in den darauf folgenden Kapiteln der Lebenslauf (die Biografie) und deren Anteil des Alters detaillierter dargestellt werden.

Die Dreiheit

Leib, Seele und Geist

Ohne ein gründliches Verständnis der Dreiheit von Leib, Seele und Geist ist der Mensch und damit auch der Lebensabschnitt des Alters nicht zu erfassen. Die Drei ist Ausdruck einer zentralen Kraft aller Schöpfung. Im Christentum begegnen wir ihr in der Trinität Gottes als Vater, Sohn und Heiliger Geist. Im Menschen erscheinen diese Schöpferkräfte in der Trichotomie von Leib (Vater), Seele (Sohn) und Geist. Sie realisieren sich auch in der Zeit als Vergangenheit, Gegenwart und Zukunft. Auch das findet sich im Menschen als die Abschnitte von Kindheit und Jugend, vom Erwachsensein und dann vom Alter wieder. Wir können einen ersten Aspekt davon erhaschen, dass Alter sich mit Zukunft verbindet, so wie die Kindheit mit Vergangenheit. Das wird natürlich noch ausführlicher begründet werden.

funktionale Dreigliederung

Denken, Fühlen und Wollen

Eine weitere schöpferische Dreiheit entdeckte Rudolf Steiner nach langer Forschungszeit im menschlichen Leib in den lebendigen Funktionen des Organismus. Er nannte sie *funktionale Dreigliederung* und beschrieb sie in drei Systemen. Eine Polarität bilden alle Sinnes-Nerven-Prozesse und alle Stoffwechsel-Bewegungs-Vorgänge (Sinnes-Nerven-System und Stoffwechsel-Bewegungs-System). Diese Polarität wird ständig ausgeglichen bzw. im Gleichgewicht gehalten durch rhythmische Prozesse (Rhythmisches oder auch Atmungs-Zirkulations-System). Diese drei Systeme bilden zusätzlich zu ihren funktionellen Tätigkeiten die leibliche Grundlage für alle seelischen Vorgänge, die den Leib zu ihrer Offenbarung brauchen. Wir kennen sie als in sich differenzierte Ganzheiten von *Denken, Fühlen und Wollen*.[6]

Ganz behutsam sei auf eine weitere Dreiheit verwiesen, die später noch deutlicher angesprochen werden wird. In ihr bildet der Mensch die ausgleichende Mitte zwischen zwei Geistwesen, die seit langen Zeiten Ahriman und Luzifer genannt werden. Ihnen gab Goethe in Mephistopheles eine gemeinsame Gestalt, die real geschaut eben zwei sind. Das wird auch in dem Namen Mephistopheles deutlich, abgeleitet von *mephiz* (Hinderer, Verderber) und *tophel* (Lügner). Goethe hat ihre unterschiedliche Art Mephistopheles auch aussprechen lassen, denn er bezeichnet sich sowohl als Kraft, die das Böse will und doch Gutes schafft, und zugleich als einen Geist, der stets verneint.[7]

Ahriman und Luzifer

Traditionell werden Ahriman und Luzifer als Ausdruck des Bösen bezeichnet, als Satan und Diabolos. Und im Sündenfall und seinen Folgen sind diese Kräfte der Versuchung, den Menschen von seinem vorgesehenen Weg durch Hindernisse, Täuschungen oder Irrwege abzubringen, imaginativ-bildhaft dargestellt. Es sind jedoch auch Kräfte der Schöpfung und als Widerstände (Widersacher) oder Versucher ganz notwendige Elemente zum Erwerb der Freiheit. In seiner Menschwerdung wird der Gottessohn Christus auch als Erstes den Versuchern gegenübergestellt (Matthäus 4,1–11).

Die göttliche Schöpferwelt wird weiter gegliedert in drei Hierarchien, die wiederum jeweils drei Gliederungen umfassen, also 3 x 3 = 9 hierarchische Ordnungen bilden (Dionysius der Areopagit).[8]

Entwicklung und Rhythmen

Entwicklung hat immer Anfang und Ende, in der Apokalypse des Johannes als Alpha und Omega bezeichnet, erster und letzter Buchstabe des griechischen Alphabets. Entwicklung hat immer ein Ziel, durch Christus »bis zur Vollendung der Erdenzeit« (Matthäus 28,20) genannt, in der Apokalypse Neues Jerusalem.

auf dem Weg zu einem Ziel sein

Entwicklung heißt auch, auf dem Weg zu sein, auf dem Weg zu einem Ziel bzw. zu seinem Ziel, denn davon gibt es viele. Und »Ziel« bedeutet nicht »Ende«, denn jedem Ende steckt der Zauber eines neuen Anfangs inne, wie es Hermann Hesse formulierte.[9]

Am Menschen ist Entwicklung so einfach mit den Augen abzulesen: Zwei Zellen vereinigen sich durch Mutter und Vater und bilden den Keim, aus dem dann – wenn wir ehrlich sind – die unfassbare Gestalt eines Menschen wird, erst als Kind, als Jugendlicher, junger Erwachsener bis hin zum Greis. Wir können das Gleiche aber auch an einer Eichel erleben: Kann man fassen, wie daraus einst ein großer, knorriger Eichbaum wird? Und diese Bilder ließen sich fast ohne Ende vermehren.

Diesen Kräften der Entwicklung begegnet ein gesund empfindender Mensch mit einer Seelenkraft, die ganz aus der Kindlichkeit seines seelischen Wesens stammt: dem Staunen. Denn alle Entwicklung ist staunenswert. Ihre

Grundelemente sind Entstehen (Werden) und Vergehen, aber auch Metamorphose und Steigerung, wie Goethe sie für die Pflanze beschrieb. Beim Menschen gliedert sie sich in leibliche, seelische und geistige Entwicklungen, und wir werden sehen, wie diese sich in unterschiedlichen Zeitabläufen und unterschiedlicher Intensität vollziehen.

Rhythmus als Grundelement aller Entwicklung

Und damit sind wir auch schon beim Rhythmus als weiterem Grundelement aller Entwicklungen. Rhythmus kann beschleunigen, verlangsamen, im Kreis (Kreislauf) oder spiralig führen, kann anschwellen und abklingen, wie wir es am unmittelbarsten aus der Musik kennen. Diese kann ein großartiger Lehrmeister zum Verständnis von Rhythmus sein. Wie unterschiedlich erleben wir den Dreivierteltakt des Walzers oder den Viervierteltakt des Militärmarsches. Wobei »Takt« hier eigentlich ein falscher Begriff ist, denn Takt ist nicht Rhythmus. Takt ist mechanisch, zum Beispiel beim Viertaktmotor eines Autos. Rhythmus ist immer lebendig, zum Beispiel als Atmung. Rhythmus ist immer voller Variationen, und so nennt die moderne Physiologie die gesunde menschliche Atmung auch »respiratorische Arrhythmie«, weil sie eben nie maschineller Takt ist wie beispielsweise bei einer maschinellen »künstlichen« Beatmung auf einer Intensivstation.

Ein großer Rhythmus in der Natur ist der der Jahreszeiten, ein kleiner ist der von Tag und Nacht. Beim Menschen ist die Fülle der Rhythmen fast unüberschaubar, wie die moderne Rhythmusforschung in der Medizin, die Chronomedizin, herausgearbeitet hat. Doch gibt es auch große Rhythmen wie Wachsein und Schlafen, ganz groß Geburt und Tod. Und solche Rhythmen prägen den Lebenslauf, wie die Siebenjahresrhythmen, die Jahrzehnte oder die sogenannten Mondknoten von 18 Jahren, 7 Monaten und 9 Tagen. Diese werden uns durch das nächste Kapitel über den Lebenslauf begleiten, denn sie prägen unser Menschsein in seinen so unterschiedlichen Erscheinungsformen von der Geburt bis zum Tod.

den Lebenslauf prägende Rhythmen

Auch der Kosmos ist rhythmisch geordnet, man denke an die Bahnen der Wandelsterne oder Planeten, die Bewegungen von Erde und Mond im Verhältnis zur Sonne, das Wirken bestimmter geistig-hierarchischer Wesen wie beispielsweise die sieben Erzengel, die sich in der Weltenlenkung rhythmisch abwechseln.[10] Jedes Organ, das ja mikrokosmischer Abdruck einer makrokosmischen Kraft ist, hat seinen Rhythmus, die Leber anders als das Gehirn, der Nerv anders als das Blut.

Freiheit

eigentliches Ziel des Menschwerdens

Freiheit ist nicht zu definieren, wahrscheinlich weil wir sie noch gar nicht in ihrer vollen Wirklichkeit kennen oder entwicklungsgeschichtlich kennen können. Freiheit kann deshalb nur als Ziel erlebt werden, und die Anthroposophie Rudolf Steiners beschreibt sie als das eigentliche Ziel des Menschwerdens. Sie spricht geradezu von einer zehnten Hierarchie der Freiheit, die die Menschheit einmal bilden soll, als Ergänzung der neun himmlischen Hierarchien, die wir als einen Leib oder Organismus der Trinität ansehen können.[11]

Es ist kein Zufall, dass Steiner mit 33 Jahren eines seiner wichtigsten Werke in Buchform veröffentlicht hat, die *Philosophie der Freiheit*, der er den methodischen Untertitel *Seelische Beobachtungsresultate nach naturwissenschaftlicher Methode* gab.[12] Er hatte den Inhalt durch vorausgehende kleinere Schriften und seine Dissertation vorbereitet.[13] Die Anthroposophie kann auch als Freiheitswissenschaft verstanden werden. Freiheit verbindet sich innig mit der Wahrheit. Ein Christuswort lautet so treffend: »Ihr werdet die Wahrheit erkennen, und die Wahrheit wird euch frei machen« (Johannes 8,32). Sie ist Teil seines Wesens, seine Substanz, ER ist der »Weg, die Wahrheit und das Leben« (Johannes 14,6).

Die Freiheit wurde dem Menschen als Gotteskeim in seiner Schöpfung eingepflanzt, sie ist unser kostbarster Same, der immer stärker austreibt und wachsen will, der aber auch gehegt und gepflegt werden und auch geschützt sein will. Welche großartigen Freiheitskämpfer kennt die Menschheit, wie konzentriert war ihr Auftreten im 20. Jahrhundert, verfinstert von Faschismus und Bolschewismus, von zwei Weltkriegen und weltweiter Unterdrückung vieler Menschen. Freiheit hat man nicht, man muss sie sich immer neu erwerben, und einer ihrer schwierigsten Anteile ist, sich selber gegenüber frei zu sein oder zu werden. Ein köstlicher Anteil von ihr ist es auch, sie anderen zu geben oder zu ermöglichen.

Freiheit muss immer neu erworben werden

Freiheit kann ein hoher Anteil des Alters sein. Ein Kind dagegen kann nie frei sein, es lebt in größter Abhängigkeit von anderen Menschen, Eltern, Erziehern, Geschwistern; es ist auch völlig abhängig von seiner Leibesentwicklung. Wie viel Freiheit kann im Vergleich hiermit das Alter schenken!

Persönliches

Jedes Buch ist Ausdruck des Menschen, der es verfasst. Die Intensität, mit der sich der Verfasser allerdings in die Inhalte einbringt, kann sehr verschieden sein, zum Beispiel bei einer wissenschaftlichen Ausarbeitung, die größte Objektivität anstrebt, im Verhältnis zu einer Autobiografie, die überwiegend subjektiv ist. Das vorliegende Buch über das Alter ist ausgesprochen persönlich oder auch bewusst subjektiv. Der Leser und die Leserin sollen deshalb etwas von der Person wissen, die hier schreibt.

Person birgt *personare* in seinem Wortstamm, was »durchtönen« heißt. Und so habe ich es auch immer erlebt, wenn ich ein Buch schrieb oder einen Vortrag hielt. Es spricht in den eigenen Sätzen etwas mit, was mehr ist als man selber. Ich möchte dieses Etwas Lebenserfahrung nennen, die geprägt wird und im Alter oft gesättigt ist von den Begegnungen mit anderen Menschen. Wir sind doch gar nicht denkbar ohne die Prägung durch andere Menschen, ganz zentral in Kindheit und Jugend, aber immer fortwirkend bis in das hohe Alter. Am stärksten wurde mir das als Arzt bewusst durch die Menschen, die sich mir anvertrauten und die die Medizin traditionell Patienten nennt. Sie waren meine eigentlichen Lehrer, durch sie habe ich alles gelernt, was mich (hoffentlich!) zu einem guten Arzt werden ließ. Das ist mir bei meinem ersten Buch *Intuitive Medizin* in jedem Kapitel bewusst geworden, manchmal wusste ich bei einem einzelnen Satz ganz konkret, wer ihn mir gerade »diktierte«.

die Lebenserfahrung »spricht mit«

Durch mich »tönt« in allem der Arzt! Ich wusste mit drei Jahren, dass ich diesen Beruf ergreifen wollte, ich hatte die Intention offensichtlich »mitgebracht«. Es ist ein ganz auf den Menschen gerichteter Beruf, und du kannst nicht Arzt sein, ohne den Menschen zu lieben. Mediziner vielleicht, aber nicht Arzt. Und die Liebe gilt nicht zunächst dem einzelnen konkreten Menschen, der mir als Patient begegnet, sondern der Schöpfung Mensch. Sie ist ein einziges Wunder, vielleicht das größte aller Schöpfung. Ihr wollte ich mich verbinden, ja ihr dienen. Das Studium lieferte viel technisches Verständnis, unglaubliches Detailwissen, ca. 25.000 Seiten Lehrbuchwissen musste ich mir aneignen, um das Staatsexamen zu bestehen. Aber vom Menschen lernte ich kaum etwas, ganz vereinzelt von solchen Dozenten, die Vorlesungen anboten, die man nicht nachweisen musste, um das Examen zu machen. Sie wurden »fakultativ« genannt. Beispielsweise im Rahmen der Vorlesung *Das Gesicht des Kranken* während meiner Zeit an der Universität in Heidelberg führte uns vier Teilnehmer (!) der Dozent an das Krankenbett und lehrte uns wahrzunehmen,

Liebe zur Schöpfung Mensch

was das Gesicht eines Kranken alles erzählen kann, wenn man richtig schaut, bis hin zu einer Diagnose ohne Labor, Röntgen, Endoskopie oder MRT.

Anthroposophie

Auf der Suche nach mehr Verständnis vom Menschen begegnete mir durch einen älteren Bruder die Anthroposophie, und seither habe ich mich ihr ganz verbunden. Sie war es unwissend wahrscheinlich schon viel länger, und sie ist ein weiteres Element, das mich durchtönt. Als ich bei Steiner las, der Arzt brauche Menschenverständnis und Menschenliebe, traf dies auf uneingeschränkte Zustimmung in mir. Diese Zweiheit lebt in der Medizin als Diagnose und Therapie. Diagnose bedeutet, den anderen zu verstehen, wer er ist, wie er geworden ist, und vor allem, wer er werden will. Und es bedeutet, ihn so sein zu lassen, wie er ist, ihm keinen Stempel von Vorurteilen aufzuprägen und doch mit ihm zu entdecken, was er an sich durch die Krankheit, die uns nun verbindet, ändern möchte. Das ist ihm ja oft nicht bewusst, und eine der Künste der Diagnose ist es, dies herauszufinden und bewusst zu machen. Und dann die Wege zu suchen und zu finden, um diesen Entwicklungsschritt zu realisieren. Diese Erkenntnisarbeit quillt aus der Liebe, die das Verständnis ergänzt und zur Therapie wird.

Christliches

Und ein drittes Element erlebe ich mich durchtönen: das Christliche in der Welt. Es fällt mir schwer, hier »Christentum« zu schreiben, weil sich viel zu viel mit diesem Wort verbindet, was durch die Jahrtausende ausgelebt wurde, was mit dem Gründerwesen, dem Christus, nichts gemein hat. Von sehr jugendlichen Jahren an wusste ich, dass ich Christ sein will, doch was mir an Kirche oder Konfession begegnete, korrespondierte nicht mit dem, was in mir klang. So wurde Dostojewskis Erzählung vom Großinquisitor in dem Roman *Die Brüder Karamasow* eine tiefe Bestätigung meines Empfindens. Ein wirkliches Erkennen und Wissen, was es heißt, Christ sein zu wollen, fand ich erst in der Anthroposophie.

Es sind diese drei Elemente, die mich durchtönen, aus denen ich lebe und als Arzt gearbeitet und gelehrt habe, von denen der Leser und die Leserin wissen sollten: Arzt aus Menschenverständnis und Menschenliebe; Anthroposophie und der Mensch Rudolf Steiner; und die Christuswesenheit, die als Gottessohn Mensch geworden ist und sich uns innig verbunden hält mit all seiner Liebe und seinen vielen Helfern. Ich könnte von Weltanschauung sprechen, wenn dieses Wort nicht oft missbraucht würde, als bedeute es Einengung bis zur Ideologie. So wird die Anthroposophische Medizin von Kritikern oder Gegnern gerne als »weltanschaulich« disqualifiziert, als ob die Naturwissenschaften nicht auch eine spezifische Sicht auf Mensch und Welt vermitteln würden, also Weltanschauung seien. Ich kann von mir sagen, dass ich mich nie einengen ließ auf bestimmte Anteile oder Sichtweisen, sondern für alles mir Begegnende offen blieb, zu lernen und meine Anschauung von Mensch und Welt zu erweitern. Und da kann ich den Bogen wieder zum Alter schlagen. Denn wenn ich gefragt wurde, welche Mittel es denn gäbe, um gesund alt zu werden und zu sein, war und ist meine Antwort: »Bleibe immer neugierig und höre nie auf zu lernen!«

Offenheit

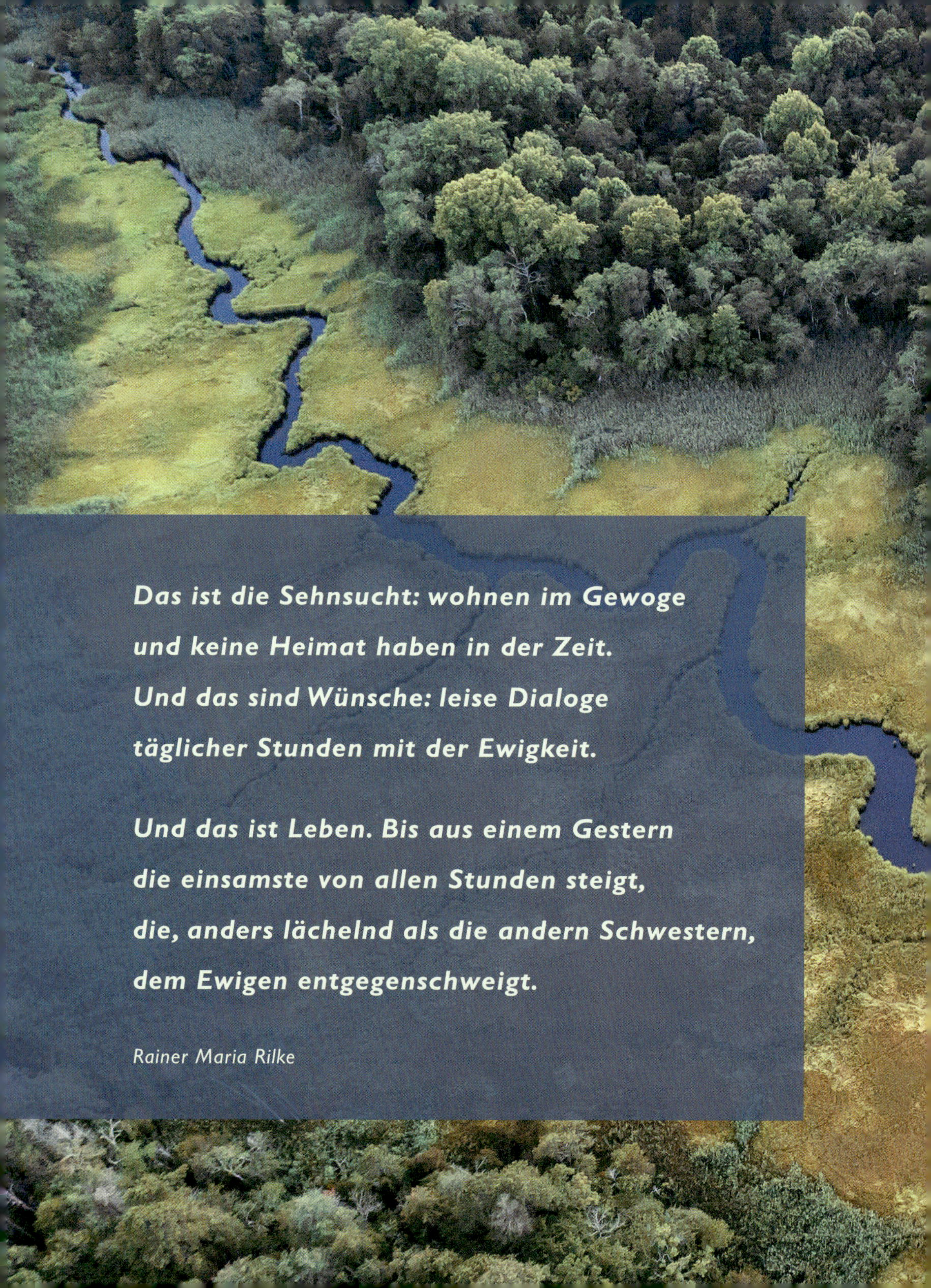

Das ist die Sehnsucht: wohnen im Gewoge
und keine Heimat haben in der Zeit.
Und das sind Wünsche: leise Dialoge
täglicher Stunden mit der Ewigkeit.

Und das ist Leben. Bis aus einem Gestern
die einsamste von allen Stunden steigt,
die, anders lächelnd als die andern Schwestern,
dem Ewigen entgegenschweigt.

Rainer Maria Rilke

Der Lebenslauf

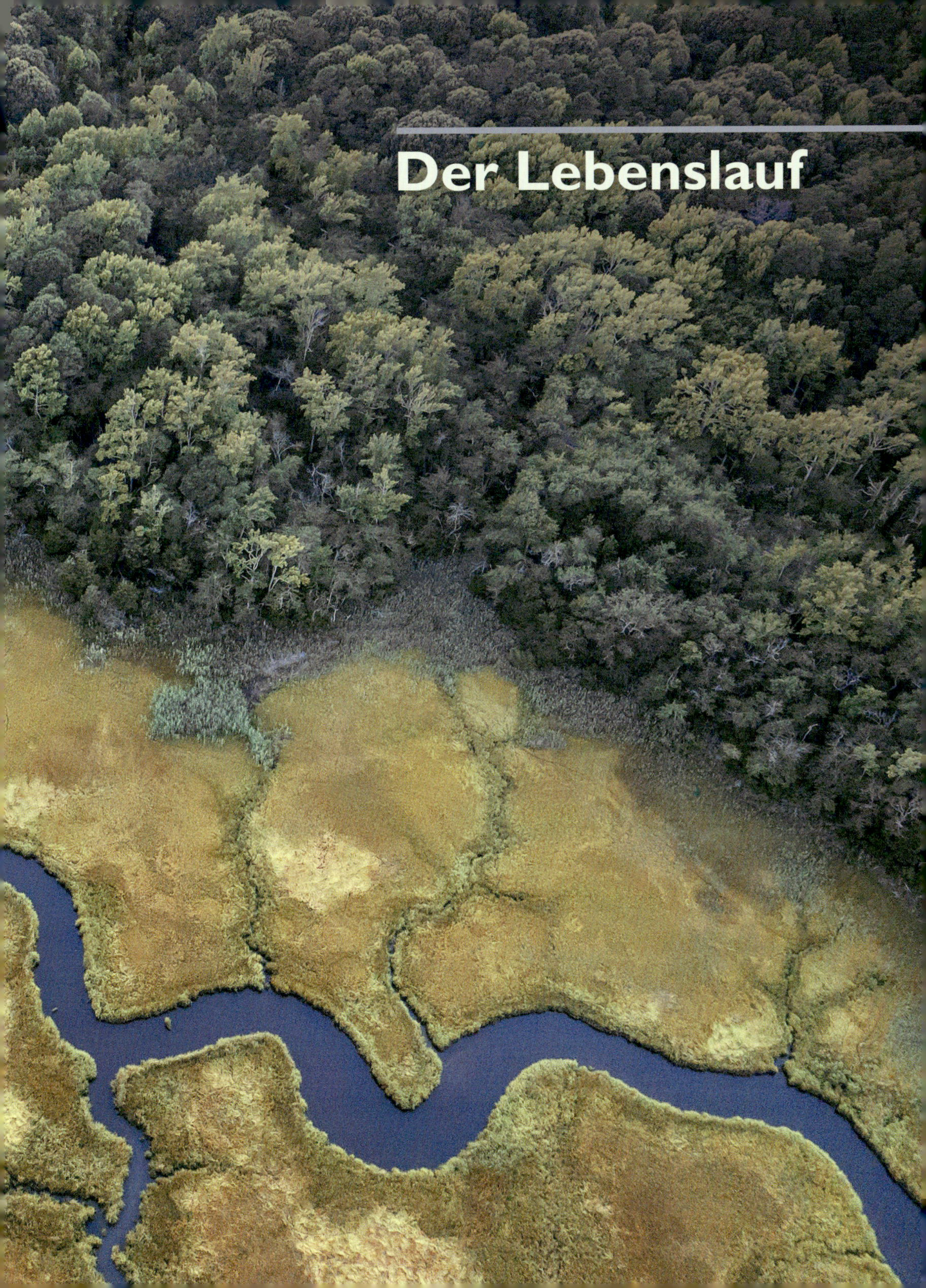

Lebenslauf« ist ein wirklich passender Bildbegriff für die Zeitspanne, in der der Mensch als Geistseele in den physischen Leib-Keim eintritt, den Ei- und Samenzelle von Mutter und Vater gebildet haben, bis hin zu dem Augenblick, in dem er alles Physisch-Leibliche wieder ablegt, den Elementen der Erde zurückgibt. Wir nennen diesen Augenblick den Tod, den vorausgegangenen Empfängnis. Auch ein bildstarkes Wort: Wir werden empfangen. Wer empfängt uns? Wir denken zunächst an die Eltern, die das auch tun und meist voller Dankbarkeit; wir können auch an eine Gemeinschaft von Menschen denken: die erweiterte Familie, Großeltern, vielleicht ältere Geschwister, vielleicht auch die Gemeinschaft einer christlichen Gemeinde, die im Vollzug der Taufe einen nächsten Schritt der Empfängnis vollzieht. Auch die Hebamme und der ärztliche Geburtshelfer sind solche Empfänger oder Empfangende.

empfangen werden

Am Anfang eines Lebens steht die Gemeinschaft, am Ende ist man allein, auch wenn vielleicht Menschen am Sterbebett versammelt sind. Der Todesaugenblick und die unmittelbaren Tage danach gehören ganz und gar »mir«, das heißt unserem Ich als Ausdruck unserer Einzigartigkeit oder Individualität. Rudolf Steiner spricht von dem Tod als Augenblick höchster Ich-Erfahrung. Nie im Leben seien wir so bei uns selbst wie in diesem Augenblick.[14] Als Arzt habe ich oft erlebt, wie Sterbende, die intensiv von ihren Nahestehenden begleitet wurden, gerade dann den Todesaugenblick wählten, wenn sie – vielleicht auch nur für Minuten allein gelassen – ganz für sich waren, was oft Kummer, ja manchmal auch Unverständnis oder Vorwürfe bei den Zurückgebliebenen auslöste.

»unterwegs sein«

Nun der Lebenslauf! Sind wir nicht wirklich andauernd unterwegs, auf Wegen unterschiedlichster Art, sind wir nicht oft auch eilig unterwegs, wie im Lauf? »Lauf« kann viele Tempi beschreiben, vom geruhsamen bis zum flotten Gehen, dann im engeren Sinne Laufen, schließlich gar Rennen. Tendenziell ist die Richtung immer nach vorne, und Pausen gibt es kaum, es sei denn Erschöpfung oder Ermüdung erzwingen sie. Und plötzlich werden wir aufmerksam, dass der Lebenslauf tatsächlich rhythmisch von einer großen Pause unterbrochen wird, die wir Schlaf nennen.

Viel zu wenig ist dem modernen Menschen bewusst, dass er – wieder annähernd – ein Drittel seines Lebens verschläft und vor allem von dieser Zeit normalerweise nichts weiß, mit Ausnahme vielleicht seiner Träume, die aber meistens rasch vergessen werden. Wir entdecken aber in dem Phänomen »zwei Drittel Wachen und ein Drittel Schlafen« einen ersten Rhythmus, der tatsächlich das ganze Leben durchzieht. Er verändert sich, denn zu Beginn des Lebens schlafen wir viel mehr, als dass wir wach sind. Und im Alter wird die Menge des Schlafs oft deutlich geringer, macht dann vielleicht nur noch ein Viertel aus, manchmal auch noch weniger. Das ist durchaus individuell unterschiedlich.

die Pause als Teil des Rhythmus

Wir entdecken außerdem einen ganz entscheidenden Teil von Rhythmus: die Pause. Und die Pause ist zugleich Wendepunkt, zum Beispiel der Richtung oder der Intensität. Diese Wendepunkte sind beim Wachen und Schlafen das Einschlafen und das Aufwachen.

Der Arzt kann aus seiner Anschauung vermitteln, dass solche Wendepunkte ganz wichtige Momente sind, in denen sich Gesundheit bildet. Wird in sie störend eingegriffen, können schwere Krankheiten folgen. Wir können auf eine Lebenswirklichkeit schauen, die vor nicht allzu langen Zeiten für viele Menschen eine Selbstverständlichkeit war, es heute jedoch selten noch ist: das *Abend-* und das *Morgengebet*. Die Menschen hatten noch ein instinktives Wissen, dass diese beiden Momente, in denen man von jeweils einer Welt in eine andere übertritt, eine hohe Bedeutung für ein gesundes Menschsein haben. Shakespeare war solch ein Wissender, er lässt Othello seine Frau Desdemona fragen, ob sie schon zur Nacht gebetet habe, ehe er sie erwürgt.[15] Bei allen Rhythmen müssen wir immer intensiv auf die Wendepunkte achten, deren Qualität Ruhe, Stille ist, man kann es auch »Anhalten« nennen.

Abend- und Morgengebet

Jahrsiebte, Jahrzehnte und Mondknoten

Es wurde schon erwähnt, dass der Lebenslauf besonders von drei Grundrhythmen geprägt ist: von Jahrsiebten, Jahrzehnten und den sogenannten Mondknoten. Sie sollen im Einzelnen betrachtet und dargestellt werden. Wir werden dabei auch wieder auf die Drei stoßen, die alles durchwirkt. Wir werden Wiederholung und Steigerung erleben, aber auch das Eingreifen der uns begleitenden Gegenkräfte (Widersacher) durch Verlangsamung oder Beschleunigung, von Steiner auch als Verspätung und Verfrühung bezeichnet.

Im ersten großen Überblick sind es neun Jahrsiebte, die für unsere Zeit, und damit sind viele Jahrhunderte gemeint, als idealtypisch für den Lebenslauf charakterisiert werden können. Zu diesen wird ein zehntes Jahrsiebt gerechnet, das wie eine Oktave in der Musik alles noch einmal in sich zusammenfasst. So währt ein idealtypisches Leben also 70 Jahre, was zu Steiners Lebzeiten noch viel gültiger war, als wir es für die Gegenwart erleben, wo die durchschnittliche Lebenserwartung die 70 längst für beide Geschlechter überschritten hat. Das wird uns zu den Jahrzehnten leiten.

Die 3 x 3 + 1 Jahrsiebte

drei große Lebensabschnitte

Jeweils drei Jahrsiebte umfassen drei große Lebensabschnitte, die Kindheit und Jugend, das Erwachsensein und das Alter: von der Geburt bis zum 21. Lebensjahr, von diesem bis zum 42. Lebensjahr, dann bis zum 63. Lebensjahr. Ein weiteres Jahrsiebt erstreckt sich bis zum 70. Lebensjahr. Was im Lebenslauf darüber hinausführt, habe ich das »Hohe Alter« genannt. Steiner hat für diese Zeit von Gnade gesprochen.

Entwicklung von Leib, Seele und Geist

Die ersten 21 Jahre braucht der Mensch für seine ganz zur Individualität führende Leibesentwicklung. Gleiches gilt für die folgenden 21 Jahre der Seelenentwicklung, und dann folgt im Ansatz die Geistentwicklung. Und alles baut auf das Vorhergehende auf, wie noch beschrieben werden soll. Während ein Anteil unseres Menschseins sich aufsteigend entwickelt, sind vorausgegangene Erreichnisse eventuell schon wieder in ihrer absteigenden, devolutionären Entwicklung. Denn der Mensch ist mit seiner Geburt Leib, Seele und Geist. Sie sind immer gemeinsam da, doch bilden sie in der Zeit Unterschiede ihrer Entwicklung. Bestimmend dabei ist die Individuation.

Impulse der Individuation

Steiners großartiges Bild ist der von den Eltern und auch Voreltern gegebene Leib als ein »Modell«, das in 3 x 7 Jahren zum Individualleib umgestaltet wird. Der Gestalter sind wir selbst, wir als Geistseele, deren Keim das rein geistige Ich ist. Von ihm gehen alle Impulse der Individuation aus, die bis in alle einzelnen Zellen hineinreicht. Diese von Steiner geisteswissenschaftlich erforschte Tatsache ist im letzten Drittel des 20. Jahrhunderts eindrucksvoll von der naturwissenschaftlichen Forschung bestätigt und als Immunsystem hochdifferenziert beschrieben worden. Das Grundgesetz heißt: »Das Selbst erkennt alles Nichtselbst.« Das Selbst ist unser Ich, alles Fremde wird davon abgegrenzt. Es wird durch die im Immunsystem wirkenden Kräfte entweder eliminiert (ausgeschieden), oder es wird aus Fremdem zu Eigenem gemacht, was zum Beispiel mit der Nahrung geschieht.

Kein Nahrungsstoff darf in uns der oder das bleiben, was er in der Natur geworden ist oder heute auch im Labor synthetisiert wurde. Man kann hier auch auf die modernen synthetischen Arzneimittel schauen. Diese von mir Aneignung genannte Tätigkeit des Immunsystems nennt die Physiologie Verdauung. Sie ist eine der wichtigsten Funktionen aller Immunität. Und so betrachtet wird das Immunsystem auch am stärksten in der frühen Kindheit und Jugend in Anspruch genommen, wenn sich die Bildung des ganz speziellen, einzigartigen Individualleibs vollzieht.

Individuation und Immunität

Dass dies eine – wenn auch staunenswerte – Tatsache ist, hat wieder die medizinische Wissenschaft bewiesen, als sie die Organtransplantation entwickelte. Kein Organ ist leiblich-stofflich mit einem anderen identisch, es gibt nur mehr oder weniger Ähnlichkeiten. Immer muss das transplantierte Organ durch starke immununterdrückende (-suppressive) Medikamente vor dem durchaus aggressiv reagierenden Immunsystem des Empfängers bewahrt werden, welches das ihm fremde Organ »abstoßen« will und diese Intention auch über lange Jahre nicht aufgibt, sodass die Immunsuppressiva lebenslang genommen werden müssen. Eine Ausnahme bilden sehr kleine Kinder, bei denen – allerdings auch in längeren Zeiträumen – eine Assimilation des fremden Organs erfolgen kann. In der Kindheit sind eben – um an den Ausgangsgedanken anzuknüpfen – zunächst alle Organe fremd, stammen von Eltern, und müssen allmählich, das heißt in rund 20 Jahren, zu eigenen verwandelt werden.

physisch-stoffliche Organisation

Der Leib ist in sich gegliedert in eine physisch-stoffliche Organisation, die auch als Morphe oder morphologisch bezeichnet wird. Sie ist der entscheidende Bereich für die Leibvorstellung der naturwissenschaftlich orientierten Medizin, die auch Schulmedizin genannt wird. Hier kann sie messen, wiegen und zählen, hier lassen sich Befunde erstellen. Dieser physisch-stoffliche Anteil des Leibes wird durchzogen von einer Lebensorganisation, die für alle Funktionen verantwortlich ist und sich im Befinden äußert. Beide bilden von der Geburt bis zum Tod, ja einige Tage über ihn hinaus, eine untrennbare Einheit, sie sind der Leib im engeren Sinne. Doch wirkt eine dritte eigenständige Organisation in beide hinein, die Träger unserer Empfindungen ist und zugleich Verbindungsglied zur Seele. Dieser Anteil des Leibes kann Empfindungs- oder auch Seelenleib genannt werden, wie die ersten beiden Stoff- oder physischer Leib bzw. Lebens- oder Funktionsleib.

Lebensorganisation

Empfindungsleib

Der Empfindungsleib ist extrem feinstofflich, Steiner verglich ihn mit der Dichte von Luft, wir können auch sagen feiner Gase. Er hat wesentlichen Anteil an der Immunität, speziell der spezifischen Abwehr durch feinste Stoffe, die auch Antikörper genannt werden. Er äußert sich seinem Namen entsprechend in der Welt unserer Empfindungen, die wir auch als Instinkte, Triebe, Begierden, Lust und Unlust, Schmerz, Hunger und Durst bezeichnen, und übergeordnet durch unsere leibliche Gestimmtheit. Es ist hier nicht beabsichtigt, eine ausführliche und differenzierte Darstellung des Leibes zu geben, das ist andernorts geschehen und dort nachlesbar.[16] Wir brauchen aber die Grundbegriffe, um die Entwicklungsschritte und Metamorphosen der ersten 21 Jahre nachvollziehbar beschreiben zu können. Denn auf ihnen bauen die späteren auf, die schließlich zu der Epoche des Lebenslaufs führen, die wir Alter nennen.

Die Entwicklung des Leibes (1. bis 3. Jahrsiebt)

Ich-geprägte Entwicklung

Diese vollzieht sich also in drei großen Zyklen von jeweils sieben Jahren mit dem Ziel, alles, jede einzelne Zelle, die Organe und alle Gewebestrukturen wie Knochen, Nerven, Muskulatur ganz Ich-geprägt zu entwickeln und schließlich nichts mehr als Leib an sich zu haben, das noch fremd ist, von Eltern oder Vorfahren stammt.

Überwinden alles Fremden

Das beginnt im 1. Jahrsiebt mit der physisch-leiblichen Struktur, die wir *Stoffleib* nannten, auch Körper im engeren Sinne. Alles von der Genetik der Eltern geprägte Stoffliche muss zu etwas Eigenem, Individuellem werden. Der elterliche Anteil wird entweder abgebaut und ausgeschieden und durch eigene Zellen bzw. Gewebe ersetzt, oder das Elterliche wird umgeschmolzen und in Eigenes verwandelt. Dabei schult sich das Immunsystem, von dem dargestellt wurde, dass das Überwinden alles Fremden eine seiner Hauptaufgaben ist. Hierbei haben – heute muss ich fast sagen hatten – die sogenannten Kinderkrankheiten und besonders die hochfieberhaften eine wichtige Funktion. Das Abstoßen und Umschmelzen war wie ein Verbrennen durch das Fieber, wie eindrucksvoll am Beispiel der Abschuppung der gesamten Haut im Ablauf einer Scharlacherkrankung zu sehen ist. Wie oft erlebten die Eltern an ihrem Kind einen damit verbundenen Entwicklungsschritt oder auch eine starke äußere Veränderung, wie sie Goethe so köstlich in *Dichtung und Wahrheit* beschreibt, nachdem er die Pocken durchgemacht hatte. Eine Tante, die ihn bis dahin immer so entzückend fand, nennt ihn nun nur noch »garstig«.[17] Am Ende der ersten sieben Jahre ist im Idealfall alles ursprüngliche Gewebe als Stoffliches zumindest einmal vollständig ausgetauscht. Und auch der härteste Stoff, den der Leib in den Zähnen bildet, wird dann im sogenannten Zahnwechsel ausgetauscht.

Im 2. Jahrsiebt wird die ebenfalls von den Eltern und Vorfahren mitgegebene *Lebensorganisation* individualisiert. Hier ist es weniger Elimination wie

Individualisierung der Lebensorganisation

beim Stoffleib, sondern Verwandlung. Die ureigene Lebensorganisation, die bereits im Vorgeburtlichen mithilfe hierarchischer Wesen aus dem großen Lebenskosmos herausgesondert wurde, durchdringt nun die elterliche, verbindet sich mit ihr und verwandelt sie zu Eigenem. In dieser Zeit der Schulreife hat jeder Mensch einen Überschuss an Lebenskräften, weil die eigenen und die der Eltern sich potenzieren. Es ist daher auch die Phase mit den größten Gesundheitskräften während des ganzen Lebens.

Etwa in der Mitte dieser Zeit wird ein Teil von den Lebenskräften abgesondert und stellt sich dem Denken zur Verfügung, wird zu Denkkräften. Erst von dieser Zeit an sollte pädagogisch das Lernen mehr und mehr über das Denken erfolgen, der Intellekt erzogen werden. Vorher ist ein mehr spielerisches, bildhaftes Lernen angemessen. Das findet sich in der Waldorfpädagogik wieder.

Die Lebenskräfte sind in sich gegliedert, Rudolf Steiner sprach von sieben Lebensstufen, die das eigentliche Leben ausmachen.[18] Die siebte und letzte beschreibt das Reproduktionsleben, die Fähigkeit, selber neues Leben hervorzurufen. Das zeigt sich zum Abschluss des 2. Jahrsiebts in der Geschlechtsreife.

Individualisierung des Empfindungsleibes

Im 3. Jahrsiebt individualisiert sich dann der *Empfindungsleib,* der zum Seelenträger wird. Und wieder durchdringt die eigene Empfindungsorganisation die elterlich vorgegebene. Dabei geht es weniger »freundschaftlich« zu als bei der Begegnung der beiden Lebensorganisationen. Jetzt kommt es zu oft recht heftigen Auseinandersetzungen. Das wird Pubertät genannt. Der Empfindungsleib birgt ja alles schon Genannte wie Leidenschaften, Begierden, Triebe und Instinkte in sich, Lust und Unlust, auch Hunger und Durst, alle Quellorte, die wir heute Emotionen nennen. Und da ist das »Fremde«, von den Eltern Gegebene, nicht mehr akzeptabel, da will man selbst die Quelle des emotionalen Lebens werden.

Egoismus

Nun bekommt auch der Egoismus eine ganz andere Intensität. Jedes Kind ist egoistisch, muss es auch sein, es sucht ja – durchaus mit Hilfe – seinen Weg ins Leben, will seinen Leib, will entdecken, welchen Lebensplan es in langen vorgeburtlichen Zeitläufen zusammen mit dem begleitenden Engel erarbeitet hat, den es mit der Geburt »vergessen« hat. Vergessen aber nur insoweit, als der Plan vollständig in uns existiert, doch in tiefe Schichten des Bewusstseins hinabgesunken ist, aus denen er nur allmählich und durch Übung wieder bewusst gemacht werden kann.

Die Intensivierung des Egoismus im 3. Jahrsiebt hängt mit der Intendierung aller nun erfolgenden Veränderungen unmittelbar aus dem Ich zusammen. Steiner hat diese Gesetzmäßigkeit der Leibentwicklung so formuliert:

Sonne	Mond	übrige Planeten	Konstellationen der Fixsterne
übersinnlicher Astralleib und Ich-Organisation	übersinnliche Ich-Organisation	übersinnliche Ich-Organisation ↓↓↓ 1. Individuation Astralleib	ausgebildeter Individualleib zugleich Seelenentwicklung: Astralleib als Grundlage der Empfindungsseele
	übersinnlicher Astralleib ↓↓↓ 1. Individuation Ätherleib	↓↓↓ 2. Individuation Ätherleib	
übersinnlicher Ätherleib ↓↓↓ 1. Individuation physischer Leib	↓↓↓ 2. Individuation physischer Leib	↓↓↓ 3. Individuation physischer Leib	
Zahnwechsel	Geschlechtsreife	Mündigkeit	»Freiheit« Verantwortlichkeit
Geburt – 7	14	21	28

Leibesentwicklung der ersten vier Jahrsiebte

Immer das nächsthöhere Wesens- oder Leibesglied übernimmt die Führung und Verantwortung für die Individuation des nächstniedrigeren, die Lebensorganisation die des Stoffleibs, die Empfindungsorganisation (die eben noch nicht Leib ist und aus dem Vorgeburtlichen stammt) die des Lebensleibs (Ätherleibs) und schließlich die Ich-Organisation die des Empfindungsleibs.[19]

Wir werden darauf aufmerksam, dass es noch ein viertes Glied des Leiblichen gibt, ganz im Verborgenen, von Beginn an wirksam, alles überblickend, letztlich auch steuernd. Wir können vom *Ich-Leib* oder einer *Ich-Organisation* sprechen, die sich überhaupt nicht mehr stofflich manifestiert, auch nicht feinststofflich wie der Empfindungsleib. Sie ist rein geistiger Natur und wählt sich als ihr Trägerelement, durch das sie ihre Wirkungen in die Leiber vermittelt, ausschließlich die Wärme. Das tiefe Geheimnis unserer Leibeswärme ist hiermit verbunden.

Ich-Leib

Die Ich-Organisation befreit sich vom Gebundensein an den Leib im 4. Lebensjahrsiebt und wendet sich damit der Seelenentwicklung zu. Und doch ist ein Teil der Ich-Organisation auch der Individuation dieser Wärmeorganisation als Ich-Träger gewidmet, die erst mit dem 28. Lebensjahr ganz abgeschlossen ist. Bis zu diesem Zeitpunkt wirkt der ganze Kosmos mit seiner Wesensfülle an der Menschenentwicklung mit. Dann gibt er den Menschen frei, er soll ja unabhängig werden. Viele erleben diese Zeit auch als ein Alleingelassenwerden.

das 28. Lebensjahr

Aus all dem lässt sich vielleicht eine weitere Aussage Steiners an gleicher Stelle verstehen: dass erst jetzt der Mensch in die eigene Verantwortlichkeit eintritt.[20] In vergangenen Zeiten war das der Zeitpunkt, zu dem man frühestens Parlamentarier werden konnte. Doch ich bin vorausgeeilt. Zur Beschreibung des 3. Jahrsiebts und der Individuation des Empfindungsleibs lässt sich noch hinzufügen, dass diese einen Abschluss in der Mündigkeit findet, die früher mit dem 21. Lebensjahr verbunden wurde. Dass diese heute in Deutschland auf das 18. Lebensjahr vorverlegt wurde, hat mit Kräften der Verfrühung zu tun, die schon erwähnt wurden (siehe Seite 27).

Die Entwicklung der Seele (4. bis 6. Jahrsiebt)

Auch die menschliche Seele ist eine gegliederte Einheit. So wie wir berechtigt von dem Leib sprechen können, obwohl es drei »Leiber« oder Leibesglieder mit durchaus eigenen Gesetzmäßigkeiten gibt und wir auch ein viertes Glied (Ich-Leib) ansprachen, so ist die Seele eine Einheit von drei Seelengliedern: der *Empfindungsseele,* der *Verstandes- oder Gemütsseele* und der *Bewusstseinsseele.* Sie wurden menschheitlich in großen Zeitepochen ausgebildet, die Empfindungsseele in der ägyptisch-babylonischen Kulturepoche und die Verstandes- oder Gemütsseele in der griechisch-römischen, die bis in das 15. Jahrhundert n.Chr. andauerte. Seither entwickelt die Menschheit das höchste und geistnächste Seelenglied, die Bewusstseinsseele. Ihre Entwicklung dauert bis weit in das 4. Jahrtausend. Wir stehen menschheitlich also noch ziemlich am Anfang ihrer Bildung.

drei Seelenglieder

Diese menschheitlich vorgebildeten Seelenglieder bzw. ihre Anlagen werden jedem Menschen von der Empfängnis bzw. Geburt an aus dem Strom seiner Vorfahren mitgegeben. Wir haben alle eine gemeinsame seelische Anlage, allerdings schon familien- oder stammmäßig vorgeprägt, am unmittelbarsten von Eltern und Großeltern. Diese Anlage wird nun vom Einzelmenschen in seinem mittleren Zeitabschnitt des Lebenslaufs individualisiert, im 4. Jahrsiebt die Empfindungsseele, im 5. dann die Verstandes- oder Gemütsseele und im 6., also vom 35. bis zum 42. Lebensjahr, die Bewusstseinsseele.

zeitliche Richtung

Hierfür beschreibt Rudolf Steiner eine Gesetzmäßigkeit und zeitliche Richtung, die überraschen kann. Das gestaltende Individual-Ich wendet sich zeitlich gesprochen zurück und durchläuft das 3. Jahrsiebt vom 21. zum 14. Lebensjahr, um aus dem bereits individualisierten Empfindungsleib die nun auch immer stärker individuelle Empfindungsseele herauszuarbeiten. Gleiches gilt für die Verstandes- oder Gemütsseele vom 14. bis zum 7. Lebensjahr, wo nun der individualisierte Lebensleib die Grundlage bildet für die individuelle Seelengestaltung. Schließlich arbeitet das Ich dann im 6. Lebensjahrsiebt an der Gestaltung der Bewusstseinsseele aus dem Stoff- oder physischen Leib heraus. Um das 42. Lebensjahr steht unser Ich dann erneut an dem Tor der Geburt als Schnittstelle oder auch Anfang der Geistentwicklung, die wir Alter nennen.

Empfindungsseele

Die *Empfindungsseele* ist voller Spontaneität. Ihr eigentliches Element ist die Bewegung. Alle spontanen Bewegungen stammen aus ihr, auch die Einatmung, durch die sie sich dem Empfindungsleib verbindet. Ein weiteres Empfindungsseelenelement ist Dualität, auch das Entweder-Oder. »Himmelhochjauchzend – zu Tode betrübt« nennt es der Volksmund; »Zwei Seelen wohnen, ach! in meiner Brust«, lässt Goethe es seinen Doktor Faust sagen,[21] wobei das Einschiebsel »ach« so charakteristisch für die Empfindungsseele ist. Zu ihr gehört auch das Seufzen. Ihre Dualität spiegelt sich in den großen Empfindungen von Sympathie und Antipathie, die wir auch Nähe und Distanz nennen können, in Lust und Unlust, Freude und Kummer und vielen Empfindungen mehr, bei denen die eine immer ihr Gegenüber hat und sucht.

Verstandes- oder Gemütsseele

Die *Verstandes- oder Gemütsseele* zeigt uns eine Besonderheit. Ist sie eine oder zwei, Verstand oder Gemüt? Gelegentlich ersetzte Steiner das Wörtchen »oder« durch ein »und«. Das kann uns auf die Spur führen: Sie ist das Seelenglied des Sowohl-als-Auch. Sie überwindet das Entweder-Oder der Empfindungsseele und verwandelt es zur Wirklichkeit des Miteinanders der Polaritäten oder Gegensätze, eben: Frau und Mann, Nacht und Tag, Oben und Unten usw.

Mit einem Blick in unsere Zeit erleben wir das Problem eines wissenschaftlichen Denkens, das sich ganz auf das Entweder-Oder stützt, obwohl die Wirklichkeit ständig das Sowohl-als-Auch erfahren lässt. Es kann nur Tag oder Nacht sein. Oder? Nein, während es bei uns Tag ist, ist es an anderer Stelle auf der Erde Nacht. Das Entweder-Oder existiert nur für den Raum, das Räumliche, für die Zeit gilt das Sowohl-als-Auch. Beides verbindet sich in einer Dimension, die über Raum und Zeit hinausführt, in der Bewusstseinsseele.

> ***Es ist für das mittlere Seelenglied*** so wichtig, dass aller Verstand, der auch Träger des Intellekts ist, immer durchdrungen wird von dem Gemüt. Dieses gibt dem Verstand die Wärme, die zum Verstehen wird. Ohne Gemüt wird der Verstand kalt und tendenziell zerstörerisch. Er will dann erobern anstatt zu verstehen. Und auch das Gemüt möchte immer durchdrungen sein vom Verstand, was in dem Gralsgeheimnis bildhaft anschaulich wird, wenn der Mensch durch Mitleid wissend wird.

Mitgefühl

Mitleid oder Mitgefühl sind dann gesund oder auch christlich, wenn sie zur Tätigkeit, zum Handeln im Helfer führen. Das ist einzigartig am Gleichnis vom barmherzigen Samariter (Lukas 10,25–37) nacherlebbar. Barmherzigkeit ist ein Ausdruck für das Zusammenwirken von Verstandes- und Gemütsseele, und es ist kein Zufall, dass sie mit dem Herzen verbunden ist.

Wieder muss ich einfügen, dass eine ausführliche Darstellung, zum Beispiel auch mit Blick des Arztes auf Gesundheit und Krankheit von Seele und Leib, hier unterbleiben muss, weil es um das Alter und die mit ihm verbundene Entwicklung geht. An anderer Stelle kann der Leser mehr darüber finden.[22]

Bewusstseinsseele

Es sei noch kurz auf die *Bewusstseinsseele* geschaut. Gelegentlich sprach Steiner auch von einer Selbstbewusstseinsseele.[23] Und darauf kommt es an. Bewusstsein durchzieht die ganze Seele, auch die beiden anderen Seelenglieder. Doch dieses Bewusstsein ist auf die Welt gerichtet, träumend-empfindend in der Empfindungsseele, klar und sachlich auf die Welt außerhalb des Menschen, die ihn umgibt, in der Verstandesseele. In der Bewusstseinsseele richtet sich das Bewusstsein nun auf das eigene Selbst, in ihm liegt die Frage »Wer bin ich?«, die Aufforderung zur Selbsterkenntnis. Ich habe das immer den Schritt vom Ich zum »Ich-Bin« genannt, die Frage nach der Existenz, die zugleich die Frage nach dem Träger des göttlichen ICH-BIN ist, dem Christus. Die Bewusstseinsseele bereitet ein Bewusstsein vor, das uns direkt wieder in die Geisterfahrung führt, wo Geist und Natur, heute Materie genannt, nicht getrennt sind, sondern gemeinsame Schöpfung. Die Bewusstseinsseele wird aus dem rückwärts gerichteten Durchlaufen des Stoffleibs gebildet, das Ich arbeitet sie im Durch- oder Eindringen in die Stoffeswelt des physischen Leibes heraus. Es erlebt vom Innersten das Wesen und die Schöpferwelt der Stoffe und ihre Schönheit. Sind schon die stofflichen Offenbarungen der Natur oft

Aufforderung zur Selbsterkenntnis

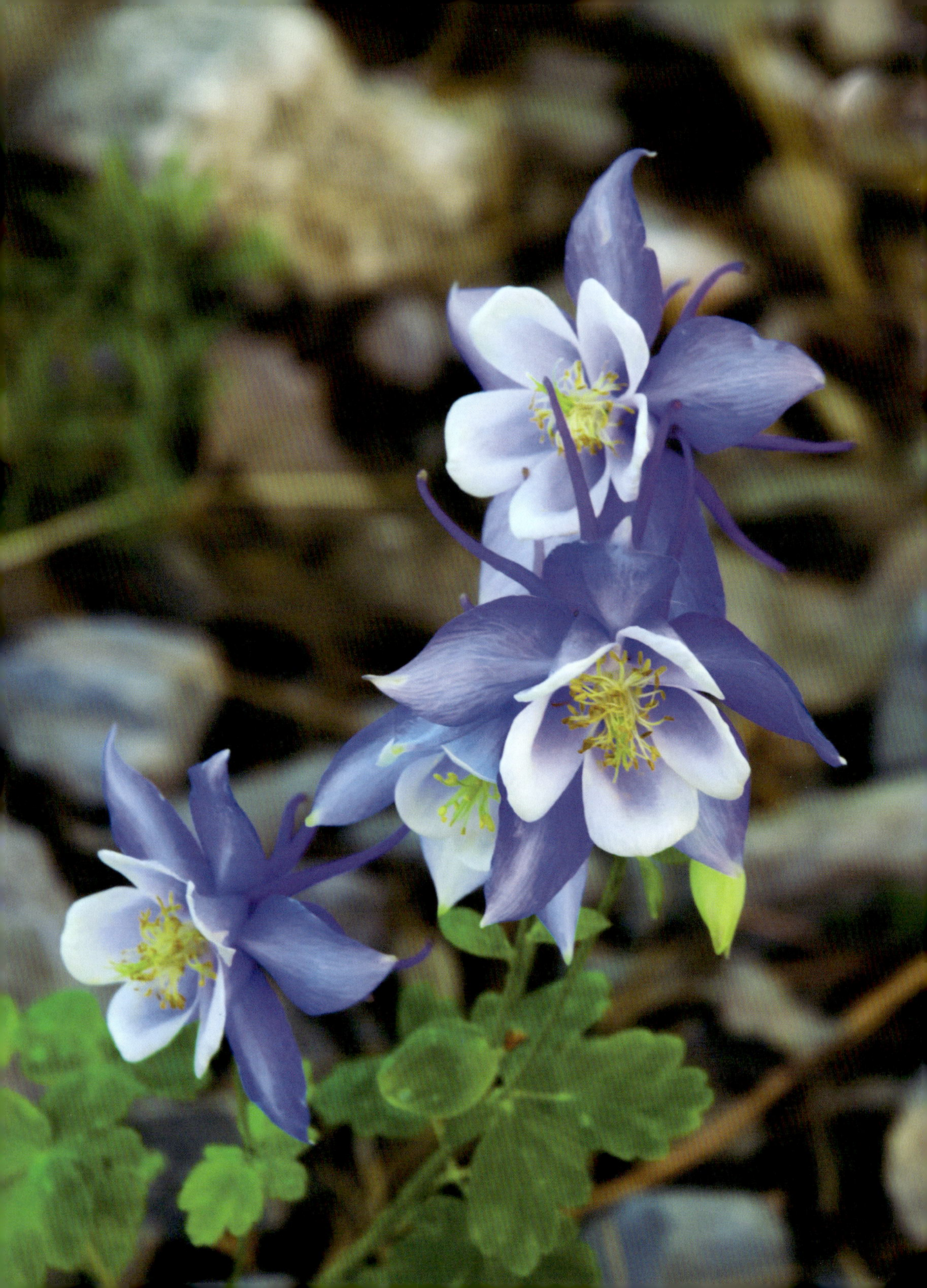

überwältigend, die großartige Welt der Kristalle, die Metalle, der Zauber von Pflanzenblatt und -blüte, die Tiergestalten und ihre Bewegungen – wie viel faszinierender ist der Menschenstoff unseres Körpers: ein rotes Blutkörperchen, ein Knochenbälkchen, ein Leberläppchen, die Aufzählung könnte schier endlos fortgesetzt werden.

Materialismus

Dieses Eindringen und Verweilen in der Stoffeswelt ist der entwicklungsgeschichtliche Ursprung des Materialismus, der als Weltanschauung mit der Bewusstseinsseelenentwicklung zeitlich zusammenfällt. Und hier liegt auch eine starke Gefährdung des Menschwerdens. Es fielen die Worte »überwältigend« und »faszinierend«. Das Ich kann in diesem Erleben stecken bleiben. Dann sieht es die Welt im Sinne des Materialismus. Sein Weg muss jedoch weitergehen, den in dem Stoff schöpferisch gestaltenden Geist zu entdecken, was mit anderen Worten heißt, den Geist als Ursprung alles Stofflichen zu erkennen. Nicht »Ohne Körper gibt es keinen Geist« (siehe Seite 15) muss es heißen, sondern »Ohne Geist gäbe es keinen Körper, keine Materie, nichts Sinnlich-Erscheinendes«.

Geisterkenntnis bei vollem Wachbewusstsein

Die Bewusstseinsseele wird das Ich wieder zur Geisterkenntnis leiten, bei vollem Wachbewusstsein, mit kritischem Verstand, aber auch flammendem Gemüt und starken Empfindungen. Denn die Seele ist Eins, alles wirkt in das Andere, tönt mit dem Anderen, bekommt seine Färbung von ihm.

Die Entwicklung des Geistes (7. bis 9./10. Jahrsiebt)

Geistesglieder erst als Anlage vorhanden

Auch das Geistige gliedert sich im Menschen in ein *Geistselbst,* einen *Lebensgeist* und einen *Geistesmenschen.* Diese drei Glieder sind heute nur veranlagt, und der Mensch kann im 7. bis 9. Jahrsiebt an ihnen vergleichsweise so arbeiten, wie ein Gärtner eine Saat gießt und pflegt, lange ehe sie zu keimen beginnt, ehe das Wachstum und die Ausgestaltung der Pflanze erfolgt und sehr lange bevor sie dann reift und Frucht trägt. Doch würde die Saat nicht gepflegt, würde alles Folgende gar nicht geschehen können. So ist es auch mit den Geistanlagen des Menschen, und ihre Pflege erfolgt idealerweise in der Zeit vom 42. bis zum 63. Lebensjahr.

In dieser Zeit arbeitet das Ich wieder zeitlich rückwärts gerichtet an den Seelengliedern und zugleich an den Leibesgliedern, um diese Geistanlagen zu befruchten und ihre spätere Entwicklung vorzubereiten. Das Ich ist ja selber Geist, in seiner Wesenheit reiner Geist und im eigentlichen Sinne Kern des Menschen. Doch es bereitet sich die Gewänder, mit denen es sich bis zum Erreichen einer Vollkommenheit kleidet. Rudolf Steiner nannte diese 3 x 3 Leibes-, Seelen- und Geistesglieder in seinem zentralen Buch einer geisteswissenschaftlichen Menschenkunde *Theosophie* Hüllen.[24] Wir können von Werkzeugen für den Leib und von Instrumenten für die Seele sprechen, für die Geistglieder fehlt ein sie erhellender Begriff. Interessant, dass das altgriechische Wort *organon* »Werkzeug« bedeutet und unser Organbegriff davon abgeleitet wurde.

Voraussetzungen für die Geistesglieder

Das Geistselbst hat zu seiner Voraussetzung die Bewusstseinsseele und den Empfindungsleib, der Lebensgeist Verstandes- und Gemütsseele und den Lebensleib, der in fernsten Zeiten entstehende Geistesmensch Empfindungsseele und den Stoff- oder physischen Leib. Hier verzichte ich auf weitere Versuche einer detaillierten Beschreibung, weil diese nicht nur aus dem Denken entstehen darf, sondern Anschauung sein sollte. Doch ist es wichtig, jeden Schritt der Geistesentwicklung in den drei Jahrsiebten zu beschreiben und zugleich den Hintergrund zu kennen, für den diese Schritte getan werden. Das wird dann im nächsten Hauptkapitel, das ganz das Alter in den Blick nimmt, folgen (siehe Seite 49 ff.).

Es sei noch ein Blick auf das 10. Jahrsiebt gerichtet, welches die Reihe der 3 x 3 Jahrsiebte nicht nur abschließt, sondern vollendet. Denn im idealtypischen Sinne einer Rhythmik, die – so wie hier dargestellt – für unsere Entwicklungsepoche laut Rudolf Steiner von etwa 1450 bis 3500 n.Chr. gilt, währt der Lebenslauf des Menschen diese 70 Jahre. Dann ist er »Vollmensch«.

höhere Lebenserwartung

Wir wissen alle, dass Menschen heute oft viel länger leben, schon die durchschnittlichen Lebenserwartungen, etwas unterschiedlich für Frau und Mann, gehen deutlich darüber hinaus. Was dieses »Hohe Alter«, das den eigentlichen Lebenslauf übergreift, in der Entwicklung zu bedeuten hat, wird später noch dargestellt werden (siehe Seite 75 ff.). Dieses letzte Jahrsiebt vom 63. bis zum 70. Lebensjahr ist wie eine große Zusammenfassung der vorausgehenden neun. Alles wird zu Einem, jetzt ist das diesmal gelebte Leben rund und – wenn alles gut gegangen ist, was eher die Ausnahme darstellt – der vorgeburtlich gefasste Lebensplan erfüllt.

Man kann verstehen, dass nach Rudolf Steiners Aussage anschließend eine Gnadenzeit folgt, wobei wir klären müssen, was Gnade eigentlich ist. Dem wird ein eigenes Kapitel gewidmet sein (siehe Seite 93 ff.).

Auf eines können wir noch aufmerksam werden: In diesem letzten Jahrsiebt trifft die Siebenheit auf die Zehn! Und das leitet über zu den Jahrzehnten.

Die Jahrzehnte

Bedeutung der Zehn

Rudolf Steiner hat die Jahrsiebte für die Evolution des Menschen in seinem Lebenslauf ganz besonders betont. Die Sieben ist eine Zahl des Lebens und zugleich der Zeit. Was bedeutet nun die Zehn, ist sie überhaupt von Bedeutung?

Ein runder Geburtstag wird traditionell immer besonders gefeiert, vor allem im höheren Alter. Da spielen Siebenjahreszahlen eigentlich keine Rolle. Manchmal findet auch die Hälfte eines Jahrzehnts Beachtung, zum Beispiel der 65. Geburtstag, der lange Zeit mit dem Ausscheiden aus dem Berufsleben gleichgestellt wurde, oder der 75. Geburtstag als Maß eines Dreivierteljahrhunderts.

Beim Menschen erleben wir die Zehn ganz offensichtlich an Händen und Füßen, an den Fingern und Zehen, wobei die Zehn in 2 x 5 gegliedert ist. Die Grundmaßeinheit der Länge, des Meters, wird – zum Beispiel beim Zollstock – eingeteilt in Abschnitte von 10 x 10 Zentimetern und jeder von diesen in wieder 10 einzelne Zentimeter. Das Jahr teilt sich dagegen in 12 Monate, und wir kennen auch Längenmaße wie die Meile, die keine Zehn in sich trägt. Ihre eigentliche Wirklichkeit und Bedeutung für den Menschen muss wohl noch entdeckt bzw. erarbeitet werden. Wir können uns jedoch annähern, dass, wo die Sieben eine innere Beziehung zur Zeit hat, die Zehn mehr dem Raum zuzuordnen ist. Raum und Zeit sind gewichtige Komponenten von Mensch und Welt, und so sollte der Zehn, hier den Jahrzehnten, mehr und mehr Verständnis entgegengebracht werden.

Betonung des Raumes gegenüber der Zeit

Unsere Gegenwart betont den Raum, sie hat für die Zeit wenig Verständnis. Das ist besonders in der Medizin zutreffend, die alles am Menschen räumlich wahrnimmt. Ein einzelner Befund als Momentaufnahme ist in diesem Sinne Raum, seine dauernde Veränderung in der Zeit wird nicht oder kaum beachtet. Der Gehalt von körpereigenem Kortison im Blut ist beispielsweise morgens viel höher als am Abend, im ersten Tiefschlaf geht er gegen Null. Wollen wir also den Menschen »räumlich« verstehen, müssen wir lernen, auch auf die Jahrzehnte zu sehen. Wieder ein vertiefendes Bild aus dem Leben des Jesus von Nazareth: 30 Jahre Entwicklung brauchte der Mensch Jesus von Nazareth, um Träger des Christus zu werden, der dann nur ein Zehntel dieser Zeit, drei Jahre, dem Menschen Jesus einwohnen konnte. Dann hatte der Geist, das Ich des Gottessohns den menschlichen Leib aufgezehrt. Wenn wir den Geist als Flamme sehen, hat sie ihn zu Asche verbrannt.

Jahrzehnte als Schwellen

Viele Menschen, auch ich selbst, erleben die Jahrzehnte als regelrechte Schwellen, die bedeuten, dass Altes verlassen wird und Neues beginnt. Dagegen ist der Übergang von Jahrsiebt zu Jahrsiebt fließend, eher Metamorphose des Gewesenen als Neuanfang. Viele meiner Patienten erlebten zum Beispiel das Ende eines Geführtwerdens an der Schwelle eines Jahrzehnts, die Frauen eher bei 30 Jahren, Männer mit 40. Wie oft stellen sich an diesen Schwellen erste tiefe Sinnfragen, wie oft werden damit Krisenzeiten verbunden. Wir können für unsere Epoche auf eine Zeitreihe von 3 x 3 Jahrzehnten zu je 30 Jahren blicken und sie mit den 3 x 3 Jahrsiebten zusammenschauen, ohne das rechnerisch zu denken, denn diese Rechnung ginge natürlich nicht auf. Der vom modernen Materialismus geprägte Mensch orientiert sich im Raum, denn dieser ist das Grundsystem eines weltanschaulichen Materialismus. Eine Maschine ist reiner Raum, sie hat keine zeitliche Struktur, ist hier und jetzt. Und wieder – Maschinen bestimmen, ja beherrschen heute die Medizin.

Leib, Seele und Geist im Rhythmus der Jahrzehnte

Entwicklung verläuft in der Zeit, ihr Rhythmus wird bestimmt durch die Sieben. Was bedeuten dann jene Drittel von je 30 Jahren, die raumbestimmt sind und ein idealtypisches irdisches Leben von 90 Jahren umfassen? Dieses Alter kommt der heutigen Realität ja deutlich näher als die 70 Jahre, die vorher beschrieben wurden. Ich denke schon, dass wir auch für diesen Rhythmus Leib, Seele und Geist zugrunde legen können. Dann wäre die räumliche Ausgestaltung des Leibes mit etwa 30 Jahren abgeschlossen, damit verbunden die noch starke Abhängigkeit von äußeren Bedingungen, die uns bestimmen: Lehre, Ausbildung, Studium, Gesellenzeit oder erste Berufserfahrungen. Um diese Zeit macht einer vielleicht seinen Meister, ein anderer seinen Facharzt oder wird Volljurist nach Referendariatszeit und zweitem Staatsexamen. Selbstverständlich zeigen sich viele individuell geprägte Ausnahmen von dieser geschilderten Regel, die ich lieber Typus nennen möchte. In der Musik wäre das Gleiche dann ein Thema mit Variationen. Hinzu kommen noch die schon erwähnten Verschiebungen der Verfrühung oder Verspätung (siehe Seite 27 bzw. 45 ff.).

Die zweiten 30 Jahre sind dann die Blüte der Erwachsenenzeit, erfüllt von Selbstbestimmung, Gründung einer Familie, Verantwortung für sich selbst und zunehmend auch für andere, zum Beispiel seine Kinder. Im Mittelpunkt steht die Berufs- oder Arbeitswelt, die ausschlaggebend für die eigene Selbstverwirklichung ist.

Es ist eine tragische Entwicklung, dass für viele Menschen die Arbeit heute ein lästiges Muss ist, ein Job aus der Gesinnung Nordamerikas, aus der Notwendigkeit, Geld zu verdienen. Die Freizeit hat immer mehr Gewicht bekommen. Doch leitet sich der Begriff »Beruf« ja nicht zufällig von »Berufung« oder »berufen sein« ab. Wer berief uns Menschen in diesem Sinne, von wem ertönte dieser Ruf an uns?

Diese zweiten 30 Jahre sind auch verbunden mit der Wende von dem das Selbst bildenden Egoismus zu dem nun das andere, die anderen mehr und mehr in den Blick nehmenden Altruismus. Das Christuswort »Liebe deinen Nächsten so wie dich selbst« (Lukas 10,27) setzt ja voraus, sich selbst lieben gelernt zu haben, um auch den anderen schätzen oder gar lieben zu können.

Egoismus und Altruismus

Wir stoßen auf eine Wortgestaltung, die nachdenkenswert ist: Das lateinische Wort *alter* bedeutet »der, die, das andere«, deshalb Altruismus als Polarität zum Egoismus. Stammt unser Wort »Alter« von diesem lateinischen Wort ab, weil sich mit dem Alter im Menschwerden die immer größere Zuwendung zu allem anderen verbindet, das uns mit der Welt zusammenbringt? Wird uns nicht immer bewusster, dass wir ohne die anderen Menschen und die ganze Natur gar nicht existieren könnten? Schauen wir nur auf die Luft, die wir atmen, auf alles, was uns ernährt, auf die Menschen, die uns halfen aufzuwachsen, die uns bildeten. Es ist also eine Zeit der Seelenentwicklung, nur jetzt viel mehr mit Blick auf das Außen, die Welt und die Mitmenschen als bei den Jahrsiebten, in denen es um die Gestaltung der eigenen Seele mit Bezug auf sich selbst ging.

Und die dritten 30 Jahre, die wieder dem Geist gewidmet sein sollen, führen uns dann vom 60. bis zum 90. Lebensjahr, wo es nach heutiger Denkart viel leichter zu sein scheint, von Alter zu sprechen, als dieses schon mit dem 42. Lebensjahr beginnen zu lassen. Wir werden immer mehr sehen, wie beides Berechtigung hat. Auf jeden Fall kann dieser Zeitraum von noch mehr Freiheitserleben erfüllt sein als der vorangegangene. In ihm wirken so großartige Elemente wie gesättigte Lebenserfahrung und sich damit verbindende Weisheit, die Möglichkeit der Überschau und der Zusammenschau des Ganzen, das die vorher so dominanten Teile in sich birgt.

Freiheitserleben

Der Mondknoten-Rhythmus

Dieser astrologisch-astronomisch geprägte Rhythmus sei nur erwähnt, ohne ausführlich auf ihn einzugehen. Er hat sicher seine Bedeutung für das Menschenleben und auch Einfluss auf den Lebenslauf, doch nicht in der gleichen

Betonung wie die Jahrsiebte und die Jahrzehnte. Von einem Mondknoten wird dann gesprochen, wenn genau die Konstellation von Sonne, Mond und Sternen, die zum Zeitpunkt der Geburt eines Menschen bestand, erneut eintritt. Das geschieht regelmäßig alle 18 Jahre, 7 Monate und 9 Tage. In dem Zeitabschnitt um einen Mondknoten begegnen wir dem Tor unserer Geburt, und damit dem Eintritt in dieses Erdenleben, erneut. Das ist eine Möglichkeit, der Intention, die uns in dieses Leben führte, ansichtig zu werden und an ihr zu ermessen, inwiefern wir ihrer Realisation gefolgt sind oder uns ihr zumindest angenähert haben. Es sind Augenblicke, in denen wir dem uns begleitenden Engel ganz nahe kommen und mit ihm in den gemeinsam entwickelten Lebensplan schauen können.

Möglichkeit, der Lebensintention ansichtig zu werden

Er, unser Engel, ist uns immer ganz nah, doch wir haben ihn aus unserem Bewusstsein verloren, wissen vielleicht gar nichts mehr von ihm, bezweifeln als moderne Verstandesmenschen überhaupt, dass es ihn gibt. Dabei ist er in der heutigen Geistferne der Menschheit eigentlich das Wesen, das die geistige Welt am dichtesten an uns heranträgt. Vor allem in der Nacht versucht er, mit unserem Ich zu kommunizieren, mit uns ins Gespräch zu kommen, uns auf Versäumnisse oder Irrwege hinzuweisen. Am Tag erleben wir etwas davon in dieser besonderen Instanz in unserem Bewusstsein, die wir Gewissen nennen, das eigentlich immer anwesend ist, oft aber nicht gehört wird, ja bei vielen Menschen heute gar nicht mehr gehört wird, bei denen wir eine Gewissenstaubheit erleben können. Ein einziger Blick in das politische Tagesgeschehen zeigt in Überfülle eine Gewissenlosigkeit, die schon erschüttern kann, wenn man den Ursprung des Gewissens in der Sprache unserer Engel erlebt.

Element der Rückschau

Die Zeiten der Mondknoten verbinden sich mit dem Element der Rückschau. Im Menschenleben überwiegt heute der Blick nach vorn, ja oft auch das Vorauseilen oder gar -stürmen. Es mangelt an der Fähigkeit innezuhalten, den Blick zu wenden und wahrzunehmen, wie und wo wir zuletzt oder auch schon vor längerer Zeit gegangen sind. In der Mythologie entsprach diese Zweiheit dem Götterpaar Prometheus und Epimetheus.

Rudolf Steiner hat dieses Problem mit der Empfehlung einer konzentrativen Übung beantwortet: der abendlichen Tagesrückschau.[25] Jeden Abend vor dem Schlafen solle man den Tag und seine Erlebnisse, Inhalte und Begegnungen am inneren Auge vorbeiziehen lassen, und zwar rückwärts gerichtet vom Abend bis zum Morgen, zum Aufwachen. Dabei solle man die Position einnehmen, sich selber bei allem zuzusehen, also wie von außen die Tagesabläufe zu bilden.

Diese tägliche Übung kann nun auch viel größere Zeiträume umfassen, zum Beispiel einen Jahresrückblick am Ende des Kalenderjahres oder auch des eigenen Lebensjahres. Oder – und dazu eignen sich die Mondknoten in besonderem Maße – einen Lebensrückblick von dem Ort und Zeitpunkt, an dem wir gerade stehen.
Wie wichtig dieses Rückschauen für unsere Selbsterkenntnis und Menschwerdung ist, kann auch daraus ermessen werden, dass jeder Mensch in den ersten Tagen nach seinem Tod eine Lebensrückschau erlebt, bei der alle Ereignisse in einem großen Bildpanorama vor unserem geistigen Auge stehen und uns ein Staunen ergreift vor der Fülle des menschlichen Lebens.

Der *1. Mondknoten* um das 18. Lebensjahr herum wird selten so erlebt, dass sich mit ihm schon ein starkes Rückschauen verbindet. Hier treten mehr wie von außen Fragen oder auch Ereignisse an den jungen Menschen heran, die ihn vielleicht überraschen oder Entscheidungen erfordern, zum Beispiel die Berufswahl. Denn natürlich tragen wir auch in uns, haben in den Lebensplan eingeschrieben, in welchem sozialen Umfeld wir unsere Lebensziele verwirklichen wollen. Und da ist der Beruf oder das Arbeitsleben von größter Bedeutung. Wie ratlos erleben wir heute viele der Jugendlichen, wenn es um diese für das Leben so wichtige Frage geht.

Entscheidungen

Beim *2. Mondknoten,* um das 37. Lebensjahr herum, kann oder sollte das Rückschauen, das auch immer ein Bilanzieren enthält, stärker erlebt und vollzogen werden. Die eigene Seelenentwicklung geht auf ihr Ende zu und es steht der Lebensabschnitt an, den wir mit dem Ergreifen des Altruismus angesprochen haben.

Bilanzieren

- Wie weit bin ich mit der Entwicklung gekommen, mich als ein Selbst zu erleben? Als jemand, der aus eigener Urteilsfähigkeit sein Leben führt, der die eigene Entwicklung so weit gebracht hat, dass er seine Eigenverantwortlichkeit nun auf eine Verantwortung für andere, für anderes ausweiten kann?
- Stehe ich stark zu mir, im Sinne der Christusworte »Liebe deinen Nächsten so wie dich selbst«, habe ich also gelernt, mich ganz zu bejahen, dass ich dies auch jedem anderen Menschen gegenüber tun kann? Oder verweile ich im Egoismus, der nur sich selbst sieht und erlebt und die anderen nur insoweit wahrnimmt, wie sie dem eigenen Ego nützlich sind?

Dass das heute eine Komponente des sozialen Lebens darstellt, wird auch daran erlebbar, dass immer mehr Menschen ein sogenanntes Single-Dasein führen. Doch auch der Kapitalismus hat hier seine Wurzeln.

geistiges »Stirb und werde«

Beim *3. Mondknoten,* der zeitlich um das 56. Lebensjahr liegt, erleben wir eine große Nähe zu dem später ausführlich dargestellten Beginn des 9. Jahrsiebts (siehe Seite 67 ff.). Hier wird uns ein geistiges »Stirb und werde« gespiegelt. Hier hat im Lebenslauf ein akuter Herzinfarkt sein Maximum, die größte Häufigkeit. Und auch dieses medizinisch definierte Geschehen meint genau dieses »Stirb und werde«.

Das bedeutet nicht, im leiblichen Sinne zu sterben, sondern alles Bisherige des Lebens so infrage zu stellen, dass daraus auch ein Schritt in etwas völlig Neues entstehen kann. Wieder ist es die radikale Bilanz des Lebens anhand der ehrlichen Rückschau, die jetzt ansteht und deren Ergebnis die weitere Lebenszukunft prägen wird. Die Intensität des Rückschauens steigert sich von Mal zu Mal, der erforderliche Mut, zu ihren Ergebnissen zu stehen und Konsequenzen zu ziehen, wird immer größer.

Freiheit und Dankbarkeit

Der *4. Mondknoten* um das 75. Lebensjahr fällt bereits in den Lebensabschnitt, den ich zum Hohen Alter rechne, in welchem eine Zeit von immer größerer Freiheit angebrochen ist, wo der eigentliche Lebenslauf sich gerundet hat. Und doch kann auch hier wieder neu auf das Leben zurückgeschaut werden. Und uns begegnet eine Seelenkraft, die uns auch schon vorher zu eigen war, die nun aber mit voller Intensität hervorbrechen kann: die Dankbarkeit. Ähnlich wie für die Gnade gesagt, wird auch die Dankbarkeit in ihrer Besonderheit, ihrer seelischen Wurzel aufgesucht und beschrieben werden (siehe Seite 87 ff.). Sie ist ein Anteil der Seele und im ganzen Leben anwesend, doch ihre größte Intensität erleben wir im Alter.

Wissen um die Rhythmen

So können wir den ganzen Lebenslauf von Rhythmen durchzogen sehen, die ihn gestalten und deren Aufgabe wir kennen sollten, um ihnen Gestaltungsmöglichkeiten zu geben, die uns zugute kommen. Sie sind uns einverwoben, gestalten auch, ohne dass wir uns ihrer bewusst sind. Doch gehört es zum modernen Menschsein, mehr und mehr von ihnen zu wissen und sich aus Freiheit mit ihnen zu verbinden. Das gilt im Besonderen für alle Berufe, die sich der Hilfe für die Menschwerdung verpflichtet haben, ob Pädagogen, medizinische Berufe, Seelsorger oder auch Eltern, Großeltern und Paten. Denn in der Nichtachtung der Rhythmen oder ihrer Störung liegen viele Wurzeln für Erschwernisse oder Krisen des Lebenslaufs bis hin zu Krankheiten. Es wirken Kräfte mit, die uns bei der Entwicklung helfen wollen, doch auch solche, die sie behindern oder verfälschen wollen. Darauf sei im Folgenden kurz geschaut.

Hemmende Kräfte im Lebenslauf

Im Gegenüber zu der göttlichen Trinität von Vater, Sohn und Heiligem Geist bildet der Mensch eine Dreiheit, die wiederum quasi eine Mitte darstellt, welche die Fähigkeit entwickeln sollte, ein Gleichgewicht der rechts und links, oben und unten oder vorne und hinten von ihm wirkenden kosmischen Kräfte in jedem Augenblick des Lebens neu herzustellen. Diese Kräfte leben von der Geburt bis zum Tod mit dem Menschen und bilden einen Teil von ihm, ohne den er nicht existieren könnte. Deshalb werden sie auch von alters her *Doppelgänger* genannt, denn sie sind durch uns Menschen spezialisiert worden, haben sich unserer Persönlichkeit angepasst, gehen in gewissem Maße unsere Individualisierung mit. Sie werden so ein ähnlich dem Engel uns begleitender Teil von uns. Es begleitet den Menschen also nicht nur sein Engel, sondern auch ein ahrimanischer und ein luziferischer Doppelgänger.

Doppelgänger

Ahriman und Luzifer sind geistesgeschichtlich alte Namen, die jeweils ein Weltenwesen unserer Schöpfung benennen, das in seiner Einheit vielfaches Wesen vereinigt, vergleichbar den göttlichen Hierarchien, die auch ein Teil der göttlichen Trinität oder auch Leib Gottes sind. Diese Vielheit der ahrimanischen und luziferischen Doppelgänger hat C.S. Lewis in seinem britisch-humorvollen und dennoch Realitäten schildernden Buch *Dienstanweisung für einen Unterteufel* köstlich zum Ausdruck gebracht.[26] Das große imaginative Bild zeigt den Menschen zwischen Ahriman und Luzifer. Das haben Rudolf Steiner und die englische Bildhauerin Edith Maryon in einer großen Holzplastik zur äußeren Anschauung gebracht. Diese Plastik findet sich im Goetheanum in Dornach in der Schweiz nahe Basel. Goethe wiederum hat beide in Mephistopheles als Gestalt in eins gefasst. Er unterscheidet sie dann allerdings in zwei Charakterisierungen, die Mephistopheles von sich selber gibt: Er bezeichnet sich als Teil von einer Kraft, die stets das Böse will und stets das Gute schafft, und er nennt sich zugleich einen Geist, der stets verneint (siehe Seite 17 f.).

Ahriman und Luzifer

Ahriman ist der große kosmische Verneiner. Er will nichts gelten lassen, was nicht von ihm stammt. Er wirkt in uns, wenn wir einem anderen Men-

kosmischer Verneiner

schen, der uns etwas von sich erzählt, kaum richtig zuhören, weil sich in uns schon eine Gegenmeinung bildet und darauf drängt, »geäußert« zu werden. Und wenn der andere dann einen Augenblick schweigt, kommt unser »Ja, aber ...« und eine Kette von Argumenten, warum es so nicht sei, letztlich, weil wir selber es nicht so sehen. Ahriman ist der Quell aller Skepsis und allen Zweifels, er hasst Fortschritt und liebt alles Berechenbare. Er spottet über unsere Vorstellung von Unsterblichkeit, fürchtet jedoch die Ungeborenheit, alles, was eben nicht berechenbar ist, was ein unberechenbares Potenzial hat. Er ist der Verlangsamer, will die Zeit zum Stillstand bringen. Die Zeiträuber in Michael Endes Roman *Momo* sind ahrimanische Wesen, »graue Männer«. Ahrimans Welt ist kalt, sein Intellekt überragend, sein Wille extrem stark, ja brutal. Doch hat er keinerlei Gemüt, das Wort Bedauern ist ihm fremd. Und doch verfügt er auch über Anteile, die das Menschsein fördern. Dazu gehören die Schwere und Dichte, die unser Leib braucht, um Festigkeit und auch Dauer in sich zu haben. Ohne Ahriman gäbe es nicht das Knochenskelett, wie es heute ist, von großartiger Bauweise und Statik. So kann nicht erstaunen, dass Künstler zu allen Zeiten ein Skelett darstellten, wenn sie den Tod verbildlichen wollten. Ahrimans Kräfte sind die Ursache aller Festigkeit der Gewebe, ins Pathologische gewendet der Sklerose, und der Tendenz zur Wiederholung immer des Gleichen, was auf der zellulären Ebene zur Geschwulstbildung führt. Seinem Wesen entströmt die Angst, aus der jedoch auch die Vorsicht entsteht. Er kann unsere Entwicklung, wie sie von der Schöpfung veranlagt ist, nicht gänzlich stoppen, doch kann er sie verlangsamen und so beeinflussen. Seine »Wohnung« im Menschen ist der Leib, und sein Bestreben ist es, uns Menschen auf den Leib zu reduzieren. Steiner nennt das leiblich determiniert, und ein Aspekt davon ist die Sucht bzw. alle Formen von Süchten.[27]

Skepsis und Zweifel

Verlangsamung der Entwicklung

Luzifer ist ihm in vielem polar, sie sind so gegensätzlich, dass sie sich ständig bekämpfen – und doch nicht voneinander lassen können. Luzifer ist im Bild der Schlange zuerst an den Menschen herangetreten, er ist der Versucher oder Verführer in der Geschichte vom Paradies (1. Mose 3). Er lockt, er zaubert, er ist von verführerischer Schönheit, »Lichtträger« oder »-bringer«, allerdings von einem Licht, das nicht sehend macht, sondern das blendet. So kann man ihn auch im Wortsinne einen Blender nennen. Er ist Beschleuniger, treibt uns an, macht uns zu Phantasten, schürt alles Wünschen. Er ist Feuer und Flamme, im Organischen Bewirker von Entzündung und Allergie. Wo Ahriman bannt und beharrt, löst Luzifer auf und verflüchtigt. Er mag alles Leibliche nicht, weshalb er uns Menschen erdflüchtig machen möchte. Seine »Woh-

Luzifer als Versucher

nung« im Menschen ist die Seele, im Besonderen die Empfindungsseele. Auch ihm ist Entwicklung zuwider, es soll alles so bleiben, wie es war, als er an den Menschen herantrat. So ist sein Lieblingswort, entsprechend Ahrimans »aber«, das sozial gefährliche »früher«, wo eben alles besser war. Und natürlich sehnt sich die Menschheit immer noch nach einem Paradies, das es in der ursprünglichen Form nicht mehr gibt und auch nicht mehr geben wird.

Verfrühung von Entwicklungsschritten

Luzifer ist somit ein Verfrüher, er verführt zu Entwicklungsschritten, die zu einem späteren Zeitpunkt richtig wären, verfrüht jedoch Schaden stiften. Ein praktisches Beispiel: Das immer frühere Wahlalter ist so eine luziferische Inspiration. Es wird die gesellschaftliche Entwicklung nicht fördern, sondern ihr schaden oder sie zumindest hemmen. Denn es braucht eine bestimmte Zeit der Entwicklung, bis der Mensch sich selbst bestimmen und für seine Entscheidungen und Handlungen voll und ganz eigene Verantwortlichkeit übernehmen kann (siehe Seite 33).

Ermöglichung von Freiheit

Wieder muss gesagt werden, dass hier keine grundlegende Darstellung dieser Weltenkräfte und ihres Verhältnisses zum Menschen und seiner Entwicklung angestrebt wird. Doch kann man den Lebenslauf und das Menschwerden nicht verstehen, wenn diese beiden Kräfte und ihre Einflüsse auf uns nicht durchschaut werden. Man nennt sie traditionell das Böse. Es sollte jedoch immer bewusster werden, dass sie Teil der Schöpfung sind und ihre Aufgaben zugeteilt erhielten, um einen wesentlichen Aspekt der Entwicklung des Menschen zu ermöglichen: die *Freiheit*.

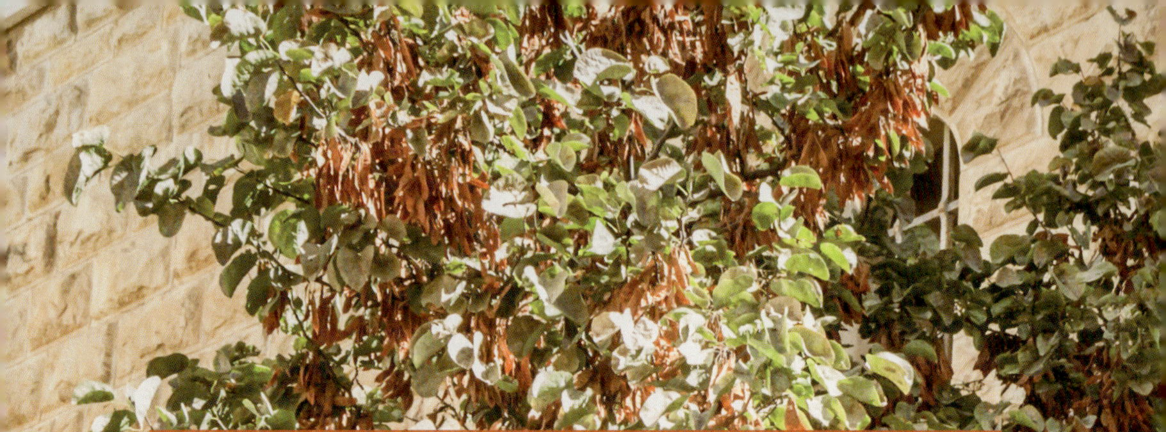

Das aber ist des Alters Schöne,
dass es die Saiten reiner stimmt,
dass es der Lust die grellen Töne,
dem Schmerz den herbsten Stachel nimmt.

Ermessen lässt sich und verstehen
die eigne mit der fremden Schuld,
und wie auch rings die Dinge gehen,
du lernst dich fassen in Geduld.

Die Ruhe kommt erfüllten Strebens,
es schwindet des Verfehlten Pein –
und also wird der Rest des Lebens
ein sanftes Rückerinnern sein.

Ferdinand von Saar

Das Alter

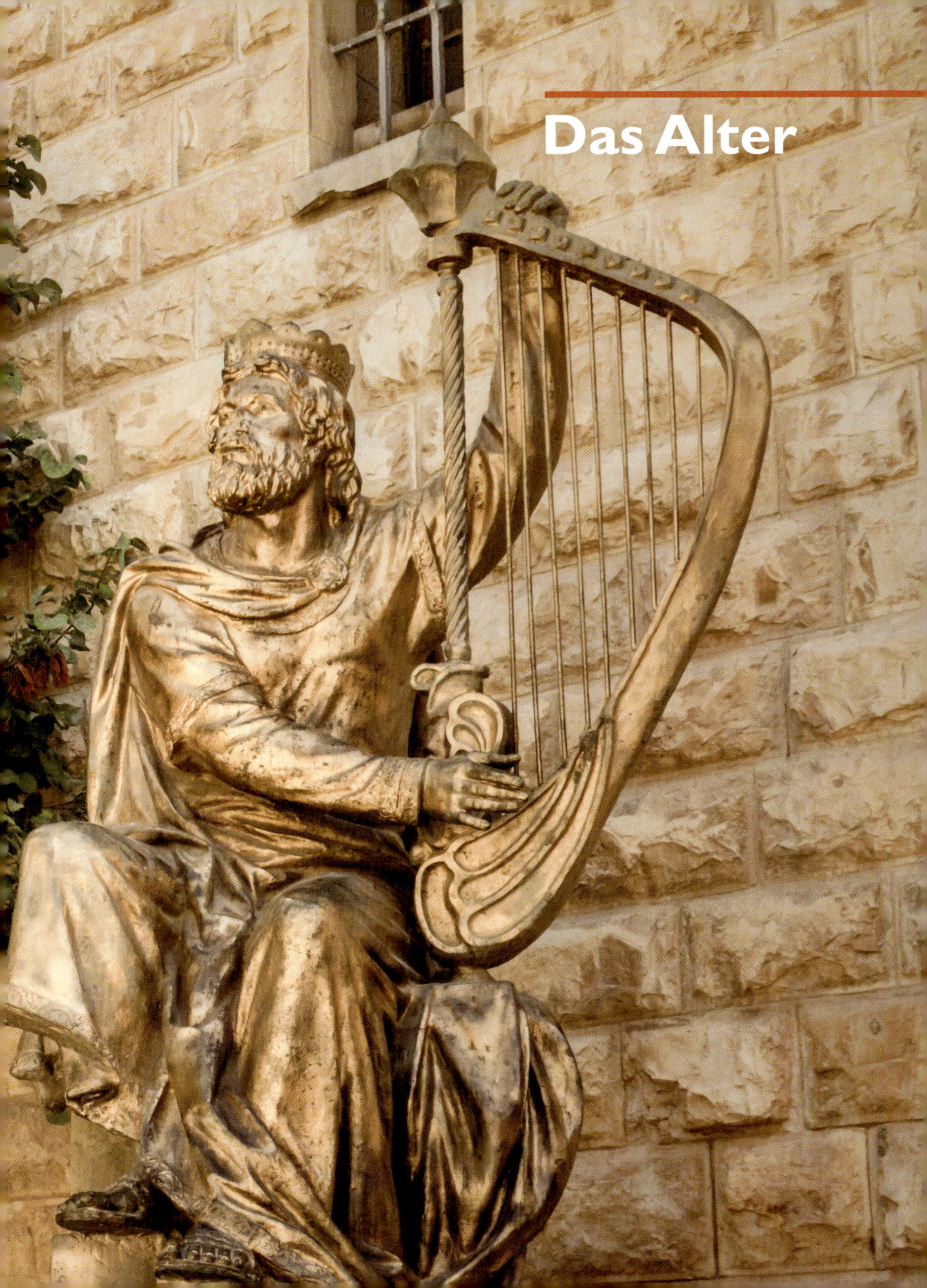

Der Traum von der ewigen Jugend

negatives Bild des Alters

Das Alter als Abschnitt des menschlichen Lebensgangs wird heute überwiegend negativ gesehen. Besonders in der sogenannten westlichen Welt, zu der ja weitgehend auch Mitteleuropa gehört, ist der anscheinend nie verlöschende Traum von der ewigen Jugend so auf das Alter projiziert worden, dass eine besondere Lebensart oder gar Lebenskultur gar nicht mehr entstehen kann. Kosmetik und prothetische Chirurgie mögen Beispiele sein, wie stark der Versuch, das Alter nicht stattfinden zu lassen, bereits realisiert wird. Das Verhalten alter Menschen ist überwiegend unterschiedslos zu dem junger Menschen oder der Erwachsenen. Auch hat natürlich auf der anderen Seite in einer Leistungsgesellschaft ein alter Mensch keinen Platz, da ja gerade das Leistungsvermögen allmählich nachlässt und Höchstanforderungen im Beruf oder im sonstigen Leben nicht mehr gestellt werden können. Immer weniger wird der alte Mensch noch produktiv wertvoll, immer mehr dafür ein reiner Kostenfaktor.

Aussonderung alter Menschen

Unter solchen Gesichtspunkten muss es nicht verwundern, wenn die Gesellschaft einen starken Drang entwickelt hat, alte Menschen aus sich herauszusondern, in besonderen Einrichtungen zu asylieren. Äußerlich betrachtet sind dies unabdingbare Notwendigkeiten, weil beispielsweise heute kein Wohnraum mehr so gestaltet ist, dass in ihm innerhalb der Familie der Jungen und der Erwachsenen noch ein alter Mensch Platz hätte. Auch scheinen die verschiedenen Generationen in ihren Auffassungen vom Leben so extrem unterschiedlich geworden zu sein, dass ein harmonisches Zusammenleben meist kaum möglich ist.

Natürlich kann man zu Recht an dieser Stelle einwenden, dass es auch in früheren Zeiten Generationsprobleme gab, dass auch damals alte Menschen keinen ausreichenden Platz in der Wohngemeinschaft fanden. Es ist auch in der Tat immer gefährlich, frühere Zeiten zu glorifizieren. Und doch darf man davon ausgehen, dass das Alter – gehen wir hundert oder mehr Jahre in der Entwicklung zurück – einen positiveren Aspekt hatte und besser in die Gesellschaft integriert war, als das heute der Fall ist. Die Ideologie einer Leistungsgesellschaft war noch nicht so ausgeprägt und damit die scheinbare produktive Nutzlosigkeit alter Menschen nicht so eindeutig definiert.

Hilflosigkeit

In Wirklichkeit offenbart sich aber in diesem Phänomen der Aussonderung die ganze Hilflosigkeit unserer heutigen Lebensauffassung speziell mit Bezug auf das Alter und alte Menschen. Wir möchten uns von diesem scheinbar negativen Anblick alter Menschen mit ihren ganzen Einschränkungen, Behinderungen, Degenerationen befreien, um den Traum ewiger Jugend fortträumen zu können. Wir wollen einfach nicht wahrhaben, dass das allmähliche Welken und schließlich Dahinsiechen des Leibes zur Wirklichkeit Mensch gehört, so wie in jedem Jahr Pflanzen verwelken, Tiere sterben. Das scheinbare Paradoxon, dass der Tod zum Leben gehört, will von uns heute nicht verstanden werden.

Asylierung der alten Menschen oder der Versuch, sich als alternder Mensch äußerlich eine Jugendlichkeit zu erhalten, was vor allem durch sogenanntes Anti-Aging oder – noch eingreifender – durch Schönheitschirurgie angestrebt wird, wird abgelöst werden von dem Bestreben, das Altern überhaupt abzuschaffen. Wie bereits erwähnt, sind die für das Altern verantwortlichen Gene oder bestimmte Eiweiße längst herausgearbeitet und Experimente begonnen worden, um diese ab- oder auszuschalten. Unvorstellbare Geldsummen werden investiert, um hier auch für den Menschen verlässliche Vorgehensweisen zu etablieren und damit das investierte Kapital in mehrfacher Höhe wieder zurückzugewinnen. Forschungsinstitute im Silicon Valley haben als vorläufiges Ziel vorgegeben, die Lebenszeit des Menschen auf 200 Jahre zu verlängern, 500 Jahre und mehr werden als keineswegs utopisch bezeichnet.[28]

Bestreben, das Altern »abzuschaffen«

Ein gesundes Empfinden gerät ins Grübeln, ob diese Planungen eigentlich sinnvoll für die Menschheit sind, ob wir uns nicht auf ein Experiment einlassen, dessen Ausgang höchst ungewiss ist. Es ist zum Beispiel ein ganz wichtiger Aspekt der Krebszelle, dass es ihr gelingt, die für die Zellalterung verantwortliche Apoptosefähigkeit zu unterbinden. Apoptose bedeutet, dass eine alternde Zelle, die nicht mehr ausreichend ihre Funktion im Organ erfüllen kann, abstirbt und durch eine junge, neue Zelle ersetzt wird. Aus diesem Geschehen resultieren alle Regenerationsvorgänge im Organismus, die bis zum Lebensende andauern. Die Krebszelle macht sich durch Abschalten der Apoptose unsterblich, und tatsächlich erreichen die aggressiven Strategien ihrer Vernichtung weder von Chemotherapie noch von Bestrahlung die Krebsstammzelle, die ihre Produktion immer neuer Zellen unbeeindruckt fortführen kann.

Eine viel tiefergehende Frage verbindet sich mit dem Schöpfergedanken und dem von ihm gegebenen Sinn menschlichen Alterns. Sind wir berechtigt, die wohl unbestreitbare Weisheit des Geschöpfes Mensch nach unserem Gutdünken zu manipulieren? Was soll oder wird der Mensch, der 200 Jahre alt wird, mit der gewonnenen Zeit anfangen? (Ganz zu schweigen davon, wie

Frage nach dem Sinn menschlichen Alterns

die Frage der Überbevölkerung bzw. der Ernährung all dieser Menschen gelöst werden soll.) Ist es wirklich erstrebenswert, so lange weiterzuleben?

Diese sich damit verbindenden Fragen sollen hier gar nicht vertieft werden, leiten jedoch unmittelbar über in die Beschreibung des Lebensabschnitts, der jetzt ausführlich dargestellt werden soll und dessen tiefe Sinnhaftigkeit dabei deutlich werden wird.

Wann beginnt das Alter?

das 42. Lebensjahr

Aus einer biografischen, evolutionären Sicht auf den Menschen beginnt der eigentliche Abschnitt des Alters bereits mit dem 42. Lebensjahr. Von der Geburt bis zum 21. Lebensjahr reichen Kindheit und Jugend, vom 21. bis 42. Lebensjahr die eigentliche Zeit der Reife oder des Erwachsenseins, vom 42. bis zum 63. Lebensjahr dann das, was wir hier in diesem Buch das Alter nennen, wobei schon darauf hingewiesen wurde, dass wie eine Oktave ein weiteres Lebensjahrsiebt bis zum 70. Jahr die ideell-typische Biografie abrunden kann.

körperliche Leistungsfähigkeit

Es gibt Phänomene, die diese aus der Anthroposophie kommende Anschauung auch lebenspraktisch nachvollziehbar machen. Dazu gehört die Tatsache, dass kaum ein Sportler jenseits des 40. Lebensjahres noch Leistungen erbringen kann, die ihn entweder an seine eigenen früheren Leistungen anknüpfen oder ihn mit vergleichbaren Leistungen Jüngerer Schritt halten lassen. Im Leistungssport ist der 40-Jährige die absolute Ausnahme. Wer selbst Sport getrieben hat, wird die Erfahrung gemacht haben, wie sehr Schnelligkeit, Reflexverhalten, aber auch leibliche Elastizität jenseits des 40. Lebensjahres nachlassen und wie stark man zum ersten Mal davon berührt wird, dass der Körper beginnt, dem Widerstand zu leisten, was aus seelischen Intentionen gefordert wird. Begriffe wie »Senioren« oder »Alte Herren« für bestimmte Altersgruppierungen sind im Sport normal und werden nicht als geringschätzig erlebt.

Altersweitsichtigkeit

Auch beginnt etwa ab der Mitte des 5. Lebensjahrzehnts die sogenannte physiologische Altersweitsichtigkeit, die dann eines Tages eine Lesebrille erfordert. Diese ist quasi die erste Prothese, derer wir uns im Alter bedienen. Dass jeweils ganz individuelle Unterschiede bestehen, wann eine solche Hilfe notwendig wird oder wann die körperliche Leistungsfähigkeit so nachlässt, dass dies auch im sportlichen Bereich bemerkbar wird, ist selbstverständlich.

Aus der Geschichte können wir auf ein weiteres Phänomen schauen, das den Gesichtspunkt, das Alter beginne um das 42. Lebensjahr, unterstützt. Im Römischen Reich musste man erst ein Senex werden, um in den Senat berufen zu werden und Senator sein zu können. Das Eintrittsalter hierfür war das 42. Lebensjahr. Erst zu diesem Zeitpunkt gestand man Menschen zu, aus ihrer Lebenspraxis und -erfahrung fähig zu sein, für die Geschicke der Gesellschaft oder des Volkes handeln zu können. Alter und Weisheit waren damals zusammengehörende Begriffe, und erst aus einer gewissen Weisheit heraus schien der Mensch befähigt, Verantwortung für andere zu übernehmen, wenn er vorher schon gelernt hatte, Verantwortung für sich selbst zu tragen.

Lebenserfahrung

> ***Das ist ein ganz entscheidender Gesichtspunkt,*** um die eigentliche und erste Aufgabe des Alters im Entwicklungsgang des Menschseins zu verstehen. Sind die bisher gelebten 42 Jahre ganz der eigenen Entwicklung, der Gestaltung des Selbst gewidmet gewesen, wendet sich nun dieser Blick vom Ich zum Wir, vom Selbst zur Welt. Mitverantwortung, Mitgestaltung der Welt und vor allem ein Blick auf zukünftige Zeiten und Generationen und deren Leben, das wir in vielfältiger Weise vorbereitend beeinflussen können und müssen, prägen nun den weiteren Lebensgang jedes einzelnen Menschen. Wie eindrücklich ist doch das Bild für diesen Lebensabschnitt, einen Baum zu pflanzen, unter dessen Schatten man selbst nicht mehr ruhen wird.

Aber auch für sich selbst hat der Mensch jetzt neue Verantwortung und Aufgaben. Bildet er doch in diesem dritten großen Lebensabschnitt seines Erdenganges an den persönlichen und individuellen Zukunftskräften, die er einmal über die Schwelle des Todes hinaus in ein Jenseits tragen wird, in welchem er geistig-seelisch ebenso real sein und leben wird wie zwischen Geburt und Tod leiblich-seelisch-geistig. In dem Bild zweier gegensinnig gerichteter Kurven der geistigen und leiblichen Existenz des Menschen kann der jeweilige Ab- und Aufschwung beider Entitäten sehr einfach veranschaulicht werden (siehe die Abbildung auf der folgenden Seite). Es gehört zu den wichtigsten Schnittstellen des menschlichen Lebens, ob sich um das 42. Lebensjahr herum die geistige Entwicklung von der nun absteigenden Linie der körperlichen Entwicklung abheben und mehr und mehr unabhängig von dieser verlaufen kann.

individuelle Zukunftskräfte

Die Dissoziation leiblicher und geistiger Weiterentwicklung jenseits des 42. Lebensjahres bildet das ganze Problemfeld dieses Lebensabschnittes, wobei ja die Seele und das seelische Leben so etwas wie das Bindeglied, das Vermittelnde von beiden darstellt.

leibliche und geistige Entwicklung

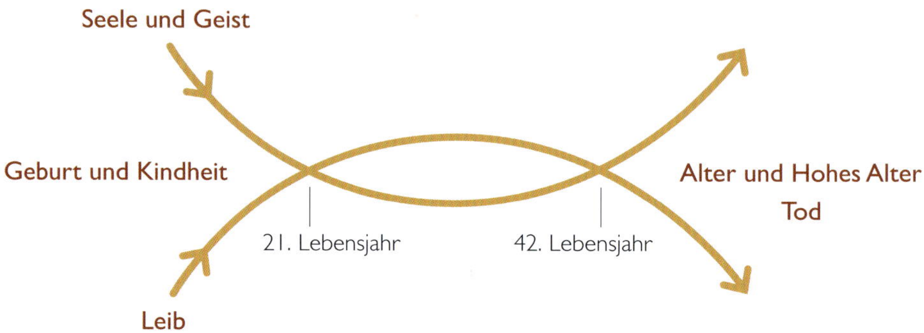

zwei Entwicklungsrichtungen

Wir werden also im weiteren Gang der Darstellung auf diese zwei Entwicklungsrichtungen gesondert schauen müssen, um ihnen die jeweilige Berechtigung zuzuschreiben und nicht die eine oder die andere Richtung als das Wesentliche zu vereinseitigen. Das soll in den folgenden Kapiteln zu den drei Jahrsiebten vom 42. bis zum 63. Lebensjahr erfolgen. Für die Zeit nun schwerpunktmäßig geistiger Entwicklung hat der schwäbische Theologe und Mystiker Friedrich Christoph Oetinger (1702–1782) folgendes Epigramm hinterlassen:

> *Gott gebe mir*
> *den MUT, das zu ändern, was ich ändern kann,*
> *die GELASSENHEIT, Dinge zu ertragen, die ich nicht ändern kann,*
> *und die WEISHEIT, das eine von dem anderen zu unterscheiden.*

Diese drei Seelenfähigkeiten sind wie Überschriften für die nun folgenden drei Jahrsiebte vom 42. bis zum 63. Lebensjahr.

Vielleicht kann für den an einem solchen Thema Interessierten noch der Zusatz angefügt werden, dass der Mensch in seiner Verbindung mit den Kräften der Welt, zu denen vor allem auch die Wandel- und Fixsterne gehören, in diesen neun Schritten der jeweiligen Jahrsiebte unter dem besonderen Einfluss jeweils eines Planeten steht. Im 1. Jahrsiebt sind es die Kräfte des Mondes, mit deren Hilfe das Ich die stoffliche Seite des »Modellleibs« individualisiert, im 2. Jahrsiebt Merkur, durch den im Besonderen die Lebenskräfte verwandelt werden, im 3. dann Venus, die die empfindende Leiblichkeit für den individuellen Anteil der Seele aufnahmebereit macht. Das 4. bis 6. Lebens-

Jahrsiebte und Planetenwirkungen

jahrsiebt werden dann ganz durchdrungen, ja, durchwärmt von der Kraft der Sonne. Die letzten drei Jahrsiebte, die uns nun im Speziellen beschäftigen werden, stehen unter den Einflüssen von Mars, Jupiter und Saturn.[29] Dabei ist der Blick auf die leibliche Entwicklung in ihrem Durchdrungensein von Seele und Ich gerichtet. Schaut man auf die mehr geistige Seite der Entwicklung, so könnte auch eine umgekehrte Reihenfolge der planetarischen Wirksamkeiten aufgezeigt werden.

Das 42. bis 49. Lebensjahr – Marszeit

Hinwendung des Ichs zu kosmischen Regionen

Es wurde schon angesprochen, dass am Schnittpunkt des 42. Lebensjahres der individuelle Geist (Ich), der nun Leib und Seele durchdrungen und individualisiert hat, sich von den Erdkräften des Leibes ganz allmählich abwendet und sich den kosmischen Regionen, die seine eigentliche, »ewige« Heimat sind, wieder zuwendet, wobei er die sich immer mehr verjüngende Seele mitnimmt (siehe Seite 53 f.). Das künstlerische Bild dieser den kosmischen Kräften (die das Kind auch einfach Himmel nennt) zugewandten Seite von Ich und Seele sind durch alle Zeiten die Flügel gewesen. Das Ich hebt sich also mit seinen kosmischen Flügeln aus den irdischen Bedingungen der leiblichen Gestaltung, an der es ganz maßgeblich mitgewirkt hat, und wendet sich mehr und mehr den kosmischen und damit auch geistigen Gesetzmäßigkeiten zu.

Zeit der individuellen geistigen Entwicklung

Jetzt beginnt die Zeit der individuellen geistigen Entwicklung des Menschen. Natürlich ist jeder Mensch von der Geburt an geistdurchdrungen, doch sind – wie wir gesehen haben – diese geistig-individuellen Kräfte im Menschen primär auf den Leib und später auf die Seele gerichtet. Erst nach dem 42. Lebensjahr kann sich das Ich ganz seiner eigenen Natur widmen und drei eigenständige Geistglieder ausbilden, die Rudolf Steiner Geistselbst, Lebensgeist und Geistesmensch nennt.[30] Wenn diese wiederum ganz individualisierende geistige Gestaltung von »Hüllen« oder Werkzeugen des Ichs heute auch erst anfänglich möglich ist – es wurde ja schon darauf hingewiesen, dass die eigentliche, sich über etwa 2000 Jahre erstreckende Aufgabe unserer Zeit die individuelle Entwicklung einer Bewusstseinsseele ist (siehe Seite 33) –, so werden doch diese in jedem Menschen keimhaft angelegten »höheren Glieder« mit weiteren keimhaften Kräften beladen, die ihre Entwicklung in der Zukunft neuer Inkarnationen immer stärker möglich sein lassen.

In dem vorausgehenden Jahrsiebt hat sich der Mensch intensiv der selbstständigen Entwicklung seiner in ihm allgemein veranlagten, nun aber durch das Ich herauszuarbeitenden Bewusstseinsseele gewidmet. Dieser Vorgang hat zur leiblichen Voraussetzung, dass das Ich noch einmal ganz in die Tiefen des Leibes hinabtaucht und die Faszination dieser der Natur nachgebildeten Stoffeswelt erlebt.

Naturreiche als Aussonderungen aus der menschlichen Entwicklung

Es gehört zu den zentralen Forschungsergebnissen Rudolf Steiners, dass die gesamte Evolution von Erde und Mensch gemeinsam verlief und die Naturreiche eigentlich wie Aussonderungen der menschlichen Entwicklung gesehen werden müssen.[31] Diese evolutionäre Tatsache begründet die moralische Verantwortung des Menschen für die Natur. Wir erlangten unsere Entwicklung zu immer größerer Vollkommenheit nur dadurch, dass wir bestimmte wesenhafte Kräfte aus uns heraussonderten und in eine zunächst absteigende, erdgerichtete Entwicklung bannten. Diese Anschauung begründet auch den christlichen Erlösungsgedanken dieser Naturreiche und -wesen durch den Menschen.

Wenn wir uns jetzt auch nicht mit dieser so umfassenden, für Mensch und Erde zentralen Frage so auseinandersetzen können, dass diese für den Leser auch begründet anschaubar wird, so muss dieser Gedanke doch ausgesprochen werden, um die Besonderheit der Entwicklung der Bewusstseinsseele als Zeitenfrage auch in tieferen Dimensionen verständlich zu machen.

Wichtig für unser Thema ist, dass das Ich in der Stoffeswelt des eigenen Leibes die ganze Vielfalt und Schöpfung der mineralischen Welt findet, wie sie sich im Äußeren dem forschenden Auge als ebensolche Faszination einer Vielfalt erschließt. Nur ist die beobachtende, wahrnehmende Kraft des Ichs nun nicht nach außen in die Welt gerichtet, sondern in eine innere Welt der physischen Kräfte des Leibes.

Verwandtschaft von Natur und menschlichem Leib

Diese Verwandtschaft von Natur und menschlichem Leib ist im Mittelalter immer in den Ausdruck gefasst worden, dass der Mensch einen Mikrokosmos im Makrokosmos darstelle. Man kann diese Anschauung auch so ausdrücken: Jeder menschliche Leib trägt die gesamte Schöpfung von Erde und Kosmos, soweit dieser unserem Weltensystem zugehört, in sich.

Zeit der Einsamkeit

Die Begegnung unseres Ichs mit der Wunderwelt der Stoffe bis in die tiefsten Dimensionen ihres materiellen Seins, also der Materie, schuf in der Bewusstseinsentwicklung der Menschheit die Voraussetzung für die heute weit verbreitete materialistische Weltanschauung. Sie ist auch die Voraussetzung für die unsere Zeit immer noch beherrschende philosophische Anschauung von Immanuel Kant, dass der Mensch nur die Dinge in der Welt wahrnehmen kann, die seinen Sinnen zugänglich sind, während die – auch von Kant nie geleugneten – »Dinge an sich«, das der äußeren Erscheinung zugrunde liegende Wesenhafte sich menschlicher Erkenntnis unmittelbar nie erschließen könne. Dessen Wahrnehmung wurde von der allgemeinen Wissenschaft in das Gebiet der Metaphysik, des Metaphysischen verwiesen, und es wird heute überwiegend als nicht-existent bezeichnet. Das hat ein Element in die Menschheit hineingetragen, das in seinen Schattenseiten heute als große soziale Problematik erlebt wird: die Einsamkeit.

materialistische Weltanschauung

Es ist ein aus den Ausführungen vielleicht zu ahnendes Phänomen der Bewusstseinsseelenentwicklung, dass der Mensch innerlich immer mehr auf sich selbst verwiesen wird. Damit tritt in der Seele zunächst eine starke Egozentrik auf, die nach außen in der sozialen Haltung auch Egoismus werden kann. Auf der anderen Seite kann diese Vereinzelung, die im Übrigen ein zeitnotwendiger Schritt ist, aber auch zur Einsamkeit werden. Steiner spricht von antisozialen Trieben, die mit der Bewusstseinsseele verbunden sind. Diese brauchen wir, um uns als Selbst zu erfahren. In unserem Immunsystem finden wir deren Abbild. Es wird nur das Selbst geduldet, alles »Nicht-Selbst«, das Fremde, wird (mit zum Teil aggressiven Abwehrkräften) eliminiert. Es gibt allerdings auch den anderen Weg der Aneignung, der immunologisch Verdauung heißt. Das andere Selbst verschmilzt mit dem eigenen und bildet den Urkeim der Gemeinschaft.

Vereinzelung als zeitnotwendiger Schritt, um uns als Selbst zu erfahren

Im Grunde genommen muss jeder Mensch durch dieses Nadelöhr von Einsamkeit hindurch, weil dieses tief existenzielle Noterlebnis, vollkommen allein in einer leeren Welt zu sein, die nichts ist oder enthält außer sich selbst, die Wahrnehmungsrichtung des Ichs dann wieder auf die schöpferische Unendlichkeit dieser Welt ausrichten kann. Diese ist aber nur in ihrer geistigen Realität wirklichkeitsbildend im menschlichen Ich-Erleben. Das kann auch so ausgedrückt werden: Durch die »Erblindung« in der Einsamkeit wird das innere Auge geöffnet für den geistigen Gehalt dieser Welt, wird die Bewusstseinsseele zunächst anfänglich verwandelt in Geistselbst. Ein Bild, ja eine Imagination für diese Entwicklung ist das Gleichnis von der Heilung des Blindgeborenen (Johannes 9,1–41) wie überhaupt die vielen Heilungen Blinder in den Evangelien.

Diesen Entwicklungsweg hat Christian Morgenstern in dichterische Form gebracht:[32]

> Die zur Wahrheit wandern,
> wandern allein,
> keiner kann dem andern
> Wegbruder sein.
>
> Eine Spanne gehn wir,
> scheint es, im Chor ...
> bis zuletzt sich, sehn wir,
> jeder verlor.
>
> Selbst der Liebste ringet
> irgendwo fern;
> doch wer's ganz vollbringet,
> siegt sich zum Stern,
>
> schafft, sein selbst Durchchrister,
> Neugottesgrund –
> und ihn grüßt Geschwister
> ewiger Bund.

Zweifel und Mut

zwei notwendige Seelenkräfte

In dieser Entwicklung vom 35. zum 42. und dann vom Wendepunkt des 42. zum 49. Lebensjahr sind zwei Seelenkräfte notwendig, deren Durchleben und Beherrschung für jeden modernen Menschen unabdingbar sind. Gemeint sind der der Bewusstseinsseele entspringende Zweifel und der aus der Kraft des Geistselbst strömende Mut.

Seit das Ich in der Evolution ab dem Anfang des 15. Jahrhunderts n.Chr. die Bewusstseinsseele bildet, indem es in die Tiefen der Naturreiche, der Stoffe und ihrer Gesetzmäßigkeiten stieg, entstand auch die Naturwissenschaft. Sie, die zunächst in ihren Ursprüngen noch vom Durchdrungensein geistiger, schöpferischer Kräfte getragen war, wurde erst etwa ab der Mitte des 19. Jahrhunderts immer mehr von dem philosophischen Materialismus erfasst und schließlich in eine totale Abstraktion getrieben, in der an die Stelle schöpferischer, geistiger Kräfte eine Art »Deus ex machina« gestellt wurde.

Abstraktion

> ***Diese Geist- oder Gottlosigkeit*** unserer Zeit ist nun aber gerade das vorhin aus einer anderen Perspektive beschriebene Nadelöhr, durch welches der Mensch nun einen freien Zugang zu den Wirklichkeiten finden wird, die in das Metaphysische verwiesen wurden. So merkwürdig dieser Gedanke vielleicht auch frommen oder gemütvollen Menschen erscheinen mag, so ist der Zweifel des modernen Naturwissenschaftlers die Voraussetzung, als eine auf sich gegründete, freie Persönlichkeit den Weg zum Geist oder zu Gott zu finden. Wenn auch dieses Wort »Zweifel« heute überwiegend als negative Eigenschaft erlebt wird, so ist sie doch eine ganz positive, treibende Kraft unserer Zeit, ohne die eine moderne Naturwissenschaft gar nicht existieren würde.

Auch im Sozialen sind alle Veränderungen nur dadurch entstanden, dass die Tradition, die traditionelle Überlieferung vom Zweifel befragt und mehr und mehr über Bord geworfen wurde. Heute bildet jeder Mensch eine Welt für sich, scheint das Genom unser schöpferisches Prinzip zu sein, hat vermeintlich Meister Zufall als Urknall diese wunderbare Schöpfung, die wir unsere Welt nennen, entstehen lassen. Descartes' Satz »Ich denke, also bin ich« lautet für unsere Zeit »Ich zweifle, also bin ich«. Der alles, wirklich alles infrage stellende Zweifel ist der Motor unserer Zeit und ein erstaunlich dominantes Wort das »Aber«. Wird der Zweifel zum Beherrscher des Menschen, sein tiefster Trieb, kann daraus rasch Verzweiflung werden (siehe Seite 61 f.). Die Gegenkraft, die den Zweifel auf sein notwendiges Maß begrenzt, die ein seelisches Gleichgewicht erzeugt, ist der Mut.

Zweifel als Motor unserer Zeit

Der Mut ist ein sehr spezifisches Element in unserer Seele, das sich ganz mit unserem Ich verbindet und aus dem Geistselbst stammt. Mut ist also eine geistige Eigenschaft, die in die Bewusstseinsseele hineinwirkt. Der Mut durchzieht unser ganzes Leben, er findet Ausgestaltungen in jugendlichem Übermut oder erwachsenem Hochmut, im Älterwerden aber auch in der Demut.

In dem jetzt beschriebenen Lebensabschnitt hat der Mut die Besonderheit, dem Menschen zu helfen, Entscheidungen zu treffen und sich für sie verantwortlich zu machen. Man nennt das auch »Zivilcourage«, und genau so lautet der Titel eines Buches des jungen Senators John F. Kennedy, in welchem er Persönlichkeiten der amerikanischen Geschichte darstellt, deren mutvolle Entscheidungen fruchtbar für die amerikanische Gesellschaft wurden. Das

Zivilcourage

Besondere jeder wirklichen Entscheidung liegt darin begründet, dass ihr Ausgang, ihre Auswirkungen im Moment der Entscheidung immer ungewiss sind. Und dass sie sich immer mit persönlicher Verantwortung verknüpft. Ist es nicht bezeichnend für unsere Zeit, dass immer seltener wirkliche Entscheidungsträger erlebbar werden und dass immer häufiger eine mit der Entscheidung eingegangene Verantwortung nicht übernommen wird? Mut betrifft unsere Handlungsebene, die Sphäre unseres Willens, in welcher Rudolf Steiner den Quell alles Moralischen sah.

Ungewissheit und Verantwortung

Dem Entscheidungsmut verbindet sich ein Erkenntnismut, der in unserem Denken wurzelt. Den wohl größten Mut erfordert ehrliche Selbsterkenntnis, die uns immer an einen Abgrund führt. Der moderne Mensch hat eine geniale Technik entwickelt, sich einen Umhang schönster Illusion anzulegen, aus der auch alles entschuld- und erklärbar wird, was nicht so schön ist oder nicht gelingt. Zugleich entwickelt er ein Talent, die anderen äußerst kritisch zu betrachten und jede ihrer Schwächen und Unzulänglichkeiten in scharfer Kontur zu sehen und gerne auch anzusprechen. Auch dafür finden wir ein Bild in den Evangelien vom Splitter im Auge des anderen, wobei wir den Balken im eigenen gerne übersehen (Matthäus 7,3–5).

Selbsterkenntnis

Die Inschrift am Apollotempel im griechischen Delphi »Mensch, erkenne dich selbst« reicht hinüber in unsere Zeit und ist ein Motiv des 7. Lebensjahrsiebts. Selbsterkenntnis kann und darf viel früher einsetzen, doch die entwicklungsgesetzliche Zeit ihrer Aneignung ist der Lebensabschnitt vom 42. bis zum 49. Lebensjahr. Nie wieder ist das Ziehen einer ganz persönlichen Lebensbilanz so notwendig wie in dieser Zeit. Jetzt werden die Weichen gestellt, wie die verbleibende Zeit des Lebens gestaltet werden soll, mehr und mehr selbstbestimmt. Ziele werden definiert, Liegengebliebenes wieder aufgegriffen. In diese Zeit wurde der Begriff Midlife-Crisis gelegt, das Aussteigen aus allem bisher Prägenden. Wieder muss gesagt werden, dass hier idealistische Zeitfolgen geschildert werden, von denen es viele biografische Abweichungen gibt. Und doch ist dieses Jahrsiebt bei allen Menschen durchzogen von den Elementen, die wir jetzt anschauen.

Marskräfte

Mut ist auch Ausdruck von Marskräften. Viel zu einseitig wird in Mars der Kriegsgott gesehen. Johannes Hemleben hat in einem Wochenkalender mit Blick auf die Planeten und ihnen zugehörige Bäume von Mars als Kämpfer, Ritter und Schützer gesprochen.[33] Sein metallischer Repräsentant ist das Eisen. Wie vielfältig ist doch dessen Verwendung, wie wären die technischen Entwicklungen der Neuzeit ohne es denkbar? Es ist auch ein zentrales Element in unseren roten Blutkörperchen und ausschlaggebend für die Aufnahme und den Transport von Sauerstoff als »Lebensstoff« bis in jede einzelne Zelle. Aus ihm konnten Schwerter, Rüstungen und Schilde geschmiedet werden, die den Ritter zum Kämpfen und Schützen befähigten. Sein Wesen ist der Edelmut.

Mut, an das Tor der geistigen Welt zu pochen

Es braucht auch Mut, an das Tor zur geistigen Welt zu pochen. Dort steht ein Wächter, den Rudolf Steiner auch Hüter nennt, der den Herantretenden prüft, ob er vorbereitet ist, die so andere, die geistige Welt zu betreten. Kein Unberechtigter darf sie betreten, auch weil ihm das Schaden zufügen würde, geistige Lähmung, wie Rudolf Steiner sagt. Denken wir an die alte Mythologie des Jünglings von Sais, der es wagte, die sieben Schleier im Tempel der Isis zu heben. In Märchen und Mythen muss immer der Mut die Furcht besiegen, um an das Ziel (die geraubte Prinzessin oder Jungfrau) zu gelangen. In den Evangelien ist die Begegnung mit geistigen Wesen regelmäßig verbunden mit dem doch eigentlich überraschenden Gruß »Fürchte dich nicht«. Rilke spricht in einem seiner Gedichte davon, dass jeder Engel schrecklich sei.[34]

Verzweiflung

Der Zweifel tritt natürlich schon vor dem 35. Lebensjahr auf, auch der Mut kann bei bestimmten Menschen wie durch die Geburt hindurch in das Leben hineingetragen werden. Doch geht es hier nicht so sehr um die grundsätzlichen Seelenkräfte, die überindividuell sind, sondern um das dann individuelle Ausbilden, Handhaben und schließlich Beherrschen dieser Seelenkräfte vom Ich aus. Ist zum Beispiel die volle, persönliche Kraft des Zweifels ausgebildet und wird in unveränderter Form über das 42. Lebensjahr hinausgetragen, ohne dass sie nun durchstrahlt, durchwärmt und damit metamorphosiert wird von der Kraft des Muts, wird mehr und mehr die Gefahr entstehen, dass das ganze menschliche Sein erfasst und beherrscht wird von dem Zweifel und damit eine Verwandlung desselben hin zur Verzweiflung geschieht. Und damit sind wir bei dem kardinalen Punkt einer modernen Problematik des Alters: der zunehmend beherrschenden Kraft der Verzweiflung im 5. Lebensjahrzehnt. In der heutigen Sprachform wird diese existenzielle Verzweiflung auch Frustration genannt. Der Mensch kann nur noch sich selbst in Zweifel ziehen, wenn er nach diesem notwendigen Schritt der zeitgemäßen Entwicklung zum Selbst, zum Ego, nicht die innere Wende findet zu allem, was außer ihm existiert, ohne das er selber gar nicht der sein könnte, der er geworden ist.

vom Zweifel zur Verzweiflung

Wir werden in späteren Kapiteln diese zentrale Frage des rechten Übergangs in das, was wir hier bereits Alter nennen – also diesen Zeitabschnitt jenseits des 42. Lebensjahres –, noch ausführlicher darzustellen haben (siehe Seite 207 ff.). Hier sei zunächst einmal der Blick darauf geworfen, wie dieser nun mehrfach für die moderne Entwicklung als ganz grundlegender Wendepunkt bezeichnete Lebensabschnitt die Zukunft des Menschen bestimmt, im Hinblick auf die folgenden Lebenszeiten bis zum Tod, aber – wie wir noch sehen werden – auch über diesen hinaus.

zukunftsbestimmender Lebensabschnitt

Von der Ich- zur Wir-Erfahrung

Es wurde ja schon dargestellt, dass das menschliche Ich in seiner Arbeit am Leib, an der Seele und schließlich in der eigenen geistigen Ausgestaltung gestützt wird durch Kräfte, die mit den geistigen Gesetzmäßigkeiten der Planeten oder Wandelsterne im Zusammenhang stehen (siehe Seite 54 f.). Rudolf Steiner beschreibt in seiner *Geheimwissenschaft im Umriss,* dass sich mit diesen Gestirnen ganz bestimmte schaffende, schöpferische Geistkräfte verbinden und sie also mehr sind als nur dieser materielle Aspekt, den zum Beispiel eine moderne Raumfahrtforschung von ihnen hat. Keine technisch noch so raffinierte Sonde, die uns in Fotografien äußere Ansichten der Venus oder des Mars sendet, die vielleicht etwas von der Chemie und Physik dieser Planeten erforscht, kann etwas von dem Schöpfungsgehalt, der geistigen Realität, erzählen.

Zusammenhang mit geistigen Gesetzmäßigkeiten der Planeten

Schaut man nun auf die in den Mythologien charakterisierten besonderen Kräfte des Mars, so findet man in ihm die Polarität von Schaffensdrang und Zerstörungskraft. Menschenkundlich gesehen, konzentrieren sich diese Marskräfte organisch ganz besonders in der Gallebildung und -ausscheidung, in dem ganzen Chemismus unserer Leber, der Stoffbildung und -entbildung im engeren Sinne dessen, was mit einem exakten Begriff Stoffwechsel genannt wird. In das Seelische hinein spiegeln sich diese Kräfte im Menschen in seiner Sprache und dem diese vermittelnden Organ Kehlkopf. Der stoffliche Repräsentant der Marskräfte in der Erde ist das Eisen, das wiederum in der Form des Schwertes ein sowohl kriegerisch-zerstörendes, aber auch ritterlich-hehres und schützendes Symbol aller Zeiten war.

Schaffensdrang und Zerstörungskraft

Es gehört zu den merkwürdigen inneren Bedingungen des Stoffwechsels, dass Aufbau und Abbau, Bilden und Entbilden, Schaffen und Zerstören unab-

Aufbau und Abbau

dingbar miteinander verbunden sind. Ohne diese Voraussetzungen würde ein menschlicher Organismus nie in dieser Beweglichkeit und Kraft über so viele Jahrzehnte existieren können.

Polarität der Möglichkeiten

Marskräfte bedeuten aber auch Entscheidungsmut, Zielgerichtetheit. So ist dieser Lebensabschnitt vom 42. bis 49. Lebensjahr in der Polarität der Möglichkeiten auch als paradox zu erleben. In vielen Menschen bricht so etwas wie eine ganz neue Möglichkeit, ein unendlicher Schaffensdrang, das Erfassen ganz neuer Ziele auf, andere geraten in den Niedergang selbstzerstörerischer Verzweiflungen und Frustrationen. Die ganze interessante Frage der Aussteiger findet hier ihre Antwort. Dabei kann diesem Problem die positive Erkenntnis zugrunde liegen, mit den bisher gewonnenen Kräften nun eine ganz neue Zielsetzung zu verfolgen, die eine zentrale Erfahrung in diesen Lebensabschnitt trägt.

> ***Das ist der Übergang*** von der Ich-Erfahrung zur Wir-Erfahrung. Nicht meine Bedürfnisse, die das bisherige Leben oft ganz beherrschten, sondern die Bedürfnisse anderer oder der Welt, der Erde, der Natur werden zum persönlichen Anliegen. Nicht mehr »Was kann ich für mich tun«, sondern »Was kann ich für andere oder die Welt tun« wird zum richtungsweisenden Thema. Diese Wendung vom Egoismus zum Altruismus entspricht in starkem Maße der Marszeit des Lebens.

Vielleicht entdeckt der Leser hier eine ganz neue Bedeutung des Wortes »Alter«. Im Lateinischen bedeutet *alter* »der andere«. Kommt daher der Ursprung unseres Begriffs »Alter«, weil es die Zeit im Leben benennt, wo der / die / das andere bedeutsamer wird als man selbst?

Im Negativen kann es aber auch ein Sich-noch-mehr-von-der-Welt- und damit dann auch ein Von-sich-selbst-Abwenden sein, das keine Ziele mehr in sich trägt außer zu existieren, natürlich in möglichst großer Bequemlichkeit, was dann oft zielgerichtet Niedergang oder Krankheit bedeutet. Auch davon wird später noch zu sprechen sein. Jeder Mensch sollte im sozialen Bereich des Miteinanderlebens in dieser Zeit Verantwortung übernehmen können, was erkennen lässt, dass in einer modernen Gesellschaft alte »monolithische« Strukturen völlig fehl am Platz sind und immer mehr durch gemeinschaftliche Strukturen, zum Beispiel wechselnde Führung, abgelöst werden müssten.

Verantwortung übernehmen

Die heutige soziale Frage ist im Grunde ein Spiegel dieser Frage eines Lebensabschnittes, die jedem Menschen ganz persönlich gestellt wird. Oder:

Die soziale Frage spiegelt eigentlich eine zentrale persönliche Frage, und die Lösung der einen wie der anderen kann nur gemeinsam angestrebt werden. Von Rudolf Steiner stammt folgende Formulierung, die ein Meditationsinhalt sein kann und auch als Motto der Sozialethik bezeichnet wurde: »Heilsam ist nur, wenn im Spiegel der Menschenseele sich bildet die ganze Gemeinschaft und in der Gemeinschaft lebet der Einzelseele Kraft.«[35]

Einzelseele und Gemeinschaft

Die Seele des einzelnen, auf sich gestellten Menschen muss eine ganz persönliche Kraft entwickelt haben, die sie für eine Gemeinschaft einbringen kann. Dieses ganz Individuelle muss dort Platz haben können. Es muss sich jedoch ebenso stark in jedem Einzelnen das Bewusstsein bilden, was eine Gemeinschaft braucht und was er davon »selbstlos« in sie einbringen kann. Aus dieser gelebten Wechselwirkung könnte das moderne Gesellschaftsleben viel gewinnen und daran gesunden.

So sehen wir also, dass für das Thema dieses Buches, ja, im Weiteren für die menschliche Entwicklung überhaupt dieser Lebensabschnitt, den wir die Marszeit des Menschen genannt haben, von ausschlaggebender Bedeutung ist. In den späteren Kapiteln über eine sinnvolle Art des Alterns und die in dieser Zeit auftretenden typischen Krankheiten werden wir auf viele der jetzt angeschnittenen Fragen zurückkommen.

Das 49. bis 56. Lebensjahr – Jupiterzeit

ruhige und beschauliche Zeit

Dieser nun folgende Lebensabschnitt kann, wenn die vorausgehende Phase in der richtigen oder notwendigen Weise gelebt und eine entsprechend zielgerichtete Entwicklung veranlagt wurde, zu einer besonders ruhigen oder beschaulichen Zeit werden. Das setzt jedoch voraus, dass die Marszeit in ihren ganzen Stürmen, Unsicherheiten und Aufregungen bestanden wurde. Hat man währenddessen noch einmal die grundsätzliche Frage nach dem Sinn und Inhalt alles bisher Getanen oder Erreichten gestellt, eventuell neue Ziele formuliert und angestrebt, beginnt nun das Ich vermittels der Seele auf das bisherige Leben zurückzuschauen und zu prüfen, was wirklich abgeschlossen wurde, mehr noch was nur teilweise oder gar nicht zu Ende geführt wurde. Der rückwärts und nach vorne gerichtete Blick versucht zu erahnen, was von dem vorgeburtlich entwickelten Lebensplan bewusst wurde und Beantwortung fand. Das fragt nach den Begegnungen mit Menschen, vielleicht einer Familie und Kindern, Freundschaften. Der Blick gilt auch dem eigenen

Berufsleben und seinem Erfülltsein und ob eine Weiterführung im bisherigen Tun sinnvoll ist, nach Metamorphose ruft oder gar nach einem Neuanfang, der dann im vorigen Jahrsiebt schon veranlagt wurde.

Weisheitskräfte

Mit Jupiter verbanden die Menschen früherer Zeiten immer Weisheitskräfte, auch das Herrschen, den Göttervater. Herrschen muss hier als königliche Würde, nicht als Machttrieb verstanden werden. Im ursprünglichen Sinne war der Herrscher der für das Gemeinwohl aller Verantwortliche, derjenige, der innerlich und äußerlich nie ruhte, solange in seinem Bereich (Reich, Staat) noch bei den einzelnen Menschen Bedürfnisse existierten, Not vorzufinden war, Entwicklungen gefördert werden konnten. Das heißt, einen Überblick über das Ganze zu haben, nun im Seelischen »weitsichtig« zu werden.

Den Jüngeren Raum schaffen

So wäre im idealen Sinne dieser Lebensabschnitt die Möglichkeit, jetzt mit der ganzen, durch fünf Jahrzehnte gewonnenen Lebenserfahrung und Lebenskraft den Raum zu schaffen, in dem nun jüngere Menschen ihre eigenen Entwicklungsschritte vollziehen können. Dann ist dieser Lebensabschnitt nicht nur der des Königs oder Herrschers, sondern auch der des Lehrers. Dazu muss aber eine pädagogische Auffassung zugrunde gelegt werden, die es sich zum Anliegen macht, das in jedem einzelnen Menschen Veranlagte bestmöglich zu fördern, die in ihm schlummernden Fähigkeiten zu wecken und seine Möglichkeiten zu entwickeln, damit er die sich selbst gesetzten Ziele und Inhalte des Lebens so vollkommen wie möglich verwirklichen kann. Dasjenige im anderen zu entwickeln und zu fördern, was in ihm veranlagt ist, was er selbst will – auch wenn dieser Wille zunächst ganz unbewusst erscheint –, das ist die wirklich menschengerechte Pädagogik oder – für den Erwachsenen formuliert – »Homagogik«. Wie sehr dagegen tendieren wir heute dazu, das in andere hineinerziehen oder hineinlegen zu wollen, was wir als für uns richtig erkannt und vielleicht bereits vollzogen haben. Anstatt die Welt in die größtmögliche, jedes Individuum widerspiegelnde Vielfalt zu entwickeln, strebt der heutige Zeit-Ungeist immer wieder und wieder zur Uniformität.

das im Menschen Veranlagte bestmöglich fördern

Gelassenheit

Die prägende Eigenschaft dieser Zeit ist die Gelassenheit. Man kennt die Stürme des Lebens, man weiß, dass sie auch wieder ruhigem Wetter weichen. Man durchschreitet diese Zeit voller Ruhe in einem immer sichereren Wissen, dass sich das Leben in allen Dingen und Vorgängen stets wieder ausgleicht, in ein Gleichgewicht bringt. Das geschieht oft in großen zeitlichen Abständen, weshalb der moderne, im Augenblick lebende Mensch es häufig nicht bemerkt oder erst im weiten Abstand eines Lebensrückblicks darauf aufmerksam wird. Das Bild für solche Menschen und wie sie von Jüngeren erlebt werden ist der »Fels in der Brandung«. Auch die majestätische Welt der hohen Berge, die über der Unrast aller Zeiten in ihrem Sein ruhen, kann uns hier Anregung und Vorbild sein. Man schaut von ihnen in ganz andere Tiefen und Weiten, erlebt intensiv die Verbundenheit von Erde und Himmel, gewinnt eine viel größere Übersicht, als wenn man nur im Tal lebte.

»Fels in der Brandung«

Der schon zitierte Johannes Hemleben (siehe Seite 60) lässt die Jupiterkräfte, wie sie sich auch durch den Ahorn vermitteln, zu uns sprechen: »Oh Mensch, überwinde die Hast und Hetze in dir, suche Stunden der Ruhe, in denen Güte und Weisheit geboren werden können.« Er schrieb diese Sätze 1931 in seinem Werk *Symbole der Schöpfung,* das sich als zeitübergreifend erweist und heute so gültig wie damals ist.[36] Das Problem ist uns modernen Menschen durchaus bewusst, es hat in dem Begriff »Entschleunigung« einen Ausdruck gefunden. Doch ist es ein Wort geblieben, wurde nicht zur Arznei für die ganze Menschheit. Denn unverändert dominieren Hast und Hetze auch in diesem Lebensabschnitt; die Stunden der Ruhe müssen warten, vielleicht bis zur Rentenzeit – oder kommen sie auch dann nicht?

Entschleunigung

Man darf eine solche Zeit der Beschaulichkeit, der Übersicht nicht als eine Phase der Tatenlosigkeit ansehen. Äußerlich angeschaut, ist sie vielleicht noch durchdrungener von Taten als der Mars-Abschnitt unseres Lebens. Doch im gesunden Sinne einer Entwicklung wird man jeder dieser Taten entnehmen können, dass sie für das Wohl der Allgemeinheit geschehen und nicht mehr zum persönlichen Nutzen.

Wenn demgegenüber eingewendet wird, das sei heute aber überhaupt nicht der Fall, so bezeichnet dieser Einwand nur eine traurige, ja, tragische Zeit-Tatsache, ist aber kein Gegenbeweis dieser hier als notwendig erachteten Entwicklungstendenz, und man wird auch immer wieder einzelne Persönlichkeiten finden, an denen diese nun ideal gezeichnete Fähigkeit sichtbar werden kann. Geschieht die Entwicklung im einzelnen Menschen in richtiger Weise, so ist es oft eine – parallel zum 2. Lebensjahrsiebt – leiblich sehr gesunde Zeit, die somit auch die Voraussetzung schafft, im richtigen Sinne viel für andere zu tun.

leiblich oft sehr gesunde Zeit

Ein dann noch einmal ganz wesentlicher Abschnitt folgt dieser beschaulichsten, äußerlich wie innerlich ruhigsten Phase des menschlichen Lebens, die dann von den Saturnkräften beherrschte Zeit nach dem 56. Lebensjahr.

Das 56. bis 63. Lebensjahr – Saturnzeit

Dieser Zeitpunkt um das 56. Lebensjahr, wenn der einzelne Mensch aus der Jupiter- in seine Saturnzeit eintritt, wurde von Bernard Lievegoed in Vorträgen vor Heilpädagogen einmal folgendermaßen charakterisiert:

»Alle kommen darauf: Zwei Jahre sind wichtig, das achtundzwanzigste und das sechsundfünfzigste. Und das sechsundfünfzigste wird immer beschrieben als ein Krisenjahr im Leben. Wenn man das biografisch bei großen, bedeutenden Menschen verfolgt, dann sieht man im Leben dort einen jähen Abbruch. – Es war das Jahr, in dem Julius Cäsar ermordet wurde von seinen Freunden. Er ging hinein in den Gipfel seiner ausgedehnten Macht – und dann plötzlich wurde er erstochen. Nun – ich führe nur eines an, aber so erlebt man das manchmal. Das sechsundfünfzigste Jahr bedeutet etwas, was in die Saturnzeit hineingeht. Und in die Saturnzeit hineingehen bedeutet, dass alles, was man sich je im Leben erobert hat, noch einmal durch Tod und Auferstehung gehen muss. Noch einmal. Das Leben wird ungeheuer schwer, die Dinge kommen alle wieder zurück, die muss man alle wieder neu erleben. Man erlebt innerlich – nicht äußerlich, aber innerlich – ein Scheitern alles dessen, was man gewollt hat. Man erlebt: Ja, wenn ich ehrlich bin, dann muss ich sagen, es ist eigentlich nichts geworden von dem, was ich gewollt habe. Man ist natürlich so vernünftig, das nicht hinauszuposaunen und das für sich zu behalten – denn manchmal, wenn man das vorsichtig andeutet, bejahen die Leute das auch gerne. Also das ist etwas, das plötzlich eingreift ins Leben.«[37]

Krisenjahr

Scheitern dessen, was man gewollt hat

Hatte man gerade eine im bisherigen Leben kontinuitätbildende, von Beschaulichkeit beherrschte Zeit durchlebt, kommt nun noch einmal Aufbruchstimmung in das Leben. Je nach der inneren Gestalt einer Biografie kann das in neue Aufgabenstellungen auch äußerer Art münden oder innere Begegnungen erzeugen, die neue Inhalte des Lebens begründen.

Häufigkeit von Herzinfarkten

Im Extrem kann es aber auch den radikalen Aufbruch zu einer ganz neuen Daseinsform bedeuten, nämlich dem Tod. Es ist in diesem Zusammenhang bemerkenswert, dass die Morbiditäts- und Mortalitätsstatistiken für den Herzinfarkt um das 56. Lebensjahr eine plötzliche Spitze in der Häufigkeit zeigen, die dann wieder zurückgeht zu dem langsam steigenden Trend, der schon vor diesem Zeitabschnitt existierte.

Geistige Schaffenskraft

Widerstände des Leibes werden deutlicher

In Bezug auf das Körperliche ist in dieser Zeit stark erlebbar, dass die Widerstände, die der Leib dem seelischen und geistigen Leben entgegenträgt, immer deutlicher werden. Die Bewegungen werden eckiger, Sehkraft und Gedächtnis lassen nach, Ernährungsgewohnheiten, Schlafbedürfnis, Anteilnahme am öffentlichen Leben wandeln sich, wobei hier natürlich auch wieder ganz große individuelle Unterschiede bestehen und diese Phänomene heute in vielen Verzerrungen in Erscheinung treten. Die Thematik dieses 9. Lebensabschnitts, in Jahrsiebten gerechnet, wird eigentlich von dem Bild von Tod und Auferstehung geprägt oder von dem mythischen Bild des sich aus der Asche erhebenden Phönix. Spätestens in dieser Zeit wird eine immer stärkere Beschäftigung mit den Lebenstatsachen des Sterbens und des Todes in der menschlichen Seele stattfinden und darf nun nicht mehr betäubt oder verdrängt, sondern muss immer bewusster durchlebt werden.

Natürlich ist diese innere Auseinandersetzung und damit zugleich Vorbereitung auf das Lebensende, das ja für den Einzelnen noch weit in der Zukunft liegen kann, nicht auf diesen besonderen Zeitabschnitt beschränkt, ja, muss eigentlich bereits viel früher, zum Beispiel um das 42. Lebensjahr herum, begonnen werden. Doch ist der Mensch in keinem Lebensabschnitt diesen Fragen auch aus seinem Leiblichen heraus so nahe wie im 9. Lebensjahrsiebt. Damit aber begegnet er im höchsten Maße der geistigen Wirklichkeit, vor allem, wenn er die Erfahrung machen kann, dass Tod nicht Ende, sondern Durchgang, Tor zu neuen Welten, zu einem neuen Leben bedeutet, das in der christlichen Terminologie auch ewiges Leben genannt wird. Das gibt den geis-

der Tod als Tor zu neuen Welten

tigen Flügeln der Seele und des sie ganz durchdringenden Ichs noch einmal ungeheure Schwungkraft.

War die vorausgegangene Zeit eine Phase der Besinnlichkeit oder Beschaulichkeit, die davorliegende erfüllt von großem, überwiegend auch äußerem Schaffensdrang, so tritt jetzt eine Schaffenskraft in Erscheinung, die ganz vom Geistigen durchdrungen ist. Jetzt erst erwachen wirkliche Weisheitskräfte im Menschen, die zwar in der Jupiterzeit des Lebens veranlagt wurden, sich dort vielleicht auch schon andeutungsweise zeigten, nun aber in ganzer Fülle hervorbrechen können, wenn der Mensch sein Leben entsprechend der ihm innewohnenden Gesetzmäßigkeiten leben konnte.

vom Geistigen durchdrungene Schaffenskraft

Weisheit

Versteht der moderne Mensch eigentlich noch die Bedeutung dessen, was das Wort »Weisheit« beinhaltet? Oder erlebt er damit verbunden etwas aus grauen Vorzeiten, was für einen Menschen unserer Zeit gar nicht erstrebenswert ist? Mit 60 Jahren schrieb der deutsche Schauspieler Curd Jürgens (1915–1982) seine Biografie und nannte sie *60 Jahre und kein bisschen weise*. Sieben Jahre später verstarb er. In lange vergangenen Zeiten war Weisheit Ziel eines Menschenlebens, es war nicht sicher, ob der Einzelne es erreichte. »Weisheit« kommt von »Wissen«, sie ist ein gesättigtes Wissen, geprägt von der gesammelten Erfahrung eines langen Lebens mit allen seinen Höhen und Tiefen. Mit ihr verbindet sich auch der Ernst, die Ernsthaftigkeit. Das findet sich wieder in den Worten, die nach den auf Rudolf Steiner zurückgehenden »Baumsprüchen« Saturn durch die Bäume des dunklen Waldes zum Menschen spricht, durch Buchen, Tannen und Zypressen (oder Wacholder): »O Mensch, fühle die Verantwortung für die Not deiner Zeit und der ganzen Menschheit. Ergreife mit Innigkeit und Ernst die Aufgabe, die dir das Leben stellt.«[38]

»gesättigtes Wissen«

Die griechische Mythologie nennt den römischen Saturn Kronos, eine Urschöpfergestalt, Vater des Zeus und verbunden mit der Zeit. Die Erreichnisse der beiden vorausgegangenen Jahrsiebte kulminieren in dieser Saturnzeit und sammeln sich im Weisewerden. Es muss erstaunen, dass jetzt darauf hingewiesen wird, die Aufgaben – mit Innigkeit und Ernst – zu ergreifen, die einem das Leben stellt. Das war doch längst der Fall, auch die damit verbundene Verantwortlichkeit. Doch nun bekommt dies einen ganz neuen Aspekt: Jetzt

Lebensaufgaben ergreifen

wird bereits Zukunft begründet, jetzt weitet sich der Blick in Zeiten nach dem Tod und in ein künftiges Leben. Hier werden Willensimpulse gelegt, die uns aus dem nachtodlichen Leben wieder zu einem irdischen führen. Auch das beinhaltet Weisheit: ein Wissen über den Tod hinaus, unverlierbar, wesentlich auch für die geistigen Hierarchien, die uns immer – hier wie dort – eng verbunden begleiten. Vieles davon tritt gar nicht einmal in unser Wachbewusstsein, bleibt auch für uns im Verborgenen, entschleiert sich erst, wenn wir den Leib abgelegt haben und als Geistseele im Allbewusstsein erwachen.

Wissen über den Tod hinaus

In vielen Biografien werden wir heute nicht auf die geschilderte gesättigte Lebensweisheit stoßen, zu groß sind die Zeitwiderstände, die jeden einzelnen Menschen an einer gesunden Entwicklung seines Alters hindern, als dass viele unbeschadet durch diese Zeit gehen können. Aber immer wieder finden wir Biografien, in denen sich die diesem Lebensabschnitt innewohnenden Gesetzmäßigkeiten zeigen oder zumindest erahnen lassen. Diese zu erkennen, mag dazu beitragen, für sich selbst Wege zu suchen und sie sich auch ausleben zu lassen. Sich ein Ziel zu setzen heißt ja nicht, es immer und unbedingt erreichen zu müssen, wohl aber einen auf dieses Ziel gerichteten Weg einzuschlagen und zu beschreiten. Es ist nicht der Zielort, sondern die von ihm ausgehende Kraft, die für den Menschen von Bedeutung ist.

nie erlahmendes Streben

Es ist das immer sich bemühende, nie erlahmende Streben, das letztlich die Erlösung für Faust erwirkt, wie Goethe es uns vermittelt. So möge dieses Kapitel abschließen mit Worten Christian Morgensterns, der das zuletzt Gesagte so »ver-dichtete«:[39]

Wer vom Ziel nicht weiß,
kann den Weg nicht haben,
wird im selben Kreis
all sein Leben traben;
kommt am Ende hin,
wo er hergerückt,
hat der Menge Sinn
nur noch mehr zerstückt.

Wer vom Ziel nichts kennt,
kann's doch heut erfahren;

wenn es ihn nur brennt,
nach dem Göttlich-Wahren;
wenn in Eitelkeit
er nicht ganz versunken
und vom Wein der Zeit
nicht bis oben trunken.

Denn zu fragen ist
nach den stillen Dingen,
und zu wagen ist,
will man Licht erringen;
wer nicht suchen kann,
wie nur je ein Freier,
bleibt im Trugesbann
siebenfacher Schleier.

Das 63. bis 70. Lebensjahr – eine Oktave

Auf den ersten Blick kann doch das 10. Jahrsiebt keine Oktave sein. Schauen wir jedoch auf die begleitenden Planetenkräfte, dann entdecken wir, dass die mittleren drei Jahrsiebte ganz von der Sonne begleitet werden, sodass sich eine Siebenheit bis zum 63. Lebensjahr einstellt. Musikalisch sind es die sieben Grundtöne, denen ein achter folgt, der die Oktave bildet. Scheinbar ist er der gleiche wie der erste Grundton, bei einem C also wieder ein C, und doch ist er ein Neues. Denn die Folge der sieben Abschnitte verläuft in der Entwicklung wie eine Spirale. Der achte kehrt wie im Kreis um den Ausgangspunkt zurück, doch er hat sich gesteigert. Steigerung ist eine wichtige Gesetzmäßigkeit aller Evolution, wir finden sie im Kleinen wie im Großen. Goethe hat sie auch für die Pflanzen entdeckt.

Steigerung als Gesetzmäßigkeit der Evolution

Es ist erstaunlich, wie die Rhythmen in den Jahrsiebten ablaufen. Auch hier entdecken wir eine Vorwärts- und eine Rückwärtsbewegung. In den ersten 21 Jahren ist das nicht so deutlich. In den zweiten 21 Jahren geht das Ich rückläufig und entwickelt die Seelenglieder aus den bereits individualisierten Leibesgliedern: die Empfindungsseele aus dem Empfindungsleib (3. Jahrsiebt), die Verstandes- oder Gemütsseele aus dem Lebensleib (2. Jahrsiebt) und die

Bewusstseinsseele aus dem Stoff- oder physischen Leib (1. Jahrsiebt). Ebenso geschieht das in einer Vorwärtsbewegung vom 21. bis zum 42. Lebensjahr. Und Gleiches wiederholt sich dann vom 6. bis 9. Jahrsiebt in der Veranlagung der drei Geistglieder.

Entwicklung verläuft nicht linear

Es scheint mir wichtig zu sein, auf solche Bewegungsrichtungen und ihre spiralige Tendenz hinzuweisen, weil dabei deutlicher werden kann, dass Entwicklung nicht linear verläuft, sondern in durchaus komplexen Bewegungen. Richtung, Wiederholung, Steigerung sind Elemente solcher Entwicklungsbewegungen. Und so kommen wir in eine Zeit vom 63. bis zum 70. Lebensjahr, in der alles Bisherige sich in eine Einheit zusammenfügt und eine Ganzheit entsteht, die wir Biografie nennen. Ist dieser Lebensweg einigermaßen geglückt verlaufen, vollendet sich das, was wir schon mehrfach als den Lebensplan ansprachen. Es ist eine Zeit, die im Frieden münden kann, im Frieden mit der Welt und mit sich. Wir können es auch *Zufriedenheit* nennen.

Es mag auffallen, dass es wohl eher eine Minderheit ist, die in diesem Lebensalter wirklich zufrieden ist. Das kann nicht verwundern, wissen die meisten Menschen doch nichts von den hier aufgezeigten Gesetzmäßigkeiten und können so auch nicht darauf achten, ihnen die richtigen Voraussetzungen für ihre Entwicklungskräfte zu geben. Auch hatte ich schon darauf verwiesen, dass hemmende und verflüchtigende Kräfte auf uns einwirken, die bewusst Unordnung schaffen wollen, weil sie aus unterschiedlichen Gründen eine schöpfungsgewollte Entwicklung zu verhindern suchen (siehe Seite 45 ff.). Die am stärksten gefährdete Zeit sind die ersten Jahrsiebte, denn da besteht eine große Abhängigkeit von anderen Menschen, von Einrichtungen wie Kindergärten oder Schule, von Vorschriften zum Beispiel aus dem Gesundheitswesen, beispielsweise den durchstrukturierten Impfplänen. Auch Zeitverschiebungen durch die sogenannte Sommerzeit wirken in Kindheit und Jugend viel stärker Rhythmus-störend als später im Erwachsenenalter, wo ihr Einfluss geringer ist, wenn auch spürbar.

Defizite ausgleichen und Versäumtes nachholen

Dies alles findet sich in der Oktave der Biografie und kann vielleicht noch korrigiert oder ausgeglichen werden. Vielleicht mündete es jedoch schon vorher in Krankheiten oder Behinderungen und hat dadurch seinen Ausgleich gefunden. In jedem Fall ist die Oktave ein Lebensabschnitt, in dem viel Zeit darauf verwendet werden sollte, mit Intensität und Ehrlichkeit auf das Leben zurückzuschauen, aktiv Defizite auszugleichen, Versäumtes doch noch zu tun, Unrechtes wieder gerecht zu machen. Das Berufsleben klingt aus, Rente oder Pension schaffen die Voraussetzung, frei gewordene Zeit für das Genannte einzusetzen. Es kann eine Seelenkraft auftauchen, die uns im ganzen Leben begleitet hat, jetzt jedoch intensiver wird: die *Dankbarkeit*. Ihr tritt an die Seite die höchste Seelenkraft überhaupt, die so wie Mut, Gelassenheit und Weisheit in den vorangegangenen Jahrsiebten nun dieses zehnte erfüllt: die *Liebe*. Dankbarkeit und Liebe können die Früchte des Lebens sein und uns hinübertragen in eine Zeit nach dem 70. Lebensjahr, die dann »Hohes Alter« genannt werden kann und ein Geschenk ist, oder wie Rudolf Steiner es einmal bezeichnete: Gnade.

Dankbarkeit und Liebe

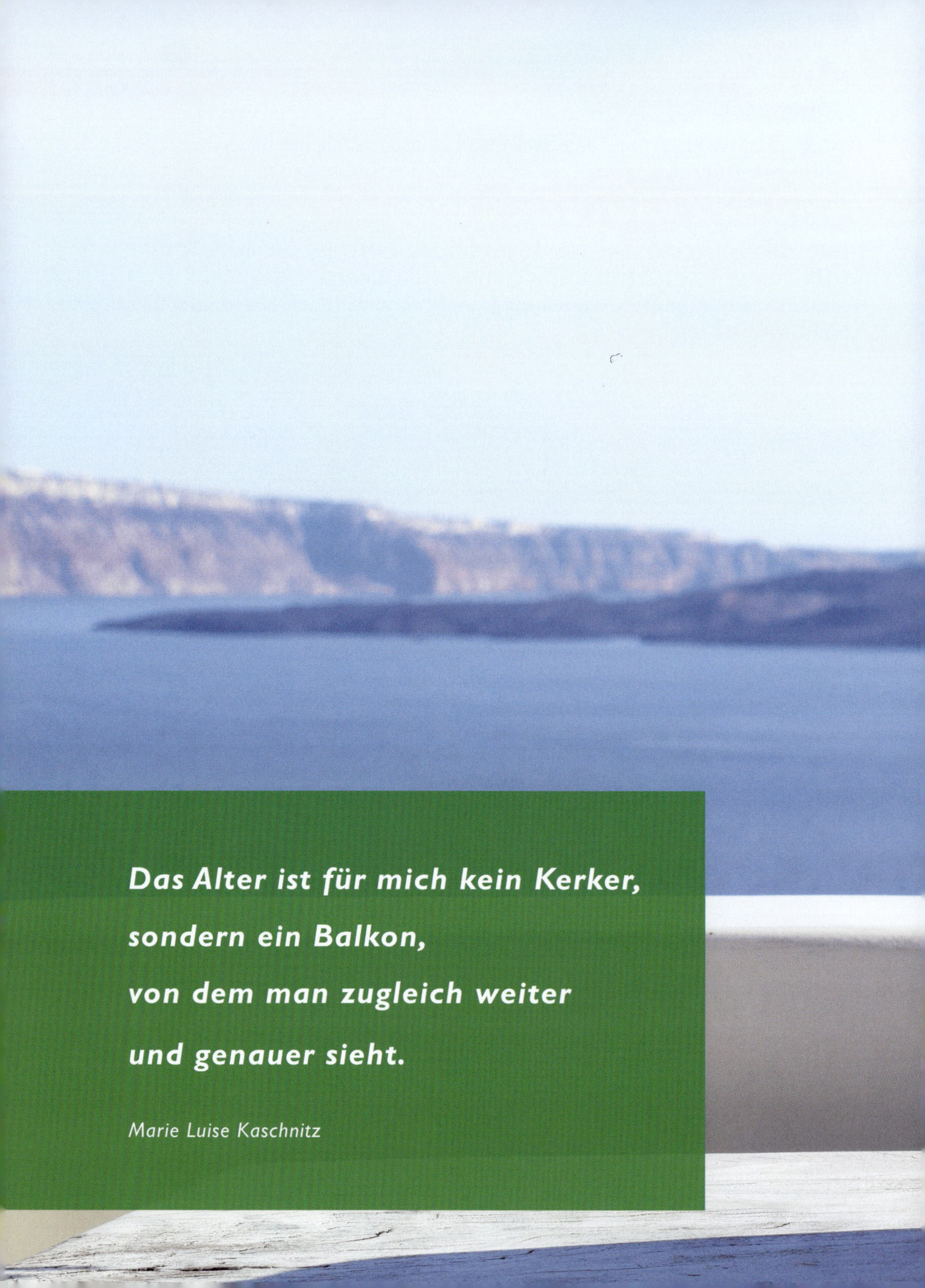

Das Alter ist für mich kein Kerker,
sondern ein Balkon,
von dem man zugleich weiter
und genauer sieht.

Marie Luise Kaschnitz

Das Hohe Alter

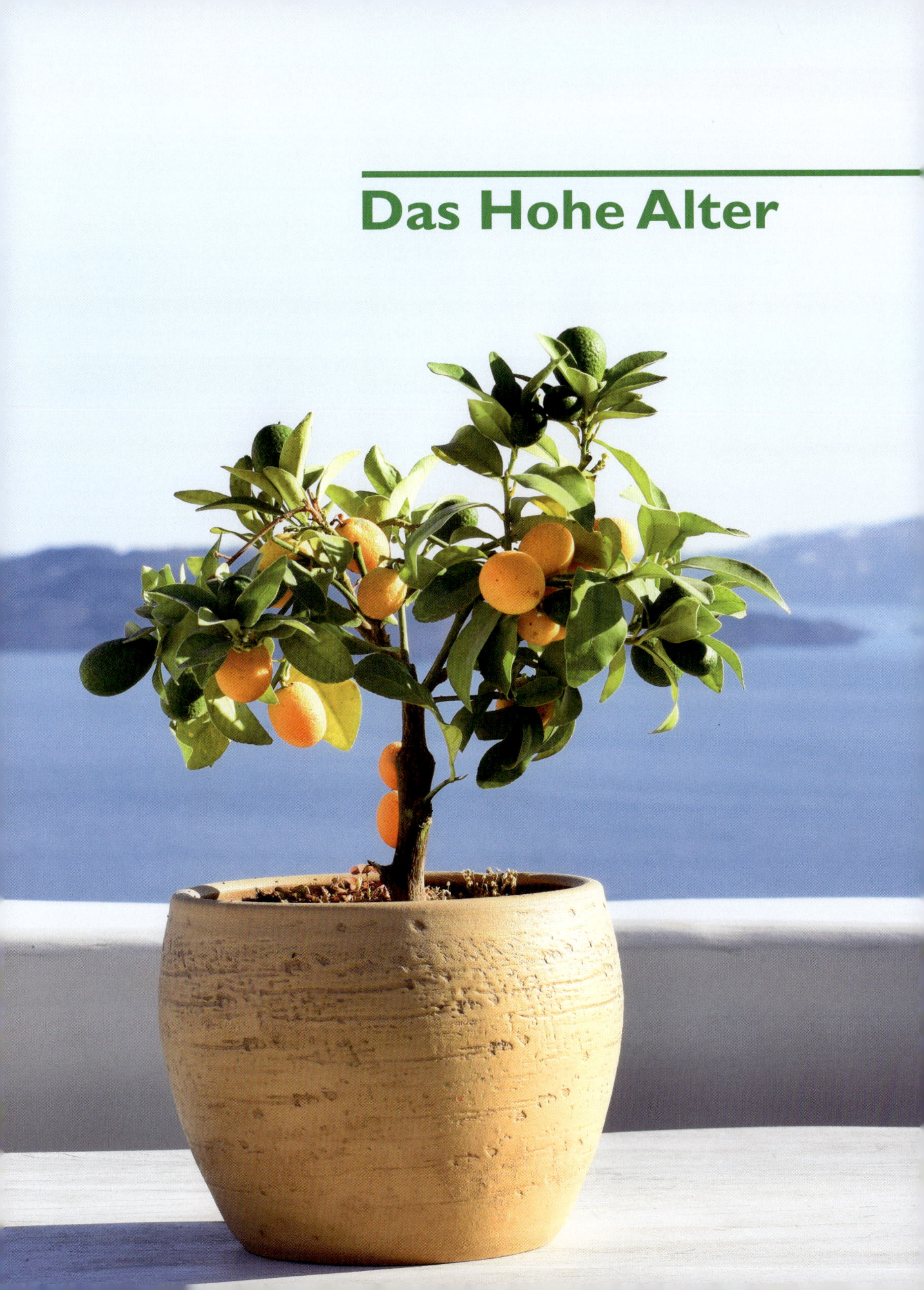

Das Kunstwerk eines Menschenlebens, das wir Biografie nennen, ist nun abgeschlossen, im schönsten Sinne »voll-endet«. Nach dem 70. Lebensjahr folgt eine Zeit, die nicht mehr eine wirkliche Fortführung der Biografie bedeutet, sondern eine Zeit großer persönlicher Freiheit und damit auch ganz freier Gestaltung ist. Es darf noch einmal betont werden, dass hier eine Gesetzmäßigkeit als Ideal dargestellt wird, die durch jeden Menschen eine individualisierte und einzigartige Ausgestaltung erfährt. Musikalisch gesprochen: Thema und Variationen. Es wird keine zwei Biografien geben, die einander wie eine Kopie der anderen gleichen.

Zeit großer persönlicher Freiheit

Freiheit heißt nicht Zügellosigkeit. Auch das Hohe Alter fordert Verantwortung, für sich selbst und die Welt im umfassendsten Sinne. Pflicht oder Pflichten müssen wir als ein wichtiges Element von Freiheit denken. Sie werden nur nicht von außen durch Vorschriften oder Gesetze gegeben, wie in der Kindheit zum Beispiel die Schulpflicht; ich darf sie mir ganz und gar selber geben. In meinem nun erreichten »Vollmenschentum« kann ich in die Welt wirken wie nie zuvor.

Ich werde versuchen, die Bedeutung des Hohen Alters für die soziale Form der Menschheit anklingen zu lassen, doch müssen wesentliche Elemente dieser Zeit erst eingebracht werden, damit auch der noch nicht 70 Jahre alte Mensch verstehen kann, was von dem über 70-Jährigen zu ihm hinüberstrahlt. Es hat zu tun mit Friedfertigkeit und auch Zufriedenheit, mit Dankbarkeit und Liebe, mit Verständnis und Ratgeben. Es ist die Welt der Großeltern und ihr Verbundensein mit den Enkeln, die ganz andere Großzügigkeit, als sie Eltern haben oder auch haben dürfen, beispielsweise in Erziehungsfragen, es ist die Zeit des Segnens. Ein schönes Wort von Luise Rinser (1911–2002) lässt uns erleben, was die Zeit des Hohen Alters ausmacht: »Im Älterwerden sieht man den Sand durchs Stundenglas rinnen, aber man darf auch sehen, wie das, was sich in der unteren Hälfte sammelt, einen Glanz erhält, den es in der oberen Hälfte nicht hatte.«

Zeit des Segnens

Ein Geschenk

Die Leserin bzw. der Leser möge sich bitte nicht provoziert fühlen, wenn ich das Leben nach dem 70. Lebensjahr, nach Vollendung der Biografie, ein Geschenk nenne. Zu sehr scheint dieser Gedanke im Widerspruch zu stehen mit der Wirklichkeit heutigen gesellschaftlichen Lebens. Natürlich kann auch die Frage aufkommen: Wer schenkt hier? Und was?

Um mich verständlich zu machen, füge ich eine Wortschöpfung Rudolf Steiners ein, die dem Menschenleben einen tieferen Sinn und umfassende Bedeutung gibt. Er spricht von der geistigen Führung des Menschen und der Menschheit.[40] Im Blick auf unseren im vorgeburtlichen Leben gestalteten Lebensplan wurde auf den jeden einzelnen Menschen begleitenden Engel und andere hierarchische Götterwesen verwiesen (siehe Seite 70). Es wurden schon mehrfach die Kräfte oder Geister des Widerstandes oder der Versuchung genannt. Es ist die Illusion, ganz auf sich gestellt und niemandem als sich selbst verantwortlich zu sein, die uns hindert, aufmerksam zu werden auf die Fülle geistiger Wesen und Kräfte, die uns in allen Zeiten zur Seite stehen, raten und helfen. Die Wege weisen, Hindernisse aufbauen, immer jedoch unter der Wahrung unserer Freiheit, jedenfalls soweit es sich um Götter handelt, die im Sinne der Schöpfung tätig sind und nicht als deren Widersacher.

begleitende geistige Wesen

Ein göttliches Wesen hebt sich aus allen anderen heraus, durch seine Menschennähe und Menschenliebe: der Gottessohn, den wir Christus nennen. Er hat gesagt: »Ich bin bei euch alle Zeiten bis an das Ende der Welt« (Matthäus 28,20). Er hat sich uns durch sein Menschwerden bis in unsere Leiblichkeit verbunden, wie auch unserem Lebensplaneten, der Erde. Dieser Christus ist nicht Gründer einer Religion, die heute in verschiedenen Konfessionen als christliche Kirche existiert, er ist für alle Menschen aus seinen göttlichen Reichen gekommen, jenseits aller Religionen und Konfessionen. Er hat sich mit einer großen Schar hierarchischer Wesen dem Ziel der Menschheit, der Freiheit, verbunden, ist Träger der kosmischen Freiheit geworden. Er ist der Schenkende, den ich anfangs ansprach, er verschafft uns den Lebensraum, in dem sich unser Geist in Freiheit entfalten und weiter gestalten darf, über die Zeit der schöpfungsgeschichtlichen Lebensphase hinaus, die wir Biografie nennen. Er verbindet die Freiheit mit der Wahrheit (Johannes 8,31–32), denn er ist die Wahrheit, zugleich der Weg und das Leben (Johannes 14,6). Er pflanzte in Tod und Sterben den Keim der Auferstehung, des Neuanfangs, und nahm dem Tod seinen Stachel, den dieser bis zu Christi Menschwerden hatte.

Träger der kosmischen Freiheit

Das Geschenk Christi heißt »im Alter Zukunft schaffen«, Auferstehung erleben, Vorbereitung für zukünftige Daseinsformen, neue Erdenleben.
Im Persönlichen ist das Hohe Alter Vorbereitungszeit, nicht Nachklang.

Heiliger Geist

Insofern ist es auch die Zeit intensiver Verbindung mit dem Element der göttlichen Trinität, das Heiliger Geist genannt wird, der aus der Zukunft wirkt, das Ewig-Weibliche in sich birgt (Goethe), auch die »Sophia« ist. Um sich mehr und mehr dem göttlichen Geist zu verbinden, leistet unser Leib einen schöpfungsgewollten Widerstand, das Leben nicht von ihm, dem Leib aus zu gestalten. Deshalb altert der Leib. Seele und Geist dagegen können jung und jünger werden, sich immer leibunabhängiger machen. Denn wie bereits erwähnt ist es, so Rudolf Steiner, »nur des Leibes Schicksal auf Erden [...], alt zu werden« (siehe Seite 16).

mehr Rücksichtnahme auf den Leib

Alles, was dem Leib diente oder was nur durch ihn sich der Seele und aus ihr dem Ich vermittelte, kann nun mehr und mehr auf direktem Wege vollzogen werden, ohne Hilfe des Leibes. Die Widerstände des Körpers, immer weiter der Vermittler sein zu sollen, wurden früher mit dem alten Wort der Gebreste bezeichnet: die Weitsichtigkeit, Schwerhörigkeit, die Ungelenkigkeit und Versteifung, die raschere Erschöpfbarkeit, geringere Verträglichkeit der Nahrung, weniger Schlafbedürfnis und anderes. Der Leib erwartet jetzt auch mehr Rücksichtnahme, Verständnis für sein Altern, zugleich auch Zuwendung durch Pflege und Dankbarkeit. In welchem Maße hat er uns 70 Jahre gedient, mit welcher Selbstlosigkeit und Stetigkeit. Nehmen wir als Beispiel nur unser Herz: Unermüdlich stellt es sich dem Blutstrom entgegen, bringt ihn zum kurzen Halt, liest alle Informationen, die das Blut aus dem ganzen Organismus zusammenträgt, gleicht Ungleichgewichte aus, vermittelt zwischen »zerstrittenen Organen«, durchwärmt alles.[41] Und das Tag und Nacht, Woche für Woche, Jahr um Jahr, ein Leben lang, ohne Pause, ohne Urlaub, immerzu! Haben wir es ihm gedankt? Und Gleiches ließe sich für jedes Organ sagen, für alle Gewebe. Sie haben es verdient, weniger in Anspruch genommen zu werden, auch ruhen zu dürfen, Pausen zu haben. Das ist die Zeit des Hohen Alters, vom Leib aus gesehen.

Hinwendung zum Geist

Auch die Seele muss eine Wendung vollziehen. War sie lange Zeit des Lebens mehr dem Leib zugewandt, erfüllte sie sich durch ihn ihre (zumeist natürlichen) Begierden, Triebe, Instinkte und Leidenschaften, gilt nun ihre Hinwendung dem Geist, will sie sich ihrem Ursprung wieder nähern, was die Alten auch »läutern« nannten, was heute leicht moralisch missverstanden wird. Gemeint ist, dass die Seele lichter wird, was auch leichter meint, befreit von der Schwere des Leibes, emporgehoben auf den Flügeln des Geistes. Wieder Rudolf Steiner: »Die Seele ist in Wirklichkeit, in der Tat Licht.«[42] Und es treten Seelenelemente in den Vordergrund, die ihr eigen sind, die jedoch in den früheren Lebensphasen eher verborgen oder unbewusst geblieben sind, von denen wir zum Verständnis des Hohen Alters ja sprechen wollen. Was von Menschen im Hohen Alter an solchen Seelenfähigkeiten ausgebildet wird, teilt sich der Welt und den Jüngeren mit und kann diese Welt verändern.

Seelenfähigkeiten, die die Welt verändern

> Wisse, es sind der Seele die Flügel gewachsen,
> damit sie das Schwere zum Himmel emporhebe [...].
> Denn nur fliegend, nur im Fluge
> haben wir Anteil am Göttlichen.[43]

Für und Wider

Diese veranlagte positive Kraft des Hohen Alters hat natürlich auch ein Gegenbild, das besonders in unserer Zeit einer angloamerikanisch geprägten Welt dominiert. Deshalb mag manche Leserin, mancher Leser den geschilderten Idealzustand als utopisch ansehen. Vielleicht ist er das in unserer Zeit auch noch, denn wir stehen ganz in den Anfängen der Entwicklung dessen, was als Bewusstseinsseele charakterisiert wurde. Der das Hohe Alter prägende Altruismus muss erst aus diesem dem Geist am nächsten stehenden Seelenglied herausgearbeitet werden.

utopischer Idealzustand?

In ihren Anfängen ist die Egozentrik, die richtige und notwendige Bildung eines Bewusstseins vom Selbst, das Selbstbewusstsein oder Erleben des Ich-Bin, vorrangig. Nur ein voll entwickeltes Selbst kann in sich Selbstlosigkeit hervorbringen, so wie es eben auch das Evangelienwort sagt: »Liebe deinen Nächsten wie dich selbst« (Lukas 10,27). Nur wer sich als Ich, den eigentlichen Menschen, entdeckt hat und Ja zu ihm sagt, kann der Wirklichkeit anderer Iche ansichtig werden und auch sie bejahen. Diese zwei Seiten der Wirklichkeit unserer Zeit müssen wir kennen und sie verstehen, nicht im Entweder-Oder, sondern im Sowohl-als-Auch.

Egozentrik und Selbstlosigkeit

Eindrücklich hat Goethe das im zweiten Teil (fünfter Akt, Palast) seines *Faust* poetisch dargestellt. Da erleben wir das Hohe Alter in seiner schönsten

Form in dem nächtlichen Gesang des Türmers Lynkeus, der von der Schlosswarte die Welt überblickt und spricht – eigentlich können wir seine Worte als einen Gesang, einen Hymnus erleben:[44]

> Zum Sehen geboren,
> zum Schauen bestellt,
> dem Turme geschworen,
> gefällt mir die Welt.
> Ich blick' in die Ferne,
> ich seh' in der Näh'
> den Mond und die Sterne,
> den Wald und das Reh.
> So seh' ich in allen
> die ewige Zier,
> und wie mir's gefallen,
> gefall' ich auch mir.
> Ihr glücklichen Augen,
> was je ihr geseh'n,
> es sei, wie es wolle,
> es war doch so schön!

Zufriedenheit

In jeder Zeile ist ein Element des Hohen Alters, das so zentral wichtig ist, zu hören: *Zufriedenheit*. Sie verbindet sich mit dem Wissen von Schönheit, dem Gefallen an der Welt. Und auch die Doppelheit kommt hier zum Ausdruck: »und wie mir's gefallen [die Welt], gefall' ich auch mir.« Da ist Selbstheit und Liebe zu allem anderen in bester Harmonie, im Gleichgewicht.

Fausts Begegnung mit der Sorge

Ganz anders dann die Stimmung von Faust selbst bei seiner Begegnung mit der Sorge. Er ist in seinem Hohen Alter angekommen. Doch er ist nicht zufrieden, obwohl er mehr hat, als er braucht. Er will immer mehr, nachdem er zuletzt mithilfe von Mephistopheles dem Meer Land abgetrotzt hat. Er besiedelt dieses Land, baut Fabriken. Und dabei ist ihm das Häuschen von dem wunderbaren alten Paar, dem Urbild des Alters, Philemon und Baucis, im Wege. Er braucht dieses Gelände und veranlasst die Umsiedelung der beiden Alten, obwohl er ihnen einst das ganze Anwesen zur Verfügung stellte, auf dass sie dort friedvoll ihren Lebensabend verbringen könnten.

Das alte Paar, Philemon und Baucis, taucht in der griechischen Mythologie auf und symbolisiert bis in unsere Tage hinein die Idealgestalt des sehr alten

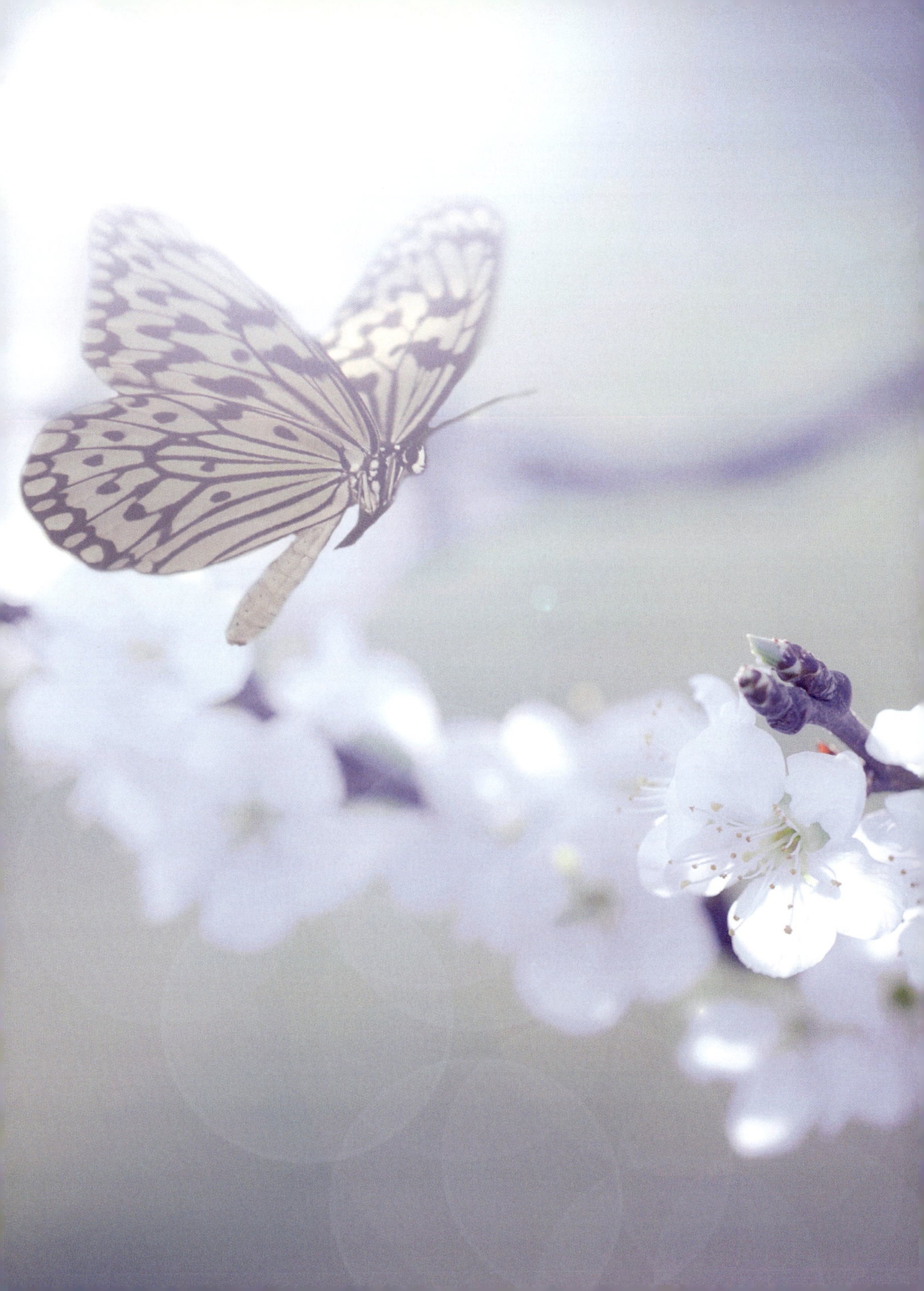

Menschen in seiner Doppelheit von Mann und Frau, die in ihrem Zusammenleben so etwas wie eine höhere Einheit geworden sind. Nach einer phrygischen Sage waren Philemon und Baucis ein altes Ehepaar, das eines Tages als einzige aller Menschen Jupiter und Merkur auf deren Wanderung gastlich aufnahm. Als Dank segneten die Götter die Landschaft, in der die Hütte der Alten stand, mit fruchtbarem Überfluss, die Hütte selbst verwandelten sie in einen prächtigen Tempel. Als Jupiter ihnen dann noch einen Wunsch freistellte, baten sie, als Priester dieses Tempels in hohem Alter gemeinsam sterben zu dürfen. So wurde dann Philemon in eine Eiche, Baucis in eine Linde verwandelt.[45] Wir fühlen uns an die Märchenformel erinnert: Und wenn sie nicht gestorben sind, so leben sie noch heute!

Philemon und Baucis

Mephistopheles und seinen drei wilden Gesellen misslingt die gewünschte Umsiedelung, sie wenden Gewalt an, legen Feuer und töten einerseits Philemon und Baucis (»vor Schrecken fielen sie entseelt«) und verwüsten andererseits das schöne Anwesen. Nun treten vier graue Weiber um Mitternacht im Palast von Faust auf. Sie heißen Mangel, Schuld, Sorge und Not. Drei von ihnen können nicht weiter hinein, denn »drin wohnet ein Reicher, wir mögen nicht 'nein«. Nur die Sorge schlüpft hinein, tritt an Faust heran und fragt: »Hast du die Sorge nie gekannt?«

Faust antwortet ihr:[46]

Ich bin nur durch die Welt gerannt;
ein jed' Gelüst ergriff ich bei den Haaren,
was nicht genügte, ließ ich fahren,
was mir entwischte, ließ ich ziehn.
Ich habe nur begehrt und nur vollbracht
und abermals gewünscht und so mit Macht
mein Leben durchgestürmt; erst groß und mächtig,
nun aber geht es weise, geht bedächtig.
Der Erdenkreis ist mir genug bekannt,
nach drüben ist die Aussicht uns verrannt:
Tor, wer dorthin die Augen blinzelnd richtet,
sich über Wolken seinesgleichen dichtet!
Er stehe fest und sehe hier sich um;
dem Tüchtigen ist diese Welt nicht stumm.
Was braucht er in die Ewigkeit zu schweifen!
Was er erkennt, lässt sich ergreifen.

> Er wandle so den Erdentag entlang;
> wenn Geister spuken, geh' er seinen Gang,
> im Weiterschreiten find' er Qual und Glück,
> er, unbefriedigt jeden Augenblick!

Welch komprimierte Gesamtdarstellung eines Alters, »unbefriedigt jeden Augenblick« und geprägt von Materialismus (»was braucht er in die Ewigkeit zu schweifen«) und auch Kapitalismus (ein Reicher, zu dem Mangel, Schuld und Not keinen Zugang finden). Welch ein Bild unserer Zeit! So prägt sich diese Seelenhaltung des einzelnen Menschen in die ganze Welt und Gesellschaft und bewirkt den Unfrieden, der alles durchdringt. Nur die Sorge findet ihren Weg zu Faust. Ihre Nahrung ist die Unzufriedenheit, die Angst, den Besitz zu mindern oder gar zu verlieren. Ihr entstammt alles Versicherungswesen als Ausdruck der angesprochenen Besorgtheit.

Bild unserer Zeit

Wie viele alte Menschen habe ich erlebt, die reich waren, alles und noch mehr ihr Eigen nannten, und doch in ständiger Sorge waren, es sei nicht genug, man wolle ihnen etwas davon nehmen. Deshalb hasten sie weiter, sind stolz auf mit Terminen gefüllte Kalender, reisen durch die Welt, puschen den Kreuzfahrt-Boom. Ihr Erleben ist ganz auf die Körperlichkeit konzentriert, jugendliches Aussehen, sportliche Betätigung, ein äußeres Leben wie in der eigentlichen Lebensmitte. Karikaturen ihrer selbst. Denn das Hohe Alter ist eine Zeit der Entwöhnung von leiblichen Bedürfnissen, ist Erüben von Verzicht, ist Raumgeben für die Jüngeren, die Enkelgeneration, die als neues Leben nachdrängt.

Natürlich gibt es auch viele Menschen, die wie der Türmer ein zufriedenes Leben führen, die dankbar auf ihr Leben schauen. Die sich an Kleinigkeiten freuen, ihren Leib pflegen und ihn dennoch altern lassen, deren Falten und Runzeln ihre Altersschönheit sind. Doch die Tendenz geht in die zuvor beschriebene Richtung.

Ich gehe davon aus, dass alles, was von Menschen in die Welt strömt als Denken, Fühlen und Handeln, Realitäten schafft, sowohl im Sinnlichen als auch im Geistigen. Und so ist für die Menschheit und ihren Fortgang diese Zeit des Hohen Alters von geradezu ausschlaggebender Bedeutung, denn sie ist zukunftsbildend. Alles Seelenleben dieser alten Menschen gestaltet unsere soziale Welt, unser Miteinander, Verständnisvermögen und auch Gerechtigkeit. Das erfordert allerdings Seeleneigenschaften, die ins Positive wirken und die getragen sind von der Kraft eines Friedens, der aus dem Inneren des

unser Denken, Fühlen und Handeln schafft Realitäten

Menschen stammt, in dem er sich getragen weiß und den er so in die Welt ausstrahlen kann, dass sich statt des Kampfes »jeder gegen jeden«, des Starken gegen den Schwachen (Darwin), ein fried- und verständnisvolles Miteinander bilden kann. Vielleicht eine Utopie aus der gegenwärtigen Zeitsicht, jedoch eine, die realisierbar ist, ja – ich bin fest davon überzeugt –, die Realität werden wird, auch wenn noch lange Zeiträume bis dahin vorüberziehen werden.

fried- und verständnisvolles Miteinander

Zweierlei Utopien

»Es lassen sich hier mit [Ernst] Bloch zwei Arten von Utopien unterscheiden: Es gibt abstrakte Utopien, deren Entwurf sich gänzlich von der gegenwärtigen Wirklichkeit und ihren offenen Möglichkeiten abgelöst hat und in Gedanken die Luftschlösser einer ›anderen Welt‹ baut. Sie können schön und erhaben sein, aber sie haben leider nicht die geringsten Chancen, jemals verwirklicht zu werden. Menschen, die sich als Realisten bezeichnen, verstehen gewöhnlich alle Utopien als solche Spiele mit irrealen Möglichkeiten und als wirklichkeitsfremde Phantasien. ›Das ist eine Utopie‹, sagen sie: ›Das geht doch nicht.‹

Es gibt aber auch konkrete Utopien. In ihnen überschreitet der Geist die vorhandene Wirklichkeit und sieht in die Zukunft, bezieht aber seinen Entwurf auf die konkreten Widersprüche und Leiden der Gegenwart, damit sie überwunden werden. Konkrete Utopien spielen nicht mit irrealen Möglichkeiten, sondern mit objektiv-realen Möglichkeiten. Sie holen das Notwendige herein und motivieren damit konkrete Veränderungen. Konkrete Utopien bieten der Gegenwart die gewünschte Zukunft als eine reale Möglichkeit an. Sie vereinen das gegenwärtige ›System‹ nicht brutal, sondern decken vielmehr die Zukunft auf, mit der diese Gegenwart schon schwanger geht. Wenn aber jede geschichtliche Gegenwart mit ihrer Zukunft schwanger geht und wenn in jeder gegebenen Wirklichkeit zugleich in reicher Fülle unrealisierte Möglichkeiten stecken, so ist es realistischer, diese Möglichkeiten zu erforschen und zu ergreifen, als sich nur an das Faktische zu halten und sich auf das Vorhandene zu versteifen, wie es die sogenannten Realisten tun.

Die sachliche Voraussetzung für konkret-utopisches Denken aber besteht darin, dass die Gegenwart nicht in einem System gefangen liegt und die gegenwärtige Gesellschaft keine ›geschlossene Gesellschaft‹, sondern eine ›offene Gesellschaft‹ ist. Wo eine Gesellschaft sich zur geschlossenen formiert und sich selbst von ihren möglichen Entwicklungen und Veränderungen abschließt, da muss das utopische Denken absterben oder eben unterdrückt werden. Die Freiheit des Menschen hat, wenn sie als schöpferische Freiheit verstanden wird, ihren Raum immer im Bereich des Möglichen und in jener Zukunft, die die Gegenwart nach vorne öffnet. Wo eines dieser Elemente – Freiheit, Möglichkeit oder Zukunft – preisgegeben wird, fallen auch die anderen. Das konkret-utopische Denken ist darum für die Freiheit und die Humanität des Menschen unerlässlich.«[47]

Seeleneigenschaften im Hohen Alter

zwei Richtungen der Seelenkräfte

Die Grundkräfte der Seele nennen wir Denken, Fühlen und Wollen. Im Empfindungsleben finden wir solche in der Dualität von Sympathie und Antipathie. Doch es sind viel mehr Seelenkräfte, denen wir begegnen und die die Seele so differenziert sein lassen, so vielfältig. Immer haben diese Kräfte zwei Richtungen: nach innen auf sich selbst, nach außen auf die Welt gerichtet.

Sind es im Leib die Drüsenabsonderungen, die mehr nach innen (endokrin), mehr nach außen (exokrin) gerichtet sind, so finden wir im Seelenleben Strahlungen nach außen und nach innen. Denn alles Licht strahlt, und die Seele ist »in Wirklichkeit [...] Licht«, wie ich Rudolf Steiner bereits zitierte (siehe Seite 79). Diese Wirklichkeit müssen wir als Menschheit entdecken, müssen sie gleichermaßen real erleben wie Röntgen- oder elektromagnetische Strahlen, und müssen uns bewusst machen, dass mit ihnen Wirkungen verbunden sind, die unseren ganzen Erdenraum durchdringen: die Menschen, die Natur, die Atmosphäre, den Erdenleib. Auch wenn wir sie nicht sehen oder greifen können, sind sie dennoch existent! Röntgenstrahlen sieht man auch nicht, kennt aber ihre Wirkungen.

Ich-geführte Entwicklung der Seelenkräfte

Die Seele als ein unsterblicher Anteil des Menschen hat ihre Fähigkeiten über lange Zeiträume entwickelt und ausgestaltet. Sie entstammen göttlicher Schöpfung, haben sich jedoch durch die Individualisierung des Menschen weitergebildet. Sie wirken häufig noch aus dem Unter- oder Halbbewussten, haben eine Spontaneität, die nicht Ich-geführt ist, und können dennoch mehr und mehr vom Ich so ergriffen werden, dass sie mit wachem Bewusstsein und voller Verantwortung zur Erscheinung kommen. Diese Ich-Entwicklung der Seelenkräfte durchzieht unser ganzes Leben und hat ihren Schwerpunkt in der Lebensmitte vom 21. bis zum 42. Lebensjahr (siehe Seite 33 ff.). Wir können diese Entwicklung mit einem alten Wort auch Läuterung nennen. Sie

Mensch und Tier

unterscheidet den Menschen vom Tier, mit dem er das Seelenleben gemeinsam hat. Das lateinische Wort *anima* für Seele findet sich im Englischen noch als *animal* wieder. Das Tier hat aber keine Ich-geführte Seelenentwicklung, bei ihm verbleibt die Seele im Instinkt-, Trieb- oder Begierdeleben.

Im Hohen Alter sind es bestimmte Seeleneigenschaften, die prägend für diesen Lebensabschnitt werden können, derer sich bewusst zu werden und sie auch auszustrahlen die Welt fördern kann, um ihr die schöpfergewollte Richtung zu geben. Einige von ihnen seien kurz betrachtet.

Frieden

Die für mich zentrale Seelenkraft des Hohen Alters ist der Frieden. Mit ihm verbinden sich Friedfertigkeit und die so wesentliche Zufriedenheit. Mit dem Türmer Lynkeus und seinem nächtlichen Turmgesang nannte ich schon ein poetisches Beispiel (siehe Seite 80).

Christuskraft

Frieden ist eine Christuskraft. In seinen Abschiedsreden an die Jünger sagt er: »Frieden lasse ich euch, meinen Frieden gebe ich euch« (Johannes 14,27). Es ist zutiefst tragisch, wie das konfessionelle Christentum unendlich viel Unfrieden in die Welt getragen hat, wie unter den Konfessionen gestritten wurde und wird, bis zu einem 30 Jahre andauernden Krieg, wie viel Verfolgung Andersgläubige erleben mussten, wie Kanonen gesegnet wurden. All das, obwohl der Friedensgruß das heiligste Geschehen, die Kommunion mit Christi Leib und Blut in Brot und Wein, abschließt: »Der Friede sei mit dir.« Stellen wir uns – utopisch – vor, wir sprächen in jeder Begegnung mit einem anderen Menschen diesen Gruß, laut oder leise, wir wachten jeden Morgen auf oder schliefen damit ein. »Der Friede sei mit mir.« Frieden in die Welt strahlen, weil ich ihn in mir finde, weil ich entdeckt habe, dass der Friedensträger in mir anwesend ist, Wohnstatt hat. Es hat immer wieder Menschen mit dieser Fähigkeit gegeben, bekannte und unbekannte, Mahatma Gandhi oder Dag Hammarskjöld gehören dazu.

Zufriedenheit als Übungsfeld

Das Übungsfeld sehe ich in der Zufriedenheit: Sie spiegelt eine gewisse Sättigung mit Frieden, sie hat durchschaut, wo die Grenzen des Begehrens sind, sie hat gelernt, dort Halt zu machen. Sie hat eine problematische Seelenkraft überwunden, die heute so viele Menschen und damit unsere Welt beherrscht: die Gier. Und sie macht uns ruhig, auch glücklich, wie wir am Türmer ablesen können.

Zeiten des Mangels können hilfreich sein, Überfluss lässt Zufriedenheit zumeist nicht aufkommen. Dies ist daran erlebbar, dass wir uns zu ihr hin schulen können; ein wesentlicher Helfer dabei ist der Verzicht. Mit wenig glücklich und zufrieden sein – wir finden dieses Bild oft in Märchen –, ich habe es in der Kriegs- und Nachkriegszeit selber erlebt. Wir sollten erkennen lernen, dass Frieden nur in die Welt kommt, wenn viele Menschen ihn bewusst in sich tragen und in die Welt und zu anderen Menschen auch »ausstrahlen«.

Mangel und Überfluss

Dankbarkeit

Dankbarkeit oder einfach Dank sei »die Erwiderung einer erwiesenen Leistung oder Gefälligkeit in Geste, Wort oder Tat«, heißt es nüchtern im Brockhaus Lexikon. Diese Definition wird dieser Seelenkraft nicht gerecht. Zwar heißt es weiter: »Das mit einem Gefühl der Achtung gegen den Wohltäter (Immanuel Kant) verbundene Eingedenksein des empfangenen Nutzens (Dankbarkeit) gilt seit der Antike als eigentliche menschliche Haltung und Tugend.« Es wird dann noch auf eine enge Verbindung der Dankbarkeit mit der Gerechtigkeit hingewiesen. Und dennoch: Danken und Dankbarkeit haben viel tiefere Dimensionen.

tiefere Dimension des Dankens

Wieder stoßen wir auf ein urchristliches Handeln. In der Kommunion des Ur-Abendmahls am Gründonnerstag heißt es: »Er nahm den Kelch / das Brot, sprach das Dankgebet [oder einfach ›dankte‹] und gab es ihnen zur Speise.« Hier ist der Dank eng verbunden mit dem Gebet. Und ein weiteres Tun verbindet sich innig mit dem Dank: das Schenken. Das wird im obigen Zitat als »erwiesene Leistung« bezeichnet.

Schenken und Danken sind zwei Teile eines Ganzen, Grundkraft des sozialen Miteinanders. Wir können es auch Geben und Nehmen nennen. Daran wird erkennbar, dass das eine nicht ohne das andere sein kann. Ich habe das Hohe Alter ein Geschenk genannt, und wir haben auch erlebt, wer der Schenkende ist. So ist selbstverständlich, dass sich in uns für dieses Geschenk eine immer größere Dankbarkeit ausbilden kann, je älter wir werden.

Geben und Nehmen

In früheren Zeiten war Geben und Nehmen ein tägliches Geschehen unter den Menschen. Der Schuster machte Schuhe für andere und bekam dafür beispielsweise vom Bäcker sein Brot. Dieses wechselnde Geben und Nehmen wurde auch Tauschen genannt, und erst als das durch immer größere Gemeinschaften wie zum Beispiel eine Stadtbevölkerung nicht mehr unmittelbar von

Mensch zu Mensch möglich war, entstand als Tauschmittel das Geld, das nie einen eigenen Wert darstellte. Damit verlor die Dankbarkeit ihren unmittelbaren Bezug. Wem kann der moderne Mensch schon direkt danken, wenn er einen vielleicht in Afrika angebauten, gepflegten und geernteten Kaffee trinkt?

aktiv gebildeter Dank

Der so einfache, unmittelbare Dank hat sich verflüchtigt. Er sollte nun aktiv aus dem Ich gebildet oder aus der Seele hervorgerufen werden und sich der Welt mitteilen. Wofür nicht alles kann man danken! Der Luft, die wir atmen, vor allem wenn sie nicht von Smog oder Feinstaub belastet ist; dem Wasser, das wir trinken, dem Licht, das uns heiter sein lässt, den Naturreichen, die uns nähren. Und den vielen, vielen Menschen, die Nahrung anbauen und verarbeiten und ohne die ich nicht so geworden sein könnte, wie ich bin. Und letztlich dem Schöpfer, der mich und alle Welt geschaffen hat und erhält.

Christian Morgenstern hat ein Gedicht verfasst, das den Dank zum Inhalt hat und ihn als alles verbindendes Element benennt. Er verknüpft ihn mit einer Szene der Gemeinschaft des Christus mit den Jüngern, der Fußwaschung, die dem Abendmahl am Gründonnerstag unmittelbar vorausgeht (Johannes 13,1–11).[48]

Die Fußwaschung

Ich danke dir, du stummer Stein,
und neige mich zu dir hernieder:
Ich schulde dir mein Pflanzensein.

Ich danke euch, ihr Grund und Flor,
und bücke mich zu euch hernieder:
Ihr halft zum Tiere mir empor.

Ich danke euch, Stein, Kraut und Tier,
und beuge mich zu euch hernieder:
Ihr halft mir alle drei zu Mir.

Wir danken dir, du Menschenkind,
und lassen fromm uns vor dir nieder:
weil dadurch, dass du bist, wir sind.

Es dankt aus aller Gottheit Ein-
und aller Gottheit Vielfalt wieder.
In Dank verschlingt sich alles Sein.

Wahrheit

Unwahrhaftigkeit als Zeitproblem

Eine der belastendsten Tatsachen unserer Zeit ist, dass die ganze Erde und ihre Atmosphäre durchzogen, ja ich kann auch sagen: getränkt ist mit Unwahrhaftigkeiten, mit Lügen. Vieles von den Zeitproblemen hängt damit zusammen bis hin zu Klimaveränderungen. Denn jede Lüge schafft ein Dämonenwesen, das uns umgibt.

Der Heilungsauftrag des Christus umfasste auch die Heilung der Besessenen. Sie waren schon zur Zeit seiner Menschwerdung »Legion«, so nannten sie sich selbst. Es sind in den mehr als 2000 Jahren ihrer sicher noch viel mehr geworden.

Dass wir heute nicht an Besessenheit, zumindest nicht in Form realer Dämonen oder Gespenster glauben, ist ein Ergebnis einer nur auf alles sinnlich Erfassbare gerichteten Rationalität, auf die wir so stolz sind, obwohl wir in Wirklichkeit durch sie beschränkt wurden. Was treibt denn Menschen zu Hassbotschaften in sozialen Medien, wer treibt Terroristen oder Attentäter an, wie ist denn ohne solche Wesen ein Phänomen wie die Kinderpornografie möglich? Und die Beispiele ließen sich ohne Ende vermehren. Auch das Thema Drogen, ja alle Süchte sind nur so zu verstehen, und auch in modernen Besessenheiten, die zur Psychiatrie gerechnet werden, stoßen wir auf solche Wesen. Lügen sind eine ihrer wesentlichen Nahrungen.

systematisches Lügen

Das systematische Lügen begann in unserer Zeit mit der Werbung, heute versteckter Marketing genannt. Werbung behauptet ausschließlich Vorzüge, ohne immer auch vorhandene Nachteile zu benennen. Auch die Statistik lieferte scheinbar mathematisch-wissenschaftliches Material, mit dem Dinge bewiesen werden sollten, mit denen sich aber auch herrlich lügen lässt. So schrieb ein Lobbyist, der viele Erfahrungen mit Statistiken gesammelt hatte, einen Bestseller mit dem Titel *Wie lügt man mit Statistik?*[49] Auch die Politik ist zu einem großen Lügenproduzenten verkommen. Wieder etwas versteckt heißt es dann Fakes. Und wer den Mut hat, Lügen aufzudecken, ist ein Whistleblower und kann strafrechtlich verfolgt werden.

In der Neuzeit, etwa ab dem 15. Jahrhundert n.Chr., ist die Menschheit,

Entwicklung der Bewusstseinsseele

ist der einzelne Mensch Wahrheitssucher. Das hängt mit der Entwicklung der Bewusstseinsseele zusammen. In ihr kann die Wahrheit aufleuchten. In Rudolf Steiners *Theosophie* heißt es: »Was die Seele als Wahres und Gutes in sich trägt, ist unsterblich in ihr. Das, was in der Seele als Ewiges aufleuchtet, sei hier Bewusstseinsseele genannt.« Und später: »Die Wahrheit ist wahr, auch wenn sich alle persönlichen Gefühle gegen sie auflehnen. Derjenige Teil der Seele, in dem diese Wahrheit lebt, soll Bewusstseinsseele genannt werden.«[50]

Wer in Einheit mit Christus lebt, lebt in der Wahrheit und wirkt für die Wahrheit. Denn er *ist* die Wahrheit (Johannes 8,31–32): »Ihr, wenn ihr wohnt in meinem Wort, dann seit ihr wirklich meine Jünger [Schüler, *discipuli]*, und ihr werdet die Wahrheit erkennen, und die Wahrheit wird euch frei machen.« Ist diese Verbindung von Wahrheit und Freiheit nicht bewegend? Jede Lüge, die wir sprechen oder sogar denken, trennt uns von unserem Ewigen in der Seele, trennt uns von Christus. Das ganze Leben lernen wir, in und mit der Wahrheit zu leben. Im Hohen Alter sollten wir ihre wunderbar reinigende Kraft in die Welt und zu anderen Menschen strahlen. Denn jede getane Wahrheit löscht Lügengeister aus. Was haben nicht immer wieder in den finstersten Zeiten menschenzerstörender Diktaturen leuchtende Vorbilder gelebt, die die Fackel der Wahrheit hochhielten, denken wir an Dietrich Bonhoeffer (1906–1945) in Deutschland oder an Andrej Sacharow (1921–1989) in der Sowjetunion. Der eine musste sein Leben lassen, der andere wurde in die Psychiatrie verbannt. Und doch tönen ihre Stimmen laut bis in unsere Zeit hinein.

Wahrheit und Aufrichtigkeit

Die Wahrheit trägt in sich auch Aufrichtigkeit. Diese Seeleneigenschaft wiederum ist die Kraft der menschlichen Aufrichte, bis in unsere Gestalt hinein. Das Wunder der menschlichen Wirbelsäule und ihrer Tragfähigkeit entgegen aller physikalischen Gesetze erklärt sich aus der Kraft der Wahrheit, die sie stützt. Das mag verwegen klingen und ist doch eine physiologische Tatsache. Die vielen Rückenbeschwerden und -krankheiten haben auch mit unserem Umgang mit der Wahrheit zu tun, bewusst oder unbewusst, schuldig oder an dieser Menschheitsproblematik selber unschuldig leidend. Denn durch alle Zeiten nehmen Menschen auch heute noch Christi Kreuz auf sich.

Verständnis

Auch das Verständnis ist eine Seelenkraft, die im Hohen Alter stark aufleuchten kann. Wir erüben sie durch das ganze Leben, doch ihre Früchte kann sie besonders intensiv in dieser Gnadenzeit des Lebens zeigen. Ein Ausdruck davon ist auch das Besondere der Großelternzeit. Es ist bis in die Genetik hinein ablesbar, dass zwischen Enkeln und Großeltern ein besonderes Verhältnis entstehen kann, eine oft innige Beziehung, nicht selten inniger als mit den Eltern. Die Wichtigkeit der Großeltern unterstreicht auch das Phänomen, dass jeder Mensch nur zwei Elternteile, aber vier Großelternteile hat. Fast jeder wird erlebt haben, wie Großeltern in Erziehungsfragen viel toleranter und großzügiger denken und handeln, als es Eltern tun und können – und vor allem als sie es selbst in der Aufgabe als Eltern ihrer Kinder taten. Großeltern sein bedeutet auch großzügig sein zu dürfen! Das kann nicht selten zu Spannungen in der direkten Generationsfolge führen. Da heißt es dann: »Das alles durften wir bei euch nicht.«

Großelternzeit

Rudolf Steiner sagte, ein Arzt brauche Menschenverständnis und Menschenliebe.[51] Das lässt sich auf Pädagogen, ja auf viele Berufe übertragen, die mit Menschenbildung zu tun haben. Und das sollten eben auch Fähigkeiten im Hohen Alter sein. Denn man muss nicht ausschließlich in der leiblichen Generationenfolge als Großeltern auftreten, man kann das für alle Menschen der übernächsten Generation werden. Hier gilt Goethes Begriff der Wahlverwandtschaft. Es ist in unserer Zeit sogar oft leichter, wenn man aus Wahlverwandtschaft Großvater oder Großmutter ist, es ist dann ein freier Entschluss, objektiver.

den anderen wahrnehmen, wie er ist

»Verständnis« kommt von »Verstehen«. Es setzt voraus, den anderen so wahrzunehmen, wie er ist, und auch, wie und was er werden möchte. Eben nicht, wie ich ihn mir vorstelle und meine, wie er zu sein hätte, vielleicht sogar möglichst so, wie ich selber bin (oder oft nur glaube zu sein). Das erfordert auch, die veränderten Zeitverhältnisse mit einzubeziehen, nicht auf »Früher« zu schauen, sondern auf Jetzt und Morgen. Denn Verständnis im Hohen Alter kann sich mit Ratgeben verbinden. Man weiß dann doch, wie viel im Leben man durch Fehler, durch Umwege gelernt hat. Man lässt die Vorurteile beiseite und urteilt gemeinsam mit dem Jüngeren aus seiner Ist-Situation heraus. Verstanden zu werden ist für jeden Menschen, besonders jedoch wenn er jung ist, ein großes Geschenk, eine wirkliche Hilfe. Und wenn dann der Mut dazukommt, auch wahrhaftig zu bleiben, ohne zu kränken, verdoppelt sich das Geschenk. Die Welt braucht dieses Verständnis der Generationen untereinander. Dem Hohen Alter kommt hierfür eine Vorbildaufgabe zu.

Segnen

altersspezifische Seelenkraft

Segnen ist eine geheimnisvolle Seelenkraft, die sich erst ganz im Alter und noch einmal intensiviert im Hohen Alter entfaltet. Der geniale Maler des Lichts, Rembrandt van Rijn, hat das Segnen in einem einzigartigen Bild zur Anschauung gebracht: *Der Segen Jakobs*. Es hängt heute in Schloss Wilhelmshöhe in Kassel. Der greise Jakob liegt halb aufgerichtet auf seinem (Sterbe-) Lager. Sein Sohn Joseph und dessen Frau Asenat haben ihre Söhne Ephraim und Manasse an des Großvaters Lager geführt, um Abschied zu nehmen. Jakob neigt sich den Enkeln zu, von Joseph leicht gestützt, die Hand zum Segnen erhoben. Ruhe und Frieden strahlen aus dem gütigen Gesicht des Alten mit dem langen Bart. Bewegend ist die Ehrfurchtsgeste des lichten Ephraim, wie offen und erwartungsvoll das Gesicht des dunklen Manasse. Welche Zartheit geht von der Hand Jakobs aus, mit welcher Dankbarkeit schaut Joseph, mit welchem Ernst seine Frau auf diese Szene. Es gibt kein schöneres und wahreres Bild von der Kraft des Segnens im Alter für mich.

Rudolf Steiner hat eine besondere Gesetzmäßigkeit angesprochen: Wer als Kind nicht beten lernt, kann im Alter nicht segnen.[52]

Was vollzieht sich im Segnen, was ist ein Segen? Er ist eingebunden in Kultus und Sakramentalismus der christlichen Kirchen, er wird vom Priester oder Pastor der Gemeinde gespendet, er verbindet sich zeichenhaft mit dem Kreuz. Das Wort »Segen« wird abgeleitet vom Lateinischen *cruce signae,* etwas mit dem Kreuz bezeichnen. Von alters her verband sich der Segen auch mit dem Handlauflegen und kraftvollen Worten zur Übertragung der Kräfte auf den zu Segnenden. Segnen ist ein Heiligen von Worten, Gesten, Zeichen und die Übertragung solcherart geheiligter Kräfte auf einen Nächsten. Segnen ist eine urchristliche Handlung, die kraftspendend heiligend, ja heilend wirkt. Sie stammt aus der unmittelbaren Kraft Christi und seiner Verbindung zum Heiligen Geist, der auch Heilender Geist ist. Sie ist eine Antwort aus dem lange geübten Beten und quillt aus unserem Herzorgan.

urchristliche Handlung

Güte verbindet sich mit dem Segnen, Selbstlosigkeit, auch Wärme. Und es verbindet Menschen, ist gemeinschafts-, im christlichen Leben gemeindebildend.

Segnen ist nicht auf Menschen beschränkt, wir können auch die Natur, Stein, Pflanze und Tier und alle mit ihnen verbundenen Wesenheiten segnen. So konnte auch der Bauer die Saat segnen, die er ausbrachte, auf dass sie vielfältig Frucht oder Ernte brächte. So wird noch heute der Dreikönigssegen für

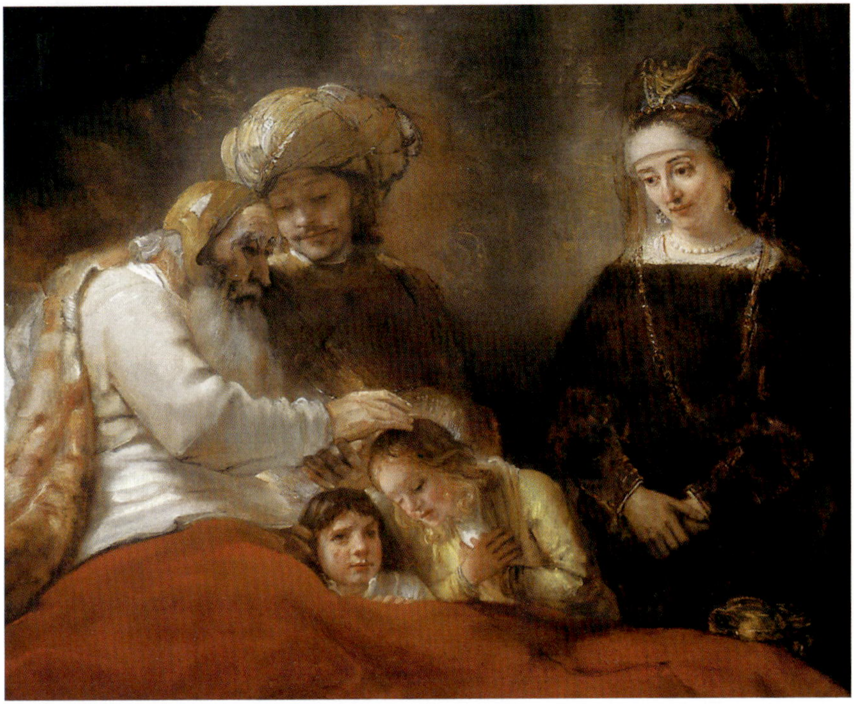

Rembrandt van Rijn, *Der Segen Jakobs*, 1656, Kassel, Schloss Wilhelmshöhe

Haus und Hof in manchen Gegenden gebracht. So könnte der ganzen Welt ständiger Segen zuströmen von den Menschen in ihrem Hohen Alter, wenn er in ihnen durch ihr langes Leben gewachsen ist und sich nun mit Freude in die nahe und ferne Umgebung ergießt.

Liebe und Gnade

weltenschaffende Seelenkraft

Liebe ist die weltenschaffende Seelenkraft, es gibt keine wahre Schöpfung, die nicht aus der Liebe stammt. Auch jede wirkliche Schöpfung durch einen Menschen, sei es ein Kunstwerk, sei es ein Gebäude, ein Gebrauchsgegenstand, immer ist die tiefstwirkende Schaffenskraft die Liebe. Ebenso ist die Neuschöpfung der Leiblichkeit für eine Geistseele Mensch, die zur Verkörperung

(Inkarnation) drängt, ursprünglich aus der Liebe geboren. Liebe ist Gottes Wurzel in unserem Seelenleben, aus Liebe wurde vom *Vater* der *Sohn* zu den Menschen in die Erdenwelt geschickt, um alles in ihnen Verdorrende, dem Tod Geweihte neu zu beleben, zu heilen: »Denn Gott hat den Sohn nicht in die Erdenwelt gesandt, um die Welt zu richten, sondern um durch ihn die Welt zu heilen« (Johannes 3,17). Und dieser Gottessohn stellt nach den Zehn Geboten, die der Vater Moses übergab und die Gesetzescharakter für das jüdische Volk hatten, ein einziges »neues« Gebot auf, das sich, den Jüngern vermittelt, auf alle Menschen übertragen sollte: »Liebet einander, wie ich euch geliebt habe« (Johannes 15,12). Dessen Liebe zu uns Menschen und aller Kreatur dauert »bis an das Ende der Zeiten« (Matthäus 28,20).

Liebe verbindet

Liebe verbindet, sie ist Kraft aller Gemeinschaft, sie will heilen, nicht richten! Aus ihr kommt auch die Gnade, die vielfach missverstanden wird. »Gnade vor Recht« heißt es zum Beispiel, oder »Er ließ Gnade walten«. Das Wort Gnade wird hier als Wohlwollen übersetzt, das ein Stärkerer einem Schwächeren zuteil werden lässt oder gewährt, ein Gerechter einem Sündigen, ein Herrscher seinem Volk. Das alles sind Abschattungen der eigentlichen Gnade, ja eher sogar Missverständnisse. Gnade ist eine Liebestat, die von Gott stammt, die Geschenk ist. So kann ein Mensch mit Talenten begnadet sein oder – noch deutlicher – ist jeder Mensch mit einem Leib als Tempel Gottes begnadet. »Der Körper ist nicht des Menschen, der Körper ist Gottes«, sagt Rudolf Steiner 1924 in einem Kurs für junge Ärzte und Medizinstudenten.[53] Womit er auch als Geschenk, ja eher als Leihgabe bezeichnet wird. Talent als Gnade beinhaltet, damit auch das Bestmögliche in der Welt zu schaffen. »Mit seinen Pfunden wuchern« ist das leicht missverständliche Bild hierfür im Evangelium (Matthäus 25,14 ff.). Es ist deshalb Anmaßung, wenn ein Mensch glaubt, Gnade walten zu lassen.

Aufgabe in zweierlei Richtung

Es sei daran erinnert, dass Rudolf Steiner die Zeit ab dem 70. Lebensjahr eine Gnadenzeit nannte. Diese Zeit ist also eine Gabe, ein Geschenk, und ich habe versucht, dieses Geschenk zu beschreiben. Es ist Aufgabe in zweierlei Richtung: auf sich selbst gerichtet – auf die Welt gerichtet. Ersteres schafft die Möglichkeit, noch hier im Leben und vor dem Tod vieles aufzuarbeiten oder vorzubereiten, was sonst zwingend im nachtodlichen Leben gefordert wird, dann aber nicht aus der eigenen Freiheit heraus, sondern aus der strengen Gesetzmäßigkeit eines Ablaufs, der aus alter Zeit Fegefeuer oder orientalisch Kamaloka genannt wird. Auf die Welt gerichtet bildet sich eine Kraft, die dem Wirken der Gegenkräfte unserer Entwicklung und der der Welt den Stachel nimmt und das Böse in die Richtung lenkt, wo es zwar Böses will, aber dennoch Gutes schafft. Denn auf Dauer sollen wir das sogenannte Böse nicht besiegen, sondern es zum Guten verwandeln – und somit letztendlich lieben. Das kann Aufgabe des Hohen Alters sein. So können wir eine Aussage Rudolf Steiners auf die Frage, warum die Menschen immer älter werden, verstehen: dass dies eine Gegenkraft zum Wirken Ahrimans bilde.

Gegenkraft zum Wirken Ahrimans

Es ist ein Versuch, sehr anfänglich, diesen Lebensabschnitt, den ich das Hohe Alter nenne, so zu verstehen, dass er nicht Elend, Abstieg, Verlassenheit oder Vergessen darstellt, sondern im eigentlichen Sinne eine Zeit ungeheurer Möglichkeiten, weil mit einer Intensität von Freiheit und Selbstbestimmung verbunden wie nie zuvor im Leben. Es wird so durchschaubar, wie Kräfte daran arbeiten, diesen Lebensabschnitt zu verunglimpfen, ihn durch ewiges Jungsein ersetzen zu wollen, gerne auch noch zu verlängern, indem sogenannte Altersgene abgeschaltet werden (siehe Seite 51). Es kann den Gegenkräften nicht gefallen, diese Kraft des Hohen Alters gegen ihre Intentionen wirksam werden zu sehen. Doch es wird so kommen.
Tolkien hat in seiner Trilogie vom *Herrn der Ringe* die Erlösung vom Bösen dadurch geschehen lassen, dass ein Heer von unerlösten Toten zu den übrigen Heeren des Guten stieß. In unserer Wirklichkeit wird es ein »Heer« von Menschen hohen Alters sein, die die Wende vom Bösen zum Guten mit ihren Kräften mitgestalten werden. Es muss nur zuerst gelingen, das Hohe Alter zu dem Ansehen oder Verständnis zu bringen, durch welches unsere Gesellschaft aufwacht zu einem Leben, das den großartigen Möglichkeiten dieser Lebenszeit gerecht wird.

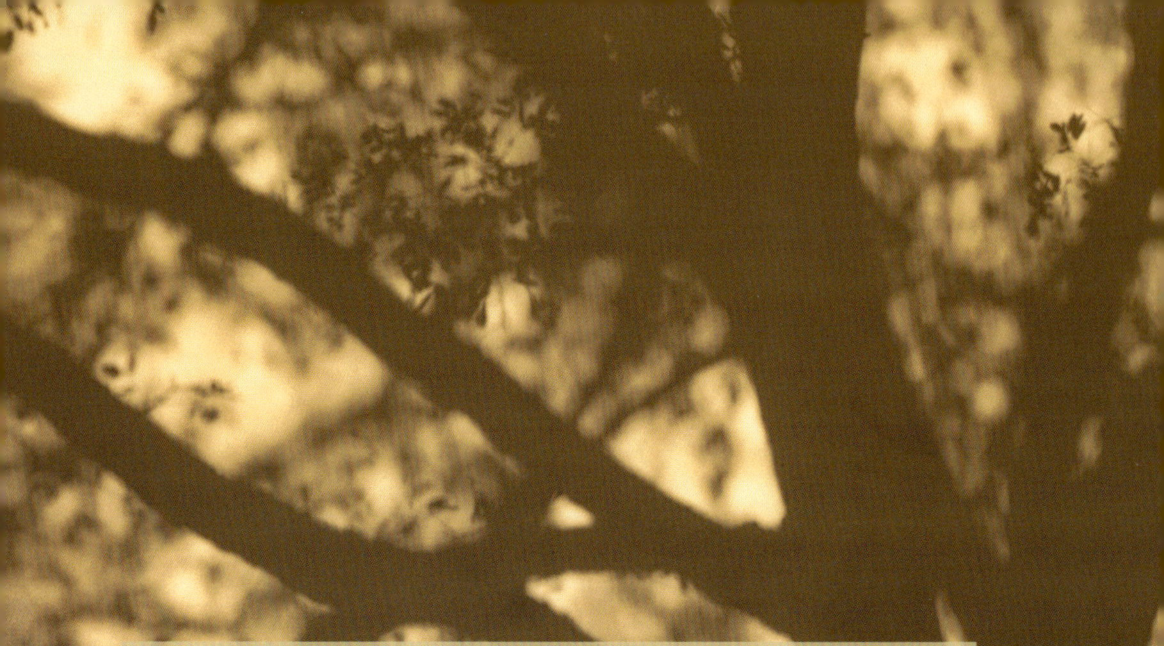

Die schöne Stunde

Nicht schelt' ich dich, du schöne Stunde,
weil du so schnell entwichen bist!
Du brachtest mir die süße Kunde,
dass noch mein Herz kein totes ist.

Wie sollt' ich mit dem Becher hadern,
weil er von meinem Mund sich trennt;
er goss durch alle meine Adern
den Wein, aus dem die Sonne brennt.

Friedrich Hebbel

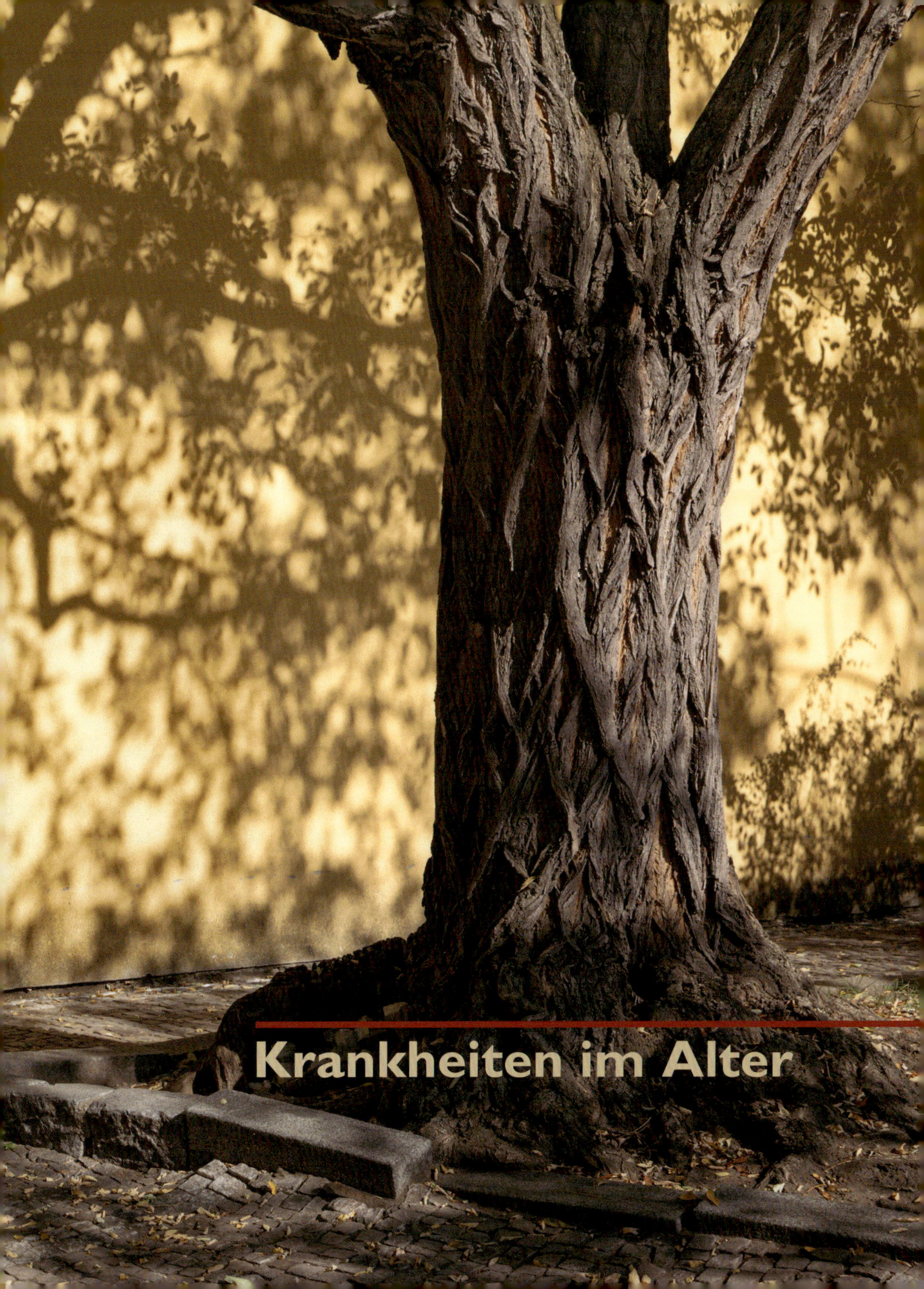
Krankheiten im Alter

Unterscheidung von Krankheit und Kranksein

Ehe spezielle Krankheiten des Alters dargestellt werden, soll Grundsätzliches zum Erkranken gesagt werden. Zunächst müssen wir Krankheit und Kranksein unterscheiden lernen. Krankheiten bilden einen Typus, der im zeitlichen Ablauf und in seiner Symptomatik einheitlich ist, auch wenn er durch den konkreten Erkrankten individuell ausgestaltet wird. Es gibt die Lungenentzündung, das Magengeschwür, die Steinkrankheiten von Nieren und Gallenblase, den Heuschnupfen, sie alle bilden einen Typus. Und doch gleichen sich bei den verschiedenen Menschen keine zwei von ihnen, als seien sie kopiert. Deshalb ist für den wirklichen Arzt jede typische Erkrankung neu, und immer neu muss er die Frage beantworten, die sie ihm stellt. Hat er die Antwort gefunden, nennen wir diese dann Therapie. Diese Art von typischer Krankheit hat auch überwiegend ihren organischen Ort, ist begrenzt, wir sagen auch topisch.

Kranksein betrifft den ganzen Organismus, ist systemisch, eher diffus. Ein Paradebeispiel ist die Krebskrankheit, aber auch generalisierte Muskelerkrankungen wie die Amyotrophe Lateralsklerose, eine aufsteigend sich ausbreitende Muskellähmung, oder die Multiple Sklerose, die das Zentralnervensystem befällt, gehören hierzu. Ich rechne auch die seelischen Erkrankungen wie Depressionen, Neurosen und Psychosen zum Kranksein, immer mit dem Blick auf ihre Ganzheit.

»Kranksein der Sonderung«

Und es gibt eine weitere Art des Krankseins, die so von der Medizin nicht gesehen wird, die jedoch am tiefsten in unser Menschsein eingegriffen und es verändert hat. Im sakramentalen Kultus der Christengemeinschaft heißt es: »O Christe, krank ist die Behausung, in die du eintrittst, aber durch dein Wort wird meine Seele gesund.« Bald darauf erfolgt die Kommunion mit Brot und Wein. Dieses Kranksein begann mit dem Sündenfall, wie ihn das Alte Testament schildert, dem verbotenen Essen vom Baum der Erkenntnis und der folgenden Vertreibung aus dem Paradies, der Nähe zu Gott, seinem Anblick. Die Menschheit sonderte sich von Gott und trat ihren Weg zur Freiheit an. Dieses Sondern findet sich im Wort Sünde wieder, das durch die Kirchen zum unglaublich missbrauchten Begriff wurde. Krankheit als Folge von Sünde wurde zum Instrument, den Menschen unfrei und abhängig zu machen.

Dieses Kranksein der Sonderung bewirkte, dass die Gegenkräfte oder Widersacher nicht nur als Versucher und Täuscher an den Menschen herantreten konnten, sondern Teil von ihm wurden (siehe Seite 45 ff.). Doppelgänger wurden sie genannt, weil sie jeden von uns aus dieser Urzeit her begleiten, auch in jedes neue Leben hinein. Sie betreten unseren Leib (Ahriman) und unsere Seele (Luzifer) kurz vor der Geburt und müssen sie beide kurz vor dem Tod verlassen, weil sie als rein geistige Wesen den Tod nicht ertragen können. Wir stoßen auf die Besonderheit des Mysteriums von Golgatha, denn der Christus – auch ein rein geistig-kosmisches Wesen – wurde nicht nur Mensch, was die beiden anderen auch wurden oder noch werden, sondern er durchlief auch das Erleben des Todes und überwand ihn nach drei Tagen. Die Einwohnung der Doppelgänger hat den Leib und sein Verhältnis zur Seele gegenüber der gewollten Schöpfung verändert. Rudolf Steiner nennt es »Verschiebungen«.[54]

Einwohnung der Doppelgänger

Die Leibesglieder sind ineinandergestaucht, die Seelenglieder miteinander durchmischt. Die gesamte Entwicklung heißt seither »Entstauchung und Entmischung«. Vereinfacht kann ich auch sagen: die Unordnung wieder in Ordnung bringen! Das können wir mit Hilfe des Christus und seiner vielen Helfer, auch dafür hat ER sich uns Menschen verbunden. ER ist Anteil unseres Leibes und unserer Seele geworden, steht als Helfer bereit, wenn wir den ersten Schritt tun und es wollen. Deshalb seine Frage: »Willst du gesund werden?« Die doch fast unnötig erscheint, denn wer möchte nicht gesund sein? Es ist eine Frage der Freiheit, und deshalb ist (oder sollte es sein) Medizin eine Freiheitswissenschaft.[55] Dieses menschheitliche Kranksein zu heilen ist nicht eine Aufgabe der Medizin, sie kann da eher stören, was sie heute auch vielfach tut. Es ist eine Frage einer neuen, auf Freiheit gegründeten Religiosität, und Christus ist hierfür der Arzt, im Verbundensein mit dem Heiligen Geist.

menschheitliches Kranksein

Dieses Buch ist keine Krankheitslehre, Krankheit taucht nur auf, weil sie wesentlicher Gestaltungsteil auch des Alters sein kann. Vielleicht ist das nicht so deutlich erkennbar wie bei den direkt benannten Kinderkrankheiten, die heute von der Medizin so grundsätzlich missverstanden werden, man denke an die erneut aktuelle Impffrage zum Beispiel der Masern. Und doch gibt es auch typische Alterskrankheiten, wie ich es darstellen möchte. Es sind in erster Linie typische Krankheiten der ersten Kategorie. Sie sind sinnhaftig für die individuelle Entwicklung, sind ihre Helfer.

In einer Meditation für Ärzte und Priester von Rudolf Steiner heißt es, dass der Vatergott die Krankheit schickt zum Ausgleich des Schicksals (Karma).[56] Das ist eine so grundsätzliche Aussage, dass sie die ganze Medizin verändern, ja revolutionieren könnte. Denn es müsste nicht gegen Krankheit gearbeitet werden, sondern mit ihr, nicht Krankheit vertrieben, verhindert, ausgemerzt

Krankheit als Ausgleich des Schicksals

werden, sondern verwandelt, überwunden und zu ihrem Ziel geführt. Dann wären moderne Arzneimittel nicht mehr »Gegen-Mittel« (Antibiotika, Antidepressiva, Antiallergika), sondern »Mit-Mittel«, begleitend, metamorphosierend, dem im Immunsystem tätigen Ich helfend. Es wären Arzneimittel, die die Freiheit des Kranken respektieren und ihn nicht überwältigen oder zwingen.

> ***Es ist ein dringendst notwendiger Erkenntnisschritt,*** die Sinnhaftigkeit typischer Krankheiten zu verstehen oder – wie Steiner es aussprach – nicht gegen das Schicksal eines Menschen zu heilen, sondern es auszugleichen und zu erfüllen.

atypische Krankheiten

Es gibt in unserer Zeit Krankheiten, die wir konsequent »atypisch« nennen sollten, die nicht vom Vatergott kommen, die nicht fördernd, sondern hemmend sind. Denn natürlich ruhen die Gegenkräfte nicht, auch hier Strategien zu entwickeln, die das Fördernde in ihr Gegenteil verwandeln. Gerade mit den modernen chemisch-synthetischen Arzneimitteln ist ihnen das schon sehr weit gelungen. Auch dass Krankheit und ihre Therapien zu einem der größten Märkte der kapitalistischen Denkart oder Wirtschaft geworden sind, ist Teil ihres Bestrebens. Überlegen Sie doch nur einmal als ethische Frage, was es bedeutet, an der Krankheit eines Menschen maximal Geld verdienen zu wollen?

durcheinandergeratene Ordnung

Ich werde nun jeweils in kurzer Form Krankheiten darstellen, die von ihrem Typus her dominant im Alter auftreten. Wir erleben heute, wie alle Ordnung durcheinandergerät, Jahreszeiten sich nicht mehr klar voneinander abgrenzen, eben auch Krankheiten ihren zeitlichen Typus verlieren und, obwohl eigentlich dem Alter zugeordnet, schon in früher Jugend erscheinen. Als Beispiel nenne ich nur den Diabetes mellitus Typ II, der auch Altersdiabetes hieß, sich aber heute als Teil des Metabolischen Syndroms bereits bei Jugendlichen zeigt. Ich habe auch 70-jährige Menschen erlebt, die Mumps bekamen, eine in diesem Lebensabschnitt dann viel schwerer verlaufende Erkrankung. Hier möchte ich jedoch vom eigentlichen Typus ausgehen. Auch jede Krankheit ist ein Ergebnis göttlicher Schöpfung, »eine Idee Gottes«, wie es der Arzt Carl Gustav Carus (1789–1869) am Übergang zur naturwissenschaftlichen Medizin formulierte.[57] Sie wird ja – wie ich schon erwähnte – vom Vatergott als Hilfe zur Ordnung unseres Schicksals geschickt.

Wer tiefer in diese Fragen der Krankheiten und des Krankseins eintauchen möchte, findet am Ende dieses Buchs Literaturhinweise (siehe Seite 290 ff.).

Ich selber habe als erstes meiner Bücher 1986 die *Intuitive Medizin* geschrieben, die immer fortgeführt ihre sechste Auflage im Jahr 2016 fand.[58] Ihr Inhalt richtet sich der Intention nach an alle medizinischen Berufe, es ist somit eigentlich ein Fachbuch. Zu meinem Erstaunen und großer Freude wurde und wird es auch von vielen »Laien« gekauft, es ist in seiner Sprache offensichtlich auch für sie verständlich und hilfreich. In diesem Buch werden die Krankheiten systematisch dargestellt in ihren vier grundsätzlichen Gestaltungen, die eigentlich gesunde Fähigkeiten sind, in der Krankheit jedoch nach Ort, Zeit und Intensität disloziert werden: Sklerose als Verfestigung und Verdichtung, Geschwulst als Gewebedifferenzierung und Erhaltung des Geschaffenen (Parenchym), Allergie als Bewahrung des Selbst und der Identität und schließlich die allerneuernde Kraft der Entzündung.

vier grundsätzliche Gestaltungen

Die Koronare Herzkrankheit (Herzsklerose)

Aus welcher Sicht auch die Darstellung von typischen Krankheiten erfolgt, immer trachte ich danach, mit dem Herzen und seiner Sklerosekrankheit zu beginnen, die offiziell Koronare Herzkrankheit heißt. Vor rund 50 Jahren lautete die offizielle Diagnose noch Sklerotisches Herzleiden.

Herz als Mittelpunktsorgan

Das Herz ist Mittelpunktsorgan, Organ aller Organe, die Sonne der Organe.[59] Es breitet sich sternförmig mit den von ihm ausstrahlenden Gefäßen, den Arterien, in alle Winkel des Organismus aus, ist als Begleiter des Blutes überall anwesend. Es ist ja aus dem Blut embryonal entstanden. Auch seelisch ist es ein Organ der Mitte, des Fühlens, der Empathie, wie wir heute sagen, oder christlich gesprochen der Nächstenliebe.

Rudolf Steiner schildert in seiner funktionellen Dreigliederung als leibliche Grundlage des Fühlens das Rhythmische System.[60] Dessen zentrales Organ ist das Herz, rhythmisch bewegt ein Leben lang und scheinbar ohne Ermüdung. Aus diesen Zusammenhängen habe ich die Arterien »Fühlfäden des Herzens« genannt, vergleichbar den peripheren Nerven als Wahrnehmungsorgane des Gehirns. Mit den Arterien fühlt das Herz in den Organismus hinein und nimmt an jedem seiner Orte wahr, wie es ihm dort geht, wie er sich befindet, wohl oder unwohl, kräftig oder geschwächt, zufrieden oder unzufrieden. Diese Wahrnehmungswelt ordnet Steiner dem Lebenssinn zu, einem der zwölf Sinne, die er als Ergebnis langer Forschungstätigkeit beschreibt.[61]

Arterien als »Fühlfäden des Herzens«

Das Herz ist das selbstloseste aller Organe, ihm ist daran gelegen, dass alles im Organismus stimmig, in Ordnung ist, dass überall Wohlgefühl, Gesundheit ist. Nimmt es wahr, dass es irgendwo hakt, Unlust, Schwäche oder Mangel besteht, sucht es das sofort auszugleichen. Deshalb hat es diese kräftige Muskulatur, die nicht Pumpe ist, sondern Willensorgan. Wie erhellend, dass der Herzmuskel (unter dem Mikroskop deutlich sichtbar) quergestreifte Muskulatur hat, wie alle Muskeln der Gliedmaßen, die bewusst dem Willen folgen (im Gegensatz zur sogenannten glatten Muskulatur der übrigen Hohlorgane, die nicht willentlich kontrahiert werden kann). Das Herz scheint heute noch nicht dem Willen zu folgen. Aber in tieferen Schichten des Bewusstseins ist es doch ein aktives, vom Ich geführtes Willensorgan. In kommenden Zeiten wird das Herz immer mehr auch ein wachbewusstes Willensorgan werden. Antoine de Saint-Exupérys oft zitierter Gedanke aus seiner Erzählung vom *kleinen Prinzen,* »Man sieht nur mit dem Herzen gut. Das Wesentliche ist den Augen unsichtbar«, ist ein Hinweis auf diese zukünftige Entwicklung des Herzens. In Wirklichkeit ist es jedoch mehr das Hören als das Sehen, welches dem Herzen eigen ist. In seiner besonderen Intensität nennen wir es auch Lauschen oder im Sozialen Zuhören. Dieses innerlichst Gehörte machen uns dann die Ohren bewusst.

Herz als Willensorgan

Bei der Koronaren Herzkrankheit werden die Arterien »sklerotisch«. Das meint nicht, wie oft missdeutet, verkalkt, das ist erst ganz spät der Fall, sondern zuallererst versteift. Sie verlieren ihre wundervolle Elastizität, ihre Anpassungsfähigkeit, deren Ausdruck die Modulation des Blutdrucks ist. Allmählich trübt sich die Wahrnehmungsfähigkeit durch Fetteinlagerungen in die Innenhaut der Gefäße, die so bezeichnend Intima heißt. Vergleichbar der Trübung der Augenlinse, der auch ein Elastizitätsverlust vorausgeht, und dem so entstehenden Grauen Star, dem Katarakt, werden die Arterien und mit ihnen das Herz zunächst »schwachsichtig« und schließlich blind. So kann ich sehr anschaulich diese Herzkrankheit auch Katarakt des Herzens nennen.

Versteifung der Arterien

Zwei Hauptursachen liegen hier zugrunde: ein zunehmender Mangel innerer, vor allem seelischer Beweglichkeit und die Anhäufung von Sinneswahrnehmungen, die nicht ausreichend am Tage bearbeitet, das heißt »verdaut« oder zu eigen gemacht werden, sodass sie in der Nacht abgelagert, »ausgesondert« werden. Wenn heute die Herzforschung übermäßiges Cholesterin, Hochdruck, Stress, Übergewicht und anderes als ursächliche Risikofaktoren der Koronaren Herzkrankheit annimmt und propagiert, sich davon auch therapeutisch leiten lässt, unterliegt sie einem fatalen Irrtum, weil sie die Folgen dieser Krankheit zu ihren Ursachen macht. Ein einziges Phänomen soll das

Hauptursachen

verdeutlichen. Große US-amerikanische Studien konnten zeigen, dass regelmäßige 30- bis 40-minütige Spaziergänge das Risiko eines Herzinfarkts um den Faktor 5 senken! Das erreicht keine vorbeugende Therapie mit Betablockern, Blutdruck- oder Cholesterinsenkern.

Die Koronare Herzkrankheit ist eine typische Krankheit des 8. Lebensjahrsiebts, das wir als Jupiterzeit des Lebens vom 49. bis zum 56. Lebensjahr kennengelernt haben (siehe Seite 64ff.). Als zentrale Fähigkeit für diese Zeit wurde Gelassenheit genannt, zu der das Bild vom Fels in der Brandung passt. Dazu gehören die Übersicht über die Teile als Ausdruck des Ganzen, das Raumschaffen für andere und das Absehen von sich selbst. Versteifung ist das Gegenteil von Gelassenheit, ist Anspannung statt Entspannung, Atemanhalten statt befreiender, mit Goethe erfrischender Ausatmung (siehe Seite 123). Wir stoßen hier auf das seelische Element der lebensnotwendigen Spannung oder Gespanntheit, die im rhythmischen Wechsel Anspannung und Entspannung ist, immer nach einem Gleichgewicht strebend. Deshalb werden bei jeder Blutdruckmessung auch zwei Werte angegeben: ein oberer der Anspannung, der untere als Entspannung. Die Medizin sprich von Tonus, und Hyper- und Hypotonus werden davon abgeleitet.

Versteifung und Gelassenheit

Im Seelischen können wir Spannung auch Stress nennen. Dieses englische Wort kann mit »Druck« oder »Nachdruck« übersetzt werden. Druck ist nicht Spannung, doch haben beide miteinander zu tun. Und Druck braucht der Mensch, das weiß jeder. Er sorgt für Antrieb, Dynamik, Tätigkeit. Er darf sich nur nicht verselbstständigen, denn dann macht er krank. Die Psychologie unterscheidet deshalb Eustress (die griechische Vorsilbe »eu-« bedeutet »gut«, »leicht«) als Ausdruck von Gesundheit und Disstress (die Vorsilbe »dis-« kann man mit »schlecht« übersetzen) als Übergang zur Krankheit. An den Arterien kommt es zur Verengung durch Versteifung, es resultiert der Hochdruck.

Eustress und Disstress

Wer gut mit dem Herzen sieht, der sieht das Wesentliche. Und richtet den Blick von der Selbstwahrnehmung auf die anderen. Altruismus ist Herzensweitsichtigkeit, eine Altersfähigkeit, die einen physischen Abdruck im veränderten Sehvermögen der Augen erfährt. Und wenn das Herz wahrnimmt, bleibt es nicht beim bloßen Wahrnehmen, sondern da, wo es nottut, wird auch ohne Zögern geholfen. In der Koronaren Herzkrankheit geht diese Fähigkeit verloren, ja sie hat sich wohl gar nicht erst ausbilden können. Der »Egotrip« setzt sich fort, die Weitsicht engt sich immer mehr nur auf sich selbst ein, das Herz wird kurzsichtig. In Hauffs Märchen ist es dann das *Kalte Herz*. Alle Verhärtung ist immer auch Kältung. Der Schmerz der Seele über diese Veränderungen äußert sich in der Angina pectoris, der Herzenge, auf die Herzkranzarterien bezogen und doch das ganze Herz betreffend. Der Schmerz kann so heftig sein, dass wir von Vernichtungsschmerz sprechen. Und der Kranke lebt ja unbewusst, in seinen Tiefen vollbewusst, in der Gefahr, dass sein Menschwerden misslingt, was seiner Vernichtung nahekommt. In größter Not erfolgt ein Befreiungsakt, der voller Risiko alles infrage stellt: der Herzinfarkt. Er ist im tiefsten Sinne keine Krankheit, sondern der explosive Versuch, sich aus der geschaffenen Enge zu befreien.

Herzinfarkt als »Befreiungsakt«

Ich mute dem Leser und der Leserin einiges zu mit dieser Beschreibung, zu sehr sind wir alle geprägt von den konventionellen Auffassungen. Wir sollten diese überwinden, uns von ihnen freimachen, weil wir sonst auch weiter Irrwege in der Therapie gehen. Die schon genannten Betablocker, Hochdruck- und Cholesterinsenker, Blutverflüssigungsmittel, radikal dann Stents und Bypässe, sie lösen die Frage nicht, die dem Betroffenen gestellt wird. Sie bringen sie zum Schweigen, ohne Antwort zu geben.

Gerade bei Herzinfarktpatienten habe ich zuerst die Frage entwickelt, die ich meinen Patienten zu stellen lernte: »Wozu willst du gesund werden?« Er kann so nicht weitermachen wie bisher, nicht der bleiben, der er geworden ist. Er kann nur gesunden, wenn er vieles in sich, seinem Leben verwandelt und Neues ergreift, Altes abstreift oder zurücklässt. Es kann kein Heil entstehen, wenn man die Idealprämisse der konventionellen Medizin (Schulmedizin) gelten lässt: »restitutio ad integrum«, die völlige Wiederherstellung des Gewesenen. Das wurde von der Gewebewissenschaft, der Morphologie, als Ausdruck vollständiger Heilung definiert. Und ist eine Unwahrheit. Die Funktion kann sich ganz wiederherstellen, doch auf der stofflich-physischen Ebene eines Organs bleiben immer Veränderungen zurück, meistens Narben. Man sieht es dem Gewebe einer Leber oder des Herzens an, wenn sie eine Entzündung durchgemacht, wenn sich Fremdstoffe abgelagert haben. Wirkliche Heilung bedeutet immer »Aufbruch zu etwas Neuem«,[62] Verwandlung, Transformation.

Heilung bedeutet »Aufbruch zu etwas Neuem«

Eine rationale (Steiner) oder kausale (Schulmedizin) Therapie der Koronaren Herzkrankheit setzt an den Ursachen an. Und sie weiß, dass ihr entscheidender Anteil vom Erkrankten kommen muss. Es ist ja sein Schicksal oder Karma, das »geheilt« werden soll, das meist geordnet, wieder auf den ihm gemäßen Weg gebracht werden, Richtung bekommen soll. Denken wir an die genannten »wirklichen« Ursachen, so wird innerliche Bewegung gebraucht. Das ist beispielsweise Freude, das kann Kunst sein, aus der Anthroposophie stammend die Eurythmie (= schöner oder gesunder Rhythmus!). Das ist auch Empathie, die sich auf anderes richtet, Mitgefühl und Helfenwollen. Das bedeutet Atmung bringen in alle Lebensvorgänge, An- und Abspannen im Gleichgewicht, die Fähigkeit, zur rechten Zeit Pausen zu machen, zur Ruhe und Stille zu finden, ich nenne es gerne Kontemplation.

Wie sehr steht mir immer noch das Bild einer Frau in Florenz vor Augen, die voll bepackt mit Einkäufen auf ihrem Weg nach Hause in die Kirche geht, alle Last ablegt, kurz im Gebet, in der Andacht verweilt, wieder ihre Einkaufstaschen nimmt und weitereilt. Eine solche Frau scheint mir wenig durch eine Koronare Herzkrankheit gefährdet zu sein.

Überflutung mit Sinneseindrücken

Die andere Seite, die Überflutung mit Sinneseindrücken einzudämmen, ist viel schwieriger zu bewältigen. Wie sollte ein Mensch in der modernen Welt dem entkommen? Doch schon in der Handhabung moderner Medien bietet sich eine erste Möglichkeit, aktiv zu steuern. Man kann bestimmte Zeiten für Smartphone oder Computer festlegen, vor allem, wann man sie nicht benutzt. Man kann den Fernseh- oder Zeitungskonsum beschränken auf ein Maß, das man verdauen kann. Man kann Gegengewichte schaffen durch Naturwahrnehmungen, die Stille eines Waldes, das Plätschern eines Bachs, Staunen über die immer neue Schönheit eines Sonnenauf- oder -untergangs. Man kann schließlich eine Übung aufgreifen, die Rudolf Steiner Rückschau nannte, wenn man vor dem Schlafengehen den Tag mit allen Eindrücken am inneren Auge vorüberziehen lässt, rückwärts bis zum Aufwachen gerichtet, sich selber eingebunden in diese Eindrücke wahrnehmend (siehe auch Seite 42 f.). Das ist eine unmittelbare Vorverdauung, den Rest erledigt dann, nun nicht überfordert, die Nacht.

Es sei auch noch eine Arznei genannt, die für die Koronare Herzkrankheit das Spezifikum ist. Paracelsus soll gesagt haben, dass gegen jede Krankheit ein Kraut gewachsen sei. Dieses paracelsische Kraut für das verhärtete, erblindende Herz ist der *Weißdorn* (botanisch *Crataegus)*. Er ist ein Rosengewächs (Rosacea), hat die für die Pflanzenfamilie typisch fünfblättrige Blüte, ganz weiß, wie der Schnee oder die der Jungfrau gereichte Lilie. Er verströmt sich der Welt im Blühen, treibt die Blüten aus seinem harten Holz, das wie alle Rosen Dornen bildet (eigentlich Stacheln), das so hart und doch auch elastisch ist, dass es früher für die Dreschflegel verwendet wurde.

Weißdorn

Die moderne Wissenschaft hat gezeigt, dass Extrakte aus den Blüten und Blättern von Weißdorn alle Eigenschaften haben, die das verhärtete Herz braucht: Sie erweitern, das heißt entsteifen die Kranzgefäße des Herzens, stärken die Muskelkraft und den Herzrhythmus und senken die Anspannung, den Hypertonus. Nur ist es eine Arznei, die am Anfang und nicht am Ende der Erkrankung helfen kann, die auch präventiv, vorbeugend genommen werden kann. Der moderne Stressmensch kann durchaus in eigener Initiative ein phytotherapeutisches Weißdornpräparat einnehmen, im Frühjahr und im Herbst über 4 bis 6 Wochen 1- bis 2-mal täglich einen Extrakt von beispielsweise 450 mg. Und wenn er das mit den angesprochenen Eigenaktivitäten verbindet, wird der Segen doppelt sein.

frühzeitige oder präventive Anwendung

Der Leser wird vielleicht verwundert feststellen, dass meine angekündigte verkürzte Darstellung ja doch recht lang ausfällt. Doch er mag mir glauben, dass längst nicht alles an- und ausgesprochen wurde, was hierzu zu sagen wäre. Es möge ihm Anregung sein, ein wirkliches Krankheitsverständnis zu bilden, zu prüfen, wie weit auch er von dieser Frage betroffen ist, und zu entscheiden, ob er zeitig etwas zur Beantwortung beitragen will oder wartet, bis die Krankheit sich mit unerbittlichen Symptomen bemerkbar macht. Doch ist Vorbeugen immer sinnvoller, als auf das Heilen zu bauen.

Die Parkinson-Krankheit

Der Parkinson, wie diese Erkrankung oft verkürzt genannt wird, ist eine typische und keineswegs seltene Alterskrankheit. Bis zu 4 Menschen auf 1.000 Einwohner erkranken daran im Laufe ihres Lebens. Das typische Alter für die Erstdiagnose liegt im 6. Lebensjahrzehnt.

Die Krankheit begleitet die Menschen schon lange. Als der englische Arzt und Apotheker James Parkinson (1755–1824) sie 1817 erstmals in der Neuzeit beschrieb, bezog er sich auf den römischen Arzt Galen (129–199 n.Chr.). Er nannte sie Schüttellähmung (»shaking palsy«), was die Krankheitssymptomatik gut ausdrückt. Erst später bekam die Krankheit seinen Namen. Er benannte auch die so typische Trias von Tremor (Zittern), Rigor (Muskelstarre) und Akinese (Bewegungsarmut): das feinschlägige, fast automatenartige Zittern mit einer Frequenz von 4 bis 7 pro Sekunde, das wegen der Ähnlichkeit des Bewegungsablaufs auch als »Pillendrehen« charakterisiert wird; die Versteifung der Skelettmuskulatur (Mimik) und Erstarrung der Gesten. Ebenso beschrieb er das sogenannte Salbengesicht, das durch eine vermehrte Talgproduktion im Bereich der Gesichtshaut entsteht.

Symptome

Wer dem Parkinsonkranken mit Empathie begegnet, wird ein tiefes Mitgefühl in sich verspüren. Erlebt man ihn doch als voll bewusste Persönlichkeit wie im Gefängnis seines Leibes, der ihm zunehmend die Gefolgschaft verweigert.

tiefgreifende Störung der Bewegung

Parkinson ist eine tiefgreifende Störung der Bewegung, sowohl der willentlich-bewussten als auch der spontan-unbewussten. Der Ursprung wird in einem Gebiet des Mittelhirns gesehen, im Corpus striatum und im Palladium mit der Substantia nigra. Von hier aus werden motorische und vegetative Funktionen gesteuert. Die Wissenschaft entdeckte einen Mangel an dem Botenstoff (Neurotransmitter) Dopamin, ohne sagen zu können, was zu diesem Mangel führt. Doch brachte das Wissen einen therapeutischen Schritt, indem man Dopamin zuführte (substituierte) und damit Verbesserungen erzielte. Die wirklichen Ursachen des Parkinson sind aber bis heute nicht geklärt. Er gilt als langsam fortschreitende, unheilbare Erkrankung.

Seele als Impulsgeber aller Bewegung

Alle Bewegung des menschlichen Leibes stammt aus der Seele. Sie ist der »Motor«, das Ich der Impulsgeber. Die Seele wurde immer mit der Luft, dem Atem (Psyche) zusammengesehen. Auch die Luft ist immer bewegt, kommt nie zum Stillstand. Eine völlig unbewegte Luft wäre für uns unerträglich. Im Leib wird die Seelenbewegung aufgenommen von dem Lebensleib, der selber ein Strömen in sich birgt, das dem Wasser gleicht. Luft und Wasser begegnen sich und werden zur zielgerichteten oder instinktiven Bewegung, wobei die Lebensvorgänge ihr die Geschmeidigkeit geben. Gerade diese geht beim Parkinson verloren, die Bewegung versteift, wird eckig und mechanisch-automatenhaft.

Die Krankheit hat ihre Wurzeln in der Seele und im Leib. Seelisch mangelt es an Antrieb, leiblich sind Stoffwechselprozesse gestört. Beiden wohnt gemeinsam der Wille inne. War bei der Koronaren Herzkrankheit vor allem das Fühlen (Herz) betroffen, ist es nun der Wille als weiteres grundsätzliches Seelenelement. Der Wille reicht tief in alle Stoffwechselprozesse hinein, dort bleibt er allerdings ganz unbewusst und unterliegt auch nicht der Willkür. Wir können also den Parkinson eine Bewegungs- und Willenskrankheit nennen.

Leber als Zentralorgan des unbewussten Willens

Zentralorgan des unbewussten, stoffwechselverbundenen Willens ist die Leber. In ihr wirken die aufbauend-synthetisierenden Stoffwechselkräfte mit den abbauend-analytischen zusammen. Erstere entsprechen der eigentlichen Leberparenchymtätigkeit, letztere der Gallebildung und -ausscheidung. In der Anthroposophischen Menschenkunde und Medizin werden Erstere mit den Jupiter- oder Zinnkräften, Letztere mit den Mars- oder Eisenprozessen verbunden. Der Leser mag sich daran erinnern, dass das 7. Lebensjahrsiebt als Marszeit (siehe Seite 55 ff.) und das 8. als Jupiterzeit (siehe Seite 64 ff.) bezeichnet und charakterisiert wurden. Entscheidungswille und -mut (Mars) und Gelassenheit und Überschau (Jupiter) sind wesentliche Elemente dieser Lebensabschnitte. Wollen wir die Parkinson-Krankheit aus diesen Zusammenhängen verstehen, müssen wir weg von den anatomischen Veränderungen hin zu den seelischen. Es ist nicht einfach, seelische Phänomene als Ursache leiblicher Veränderungen verständlich zu machen. Zu sehr wurde uns ein Denken anerzogen, hier keine ernsthaften Verbindungen zu sehen und den Leib ganz autonom zu denken, ohne Seele oder ihre Einflüsse auf ihn. Das ist so eigenartig, weil jeder Mensch jeden Augenblick diese Zusammenhänge erleben kann: Er schämt sich und wird rot, erschrickt und wird blass; ihm läuft das Wasser im Munde zusammen (und auch der Magensaft strömt), wenn er an leckeres Essen denkt, es riecht oder sieht; er bekommt Durchfall, weil ihn Prüfungsangst überfällt. Es geht einem etwas an die Nieren, wie der Volksmund sagt, man nimmt sich etwas zu sehr zu Herzen, die Laus ist über die Leber gelaufen. Alles setzt voraus, dass zwischen Seele und Leib ein andauerndes Wechselverhältnis besteht, das in der Medizin auch psychosomatisch (soma = Leib) genannt wird.[63]

seelische Phänomene als Ursache leiblicher Veränderungen

Ein weiteres Problem ist, dass Krankheitsursprünge im Seelischen sofort moralisch bewertet werden. Hier hat die katholische Theologie andauerndes Unheil angerichtet, als sie Krankheit mit Sünde verband. Wir brauchen ein neues, psychosomatisches Krankheitsverständnis, das seelische Besonderheiten genauso wertfrei wie einen Beinbruch betrachtet, einfach die Phänomene anschaut und in ihren Einseitigkeiten, Verschiebungen oder Deformierungen die ersten therapeutischen Intuitionen gewinnt.

nicht ausgelebte Willensimpulse

Unter diesen Voraussetzungen sehe ich die Parkinson-Krankheit ursächlich als Willensstau, nicht ausgelebte oder zugelassene Willensimpulse. Ein altes Wort lautet: »Der Weg zur Hölle ist mit guten Vorsätzen gepflastert.« Rudolf Steiner sagt im *Heilpädagogischen Kurs,* dass die Leber »... im eminentesten Sinne dasjenige Organ [ist], das dem Menschen die Courage [den Mut] gibt, eine ausgedachte Tat in eine wirklich ausgeführte umzusetzen«.[64] Hier kann man bemerken, dass es eine heute immer häufigere Tatsache ist, dass Denken (»ausgedachte Tat«) und Handeln oder eben Willen (»ausgeführte Tat«) auseinanderfallen.

Damit berühren wir das Thema des sich mit der Welt und anderen Menschen verbindenden, handelnden Mensch; für das Alter wurde das als Altruismus bezeichnet (siehe Seite 41). Es ist nicht ein Egoismus im banalen Sinne von mir gemeint, der zum Parkinson prädestiniert, sondern eher das Ganz-nach-innen-gerichtet-Sein, eine starke Introvertiertheit, zugleich Dominanz des Denkens in abstrakten Begriffen und Vorstellungen, die für sich stehen und mit denen sich kein Bedürfnis verbindet, zu einer Handlung fortzuschreiten. »Die Welt wird durch das Denken nur besucht, nicht aber durch das Tun ergriffen.«[65] Die Theorie ist wichtiger als die Praxis; der Beruf wird Job, die Freizeit das eigentliche Leben. Denken wir an die unsere Zeit immer mehr beherrschende Abhängigkeit von elektronischen Medien, die damit oft verbundene Bewegungslosigkeit schon in der Kindheit, welche die Aktivität an den Apparat delegiert, dann kann die Frage aufkommen, ob Parkinson eine zunehmende Krankheit unserer Zeit und der zukünftigen Zeiten werden wird? Bedenkt man, dass jede Krankheit latente Stadien noch nicht ausgeprägter, manifester Symptome durchläuft, ist das wahrscheinlich heute schon der Fall. Dem Parkinson vorausgehenden Willens- und Bewegungsstörungen so früh zu begegnen, dass sie sich nicht zur Krankheit manifestieren können, ist die Forderung an eine Medizin, die Funktionsstörungen die gleiche Wichtigkeit zumisst wie dem manifesten Befund.

starke Introvertiertheit und abstraktes Denken

Es kann dem Willensstau jedoch auch ein anderer Impuls zugrunde liegen. Das zu erfassen setzt allerdings ein Verständnis von Karma oder Schicksalsgesetzen voraus.

karmische Impulse des Willensstaus

Einer der wichtigsten Impulse der Anthroposophie ist das Aufmerksamwerden auf das Wirken von Karma, das Rudolf Steiner ein »geistiges Ursachengesetz« nannte.[66] Natürlich kann ich das hier nicht grundlegend und ausführlich darstellen, doch muss ich das Thema so berühren, dass das Karma als ein alles Leben durchstrahlendes Wirken von der Geburt bis zum Tod, ja schon zuvor und darüber hinaus verstehbar wird. Jede Ursache hat ihre Folgen, jeder Aktion folgt eine Reaktion. Alles, was ein Mensch denkt, fühlt oder tut, hat seine Auswirkungen (Folgen). Diese werden zu neuen Ursachen, die auf den Verursacher zurückwirken. Und immer wird ein Ausgleich gesucht oder angestrebt. Das ist die geistige oder kosmische Gerechtigkeit unserer Welt. Deshalb wird Gott oder Christus auch als Richter dargestellt, der heilige Michael trägt außer dem Schwert oder Speer auch die Waage. Jeder Mensch steht in diesem karmischen Strom der Gerechtigkeit, diese strömt ständig im Leben als Ausdruck vergangenen Karmas über sein Sinnes- und Nervensystem in ihn ein und sucht im Herzen ihren Ausgleich. Es gibt zugleich ein zukünftiges Schicksal, das nicht nur auf uns wartet, sondern aus der Zukunft uns zuströmt, über die Lymphe ins Blut, wie uns Rudolf Steiner vermittelt hat.[67]

Willensstau, der sich im Parkinson äußert, kann auch anstreben, im gerade andauernden Leben Willensimpulse und ihr Ausleben zurückzuhalten, zu »stauen«, um sie erst im nachtodlichen Leben oder einer darauf folgenden Inkarnation wirksam werden zu lassen, dann jedoch mit umso größerer Intensität. Wir sehen, ein solcher Willensstau ist nicht Unvermögen, sondern Verzicht.

Willensstau als Verzicht

Es wird wohl nachvollziehbar, dass die Parkinson-Krankheit unmöglich durch Arzneimittel allein geheilt werden kann. Heilbar ist sie, davon bin ich überzeugt, wenn nur rechtzeitig genug mit der Therapie begonnen wird. Denn es gibt eigentlich keine unheilbare Krankheit, weil der Geist in uns, unser Ich, immer gesund ist.

Beim Parkinson sind die Eintrittspforten der Heilung Bewegung und der Willen. Wieder begegnen wir der Frage Christi: »Willst du gesund werden?« Hier ist der Erkrankte gefordert, hier beginnt der Eigenanteil der Therapie, die Willensschulung. Diese kann so unterschiedlich sein wie die Individuen, die es gibt.

Schulung des Willens

Auch hier bietet die Anthroposophie Anregungen. Eine Meditation, ein Gebet schult den Willen, wenn sie treu und regelmäßig praktiziert werden. Der Willen sollte nach innen, auf sich selbst, und auch nach außen gerichtet sein. Eine überzeugt übernommene ehrenamtliche Tätigkeit im Sozialen kann hierfür ein Beispiel darstellen. Auch alte Gewohnheiten abzulegen, sich zum Beispiel das Rauchen abzugewöhnen, ist Willensschulung.

Bewegung vermittelt in besonderem Maße die Kunst. Alle Kunsttherapien sind hier sinnvoll. Doch sticht eine Bewegungskunst heraus, die Eurythmie, die auch zur Heileurythmie verwandelt werden kann. Mit ihr können organorientiert Bewegungen initiiert werden, in unserem Zusammenhang der aufbauende und abbauende Stoffwechselstrom von Leber und Galle. Auch Freizeitsport ist hilfreich, freudige und sinnvolle Alltagstätigkeiten, zum Beispiel im Garten. Die Pflegetherapien bringen Gestautes oder Verstocktes wieder ins Strömen, und schließlich kommen auch Arzneimittel hinzu, die beispielsweise Zinn- und Eisenprozesse in der Leber anregen und ausgleichen. Wie immer darf das therapeutische Gespräch, auch als Psychotherapie, nicht fehlen. So rundet sich ein therapeutisches Konzept, das durchaus auch konventionelle Arzneimittel beinhalten kann, wenn auch von ihnen Heilung nicht erwartet wird, wohl aber symptomorientierte Besserung. Es muss nur immer abgewogen werden, dass unerwünschte Arzneimittelwirkungen nicht die erwünschten übertönen.

Alzheimer-Demenz

Sind die Koronare Herzkrankheit und die Parkinson-Krankheit Beispiele typischer Alterskrankheiten, die das Fühlen bzw. den Willen schwerpunktmäßig betreffen, so begegnen wir in der Alzheimer-Demenz einer Alterskrankheit, die besonders das Denken anbelangt. Der Breslauer Neurologe Alois Alzheimer (1864–1915) beschrieb diese Krankheit als progressive Hirnatrophie, später sprach man auch von präseniler Demenz. Er studierte diese Krankheitssymptomatik an einer verhältnismäßig jungen Frau, Auguste Deter, die 1906 mit 55 Jahren verstarb. Bei der Sektion zeigte das Gehirn eine starke Schrumpfung und histologisch eigenartige fadenförmige Einlagerungen. Heute wissen wir, dass es sich um degenerierte Eiweiße handelt, die zu ganzen Plaques werden können und sich interessanterweise von Gehirnzelle zu Gehirnzelle ausbreiten. Daher der Begriff »progredient«. Auch wird, ähnlich wie beim Parkinson, ein für die Übertragung der Informationen im Zentralnervensystem wichtiger Botenstoff oder Neurotransmitter, das Acetylcholin, deutlich vermindert gebildet. Wir haben also sowohl physisch-anatomische als auch funktionelle Veränderungen im Gehirn.

Alterskrankheit, die das Denken betrifft

Dieses Organ wird heute stark in den Vordergrund des Menschseins gerückt. Es gilt als unser zentrales Organ, von dem alle Steuerung ausgeht. Wir kennen ein Sprachzentrum, viele Stoffwechselzentren, ein Atemzentrum – kurz, scheinbar werden alle Vorgänge im Organismus vom Gehirn überwacht und gesteuert. Und natürlich sei es auch der Sitz des Menschengeistes, der allerdings nicht eigenständig gedacht wird, sondern als Produkt des Gehirns.

Gehirn als zentrales Organ

Etwas provokant könnte ich sagen, das Gehirn ist das am meisten überschätzte Organ im Menschen. Verglichen mit dem Herzen oder der Leber ist es eher träge, um nicht »faul« zu sagen, rasch erschöpfbar und ruhebedürftig, sehr empfindlich gegenüber Bewegungen und nur sehr schwach in seiner Fähigkeit zu regenerieren. Gehirnverletzungen galten lange als irreparabel. Heute wissen wir, dass durchaus auch im Gehirn Zellregeneration stattfindet, doch verglichen mit der Leber oder den Schleimhäuten außerordentlich langsam, oft über Zeiträume von Jahren andauernd. Während das Herz lebenslang ohne erkennbare Pausen arbeitet, die Leber im 24-Stunden-Rhythmus 2 bis 3 Stunden pausiert (am liebsten in der Mittagszeit von 13 bis 15 Uhr), fordert das Gehirn große Pausen, zumindest was die Denktätigkeit angeht. Hält man ein Gehirn über einige Tage wach, indem man den Menschen am Schlafen hindert, kommt es rasch zu schweren Störungen und auch Persönlichkeitsveränderungen bis hin zu Psychosen, wie bestimmte Foltermethoden besonders im Gulag gezeigt haben. Anders gesagt: Das Gehirn ist wenig belastbar. Und doch ist es für unser Denken unverzichtbar. Nicht weil wir mit dem Gehirn denken, sondern weil es uns das von unserem Ich mittels der Seele Gedachte bewusst macht. Es spiegelt die Gedanken, weshalb wir in der deutschen Sprache auch von Vorstellungen sprechen. Der Geist (Ich) stellt sich dem Bild des Gedachten gegenüber und erlebt es spiegelbildlich. Das ist eine ungeheuer wichtige Tatsache: Wir nehmen unsere Gedanken nicht unmittelbar wahr, sondern mittelbar als Spiegelbild. Rudolf Steiner hat in einem seiner Hauptwerke, der *Philosophie der Freiheit,* dargestellt, wie durch konzentrativ-meditative Übung das Denken sich selber beobachten und wahrnehmen lernen kann, ohne den Mittler Leib bzw. das Gehirn zwischenzuschalten. Er sprach von leibfreiem oder reinem Denken.[68]

geringe Belastbarkeit

Eine zweite Tatsache ist, dass wir mit dem ganzen Leib denken. Jedes Organ ist auch Denkorgan, und das mithilfe des Herzens, der Leber oder bestimmter Drüsen Gedachte wird durch das Gehirn zum Bewusstsein gebracht. Auch hierfür gibt es einen markanten Satz von Rudolf Steiner aus dem wichtigen Buch für eine umfassende Menschenkunde, der *Theosophie:* »Der Menschenleib hat einen dem Denken entsprechenden Bau«![69] Das unterscheidet ihn grundsätzlich vom Tier und erfordert eine viel weitreichendere Auffassung von Organverständnis. Das kann auch dazu führen, an Auffälligkeiten im Denken sehr früh auf Störungen in einem bestimmten Organ aufmerksam zu werden, eine im Augenblick noch unvorstellbare Erweiterung der Diagnostik, die noch so fein aufzeichnende Apparate übertreffen wird.

jedes Organ ist auch Denkorgan

Bei der Alzheimer-Demenz kann der Mensch durchaus denken, er wird sich jedoch dessen immer weniger bewusst. Denn der dafür notwendige Spiegel, das Gehirn, wird trübe bzw. stumpf. Nicht der Geist geht verloren (»De-mens«), er kann umfänglich tätig sein, doch verliert er sein Instrument oder Werkzeug, sich das Gedachte ins wache Bewusstsein, in sein »Oberstübchen« zu bringen. Und neben diesem Verlust wird auch das Erinnerungsvermögen geschwächt und kann allmählich ganz verloren gehen.

Die Erinnerung ist eine aktive Leistung, etwas im Gedächtnis Bewahrtes wieder aufleben zu lassen, neu bewusst zu machen. Gedächtnisbildung und Erinnerungsvermögen sind zwei ganz unterschiedliche Vorgänge, die sich allerdings beide im Lebensbereich des Leibes abspielen und aneinander grenzen. Die Wahrnehmung wird im Lebensleib über mehrere Schritte bis zu einem Eindruck in das Unterbewusste geprägt, ich kann auch sagen »versiegelt«. Sie wird so über die Dauer des Lebens bewahrt und als großes Bilder-Gedächtnis-Plateau in den ersten Tagen nach dem Tod, wenn der Lebensleib sich auflöst, von Seele und Geist erlebt. Nichts geht davon verloren. Sich erinnern heißt, mit der bewusstseinstragenden Seele in den Lebensleib unterzutauchen, die Eindrücke dort aufzusuchen und sie dann als Bilder mit sich zurück ins Bewusstsein zu heben. Dieser Vorgang verläuft im Gesunden so schnell, dass wir ihn gar nicht wahrnehmen können, wir haben ihn nur als Ergebnis. Rudolf Steiner spricht hier von den Lebensprozessen oder -vorgängen.[70]

Gedächtnis und Erinnerung

Die Alzheimer-Demenz ist nicht nur eine Denkstörung, sondern eine Erinnerungsschwäche. Die Ursachen liegen im Wechselverhältnis des Lebensleibs und der Verstandesseele, die am stärksten mit Denken und Wahrnehmung verbunden ist. Was aber stört dieses Wechselverhältnis?

Denkstörung und Erinnerungsschwäche

Leider bin ich gezwungen, hier so wichtige Themen wie Gedächtnis und Erinnerung oder Denken mit dem ganzen Organismus anzusprechen, ohne sie ausführlicher und vor allem umfassend begründet darzustellen. Doch dieses Buch möchte Verständnis für das Alter vermitteln, für seine Besonderheit, ja Großartigkeit. Es kann weder eine Krankheitslehre noch eine allgemeine Menschenkunde sein. Es muss daher auf andere Literatur verwiesen werden, was auch nicht immer hilft, weil viele Anschauungen meine persönlichen sind und nicht bei anderen Autoren in gleicher Weise dargestellt werden.

Was also sind ursächliche Störfaktoren für das Ausbilden einer Alzheimer-Demenz? Wir müssen zwei Bereiche betrachten: den Teil der Seele, den wir Verstandesseele nennen, und den Teil des Leibs, den wir Lebensleib nennen.

Verstandesseele und Lebensleib

Die Verstandesseele hat einen zweifachen Aspekt: Verstand und Gemüt. Auch wenn Steiner überwiegend von Verstandes- oder Gemütsseele spricht, wird bei ihm das Wörtchen »oder« gelegentlich zum »und«.

Für mich ist klar, wir haben hier ein Seelenglied mit zwei Hälften oder – wie bei dem Organ Lunge – mit zwei Flügeln. Und so wie die rechte Lunge mit der linken trotz äußerlicher Getrenntheit ein Organ darstellt, so auch die Verstandes- und Gemütsseele. Dieses mittlere Seelenglied, welches vor allem in der griechisch-römischen Kulturepoche zwischen dem 8. vorchristlichen und dem 15. nachchristlichen Jahrhundert menschheitlich ausgebildet wurde und seither seelisch dominiert (die Bewusstseinsseelenentwicklung ist noch recht anfänglich), darf nicht dualistisch sein oder gemacht werden. Der selbst messerscharfe Verstand ist nur menschlich (»human«), wenn er vom Gemüt durchwärmt wird; Letzteres ist nur lebenspraktisch, wenn es die Rationalität der Verstandesseele in sich birgt. Trennt sich der Verstand vom Gemüt, in welchem auch die Phantasie wurzelt, disponiert das zur Alzheimer-Demenz. Dann erkaltet das Denken, es ist zwar klar, doch ohne Wärme. Das Gemüt schenkt dem Denken zur Klarheit die Wärme, macht es lebensvoll, nicht abstrakt.

abstraktes Denken

Großartige Denker können an Alzheimer erkranken, wenn sie ihr Denken ganz in die Abstraktion und damit Unverständlichkeit leiten, nicht nachvollziehbar für den gesunden Menschenverstand, verständlich nur für eine sogenannte »Elite«. Luther hat den Menschen »aufs Maul« geschaut und eine volkstümliche Sprache für die Evangelien entwickelt.

Ein anderer Aspekt besteht in einer Art Polarität: die Verstandesseele gar nicht zu gebrauchen, sondern quasi eine Dienstleistungsgesellschaft für sich denken zu lassen! Das übernehmen dann die Medien aller Art, das wird so geschätzt an Google, wo man sekundenschnell eine Antwort auf seine Frage erhält, für die man vor Jahrzehnten eine Bibliothek aufsuchte und vielleicht Stunden oder auch noch längere Zeit suchte und studierte. Die Übertragung einer Google-Antwort in das bleibende Gedächtnis ist noch nicht hinreichend wissenschaftlich untersucht. Es besteht aber der Verdacht, dass solche Informationen wenig gedächtnisbildend sind. Macht nichts, denkt der Zeitgenosse, ich kann ja immer wieder erneut bei Google nachsehen. Und disponiert sich so – das ist nun ganz persönlich gesagt – zur Alzheimer-Demenz. Das kann ich auch begründen. Es ist eine Gesetzmäßigkeit aller lebendigen Organe, dass zu ihrer gesunden Funktion gehört, dass sie tätig sind. Jeder weiß, dass ein über längere Zeit nicht tätiger Muskel »atrophiert«, das heißt substanziell schwindet, und es viel mehr Zeit braucht, ihn wieder zu alter Tüchtigkeit aufzubauen. Das gilt für jedes Organ, auch für das Gehirn. Womit wir beim zweiten Bereich der Alzheimer-Ursachen sind, der Schwächung des Lebensleibs, dem Träger aller Funktionen.

Schwächung des Lebensleibs

Wieder ein Satz von Rudolf Steiner mit beschreibender Gesetzmäßigkeit: »Nun ist das Wesen des Ätherleibes [= Lebensleib] das des Tätigseins, des Hervorbringens, des Wachstumförderns.«[71] Durch den Lebensleib brauchen wir das Tätigsein, um gesund zu sein. Deshalb ist Arbeit ein Gesundheitsfaktor und nicht krankmachend. Vorausgesetzt, sie ist sinnvoll und sozial, womit ich meine, zum Nutzen aller, ich kann auch sagen, zum Nutzen der Gesellschaft.

körperliches Tun fördert das Denken

Alle Tätigkeiten unserer Gliedmaßen fördern das Denken. Nichts ist für das Denken ungesünder als körperliches Nichtstun. Plato wusste das und lehrte im Gehen. Und wenn ich heute, sagen wir als Journalist, vor dem Computer sitze und meinen Beitrag in die Tasten »denke«, sollte ich anschließend unbedingt einen längeren Spaziergang machen oder Freizeitsport. Utopisch? Nein, denn die Arbeitswelt wird sich ändern, es wird mehr aktive Bewegungszeit in sie integriert werden. Es wird sich zeigen, wie belastend ein Denken ohne Bewegung ist. Es ist ja jetzt schon ersichtlich, wenn aktuell jede fünfte Krankschreibung aus »psychischen Gründen«, wozu auch Depression und Burnout zählen, erfolgt.

Stimmen diese Vorstellungen der Ursachen von Alzheimer, müssen wir davon ausgehen, dass diese Krankheit epidemisch zunimmt. Zurzeit sollen eine Million Menschen in Deutschland an Alzheimer erkrankt sein, und jedes Jahr kommen 100.000 hinzu, mit steigender Tendenz. Und dagegen helfen keine Pillen!

lebenslanges Denktraining und Gedächtnisbildung

Folgt der Leser meinen Anschauungen, wird er zustimmen können, dass eine wirksame Prävention dieser tragisch anmutenden Erkrankung einerseits ein lebenslanges Denktraining erfordert und zugleich eine Gedächtnisbildung, die von Interesse begleitet tiefe Eindrücke (im Lebensleib) hinterlässt und das Erinnern übt, indem zum Beispiel Gelerntes repetiert wird. Denktraining heißt kreatives Denken, gestärkt von der Phantasie, auch scheinbar Unmögliches denken zu können. Es fordert auch ein kontrolliertes Denken, das auf seinem Weg bleibt, nicht dauernd abschweift, von anderen Gedanken unterbrochen wird, logisch die Gedanken einander folgen lässt. Training ist hier der richtige Begriff, denn das ist nicht gegeben, das muss gelernt werden.

In der Kindheit ist das Gehirn noch sehr bildsam, weshalb es nicht schon zu sehr durch Abstraktion gefordert werden sollte. In den ersten etwa zehn Jahren sollte Denken bildhaft gelernt werden, wie es in den Märchen, auch in den Evangelien geschieht. Da muss noch nicht alles verstanden werden, da reicht »Begreifen«, ein Wort, das auf den Zusammenhang des Denkens mit den Gliedmaßen, hier den Händen, hinweist. Die Waldorfpädagogik im Kindergarten und in den ersten vier Schuljahren ist darauf angelegt. Und auch im weiteren Leben spielen Kreativität und Phantasie im Denken eine große Rolle, als Gegengewicht zur Abstraktion.

Auswendiglernen, das Lernen einer neuen Sprache, das Führen eines Tagebuchs, das Erfinden von Geschichten: Alles fördert das Denken und schult das Gehirn so, dass die Gefährdung, später an einer Alzheimer-Demenz zu erkranken, sehr vermindert wird. Und parallel dazu Anregung körperlicher Tätigkeit, die Freude macht, auch anstrengen darf. Nie aufhören zu lernen, immer neugierig oder wissensdurstig und interessiert bleiben, das stärkt den Lebensleib und die mit ihm verbundene Erinnerungsfähigkeit.

Neugier und Wissensdurst

Und helfen wirklich keine Pillen? Ist kein Kraut gegen Alzheimer gewachsen (Paracelsus)? Doch, es gibt ein Arzneimittel, das aus einer Pflanze gewonnen wird, die wohl uralt ist, wahrscheinlich aus fernen Vorzeiten unserer heutigen Pflanzenwelt stammt: der *Ginkgobaum*. Aus seinen zweiflügeligen Blättern wird eine Arznei gewonnen, die erstaunliche Wirkungen im Zusammenhang mit Alzheimer zeigt. Am eindrücklichsten finde ich die Ergebnisse einer französischen Studie, in der über einen langen Zeitraum beobachtet wurde, wie viele Menschen im Verlauf dieser Zeit Alzheimer-Erkrankungen bekamen. Nach dem Zufallsprinzip getrennt in zwei Gruppen bekam eine ein Ginkgopräparat, die andere ein Plazebo. Es zeigte sich bei der Auswertung, dass die Zahl von Alzheimer-Erkrankungen in der Ginkgogruppe signifikant kleiner war als in der mit dem Plazebo. Auch im schon fortschreitenden Stadium verbessert Ginkgo die sogenannten kognitiven Fähigkeiten, also Denken, Gedächtnisbildung und Erinnerungsvermögen.[72]

Ginkgo

Alle Aktivitäten zum Erhalten einer guten Denkfähigkeit im Alter und im Hohen Alter lassen sich noch einmal folgendermaßen zusammenfassen:

- das Interesse wachhalten,
- immer Neuem gegenüber aufgeschlossen sein,
- das Unmögliche für möglich erachten,
- nie aufhören zu lernen und
- immer freier von Vorurteilen werden.[73]

Zwischengedanken

Zusammenhang mit Fühlen, Wollen und Denken

Ich habe drei Krankheiten beschrieben und als typische Krankheiten des Alters bezeichnet, für die ein Zusammenhang mit den Seelenkräften des Fühlens, Wollens und Denkens aufgezeigt werden konnte. Sie lassen auch einen physisch-organischen Zusammenhang mit den Blutorganen Herz und Arterien (Koronare Herzkrankheit) und dem Nervensystem erkennen, mehr die Peripherie erfassend der Parkinson, mehr das Zentrum die Alzheimer-Demenz. Ganz behutsam finden wir auch Zusammenhänge mit den drei Jahrsiebten des Alters. Das mittlere, als Jupiterzeit charakterisiert, steht für das Fühlen, die Empathie, nun auf die Welt als Altruismus gerichtet. Es ist bezeichnend, dass die Häufigkeit eines dramatisch verlaufenden Herzinfarkts hier besonders groß ist, mit einem Maximum um das 56. Lebensjahr, welches das »Stirb und werde« einleitet. Die Marszeit (42. bis 49. Lebensjahr) ist eine Willenszeit, in ihr veranlagt sich die Parkinson-Krankheit, auch wenn ihre offenkundigen Symptome, die Trias von Tremor, Rigor und Akinese (siehe Seite 106), schwerpunktmäßig erst nach dem 50. Lebensjahr auffällig werden. Die Alzheimer-Demenz und das von ihr so betroffene Denken wirken aus der Saturnzeit des Menschen. Das mag nicht so überzeugend klingen, wird die Demenzform doch als präsenil bezeichnet, also ihre Wurzeln in früheren Lebensabschnitten habend. Das ist auch so, darauf wurde ja mit dem Blick auf eine wirksame Prävention verwiesen. Doch in ihrer vollen (manifesten) Ausprägung erscheint sie erst im höheren Alter beim Übergang in das Hohe Alter.

Sinnhaftigkeit

Mit diesen Gedanken möchte ich darauf aufmerksam machen, wie typische Krankheiten auch im Zeitverlauf mit der menschlichen Entwicklung verbunden sind, wie sich dadurch auch ihr Sinn zeigt, die Aufgabe, die es zu ergreifen gilt, um Versäumtes, Irrwege oder andere unbewusste Abweichungen vom eigenen Lebensplan zu korrigieren. Dem entspricht der bereits erwähnte Meditationstext, der besagt, dass der Vatergott die Krankheit zum Ausgleich des Karma schickt.[74]

Nun sollen noch zwei sehr charakteristische Alterskrankheiten folgen, die in ihrem zeitlichen Verlauf typisch sind für die gesamte Zeit zwischen dem etwa 40. bis zum 70. Lebensjahr: die Osteoporose und die Krebskrankheit. Natürlich gibt es für alle typischen Krankheiten auch große Abweichungen ihres typischen zeitlichen Verlaufs. Das hängt mit der immer stärkeren Individualisierung und auch der Freiheit des Menschen zusammen. Und doch ist es wichtig, den Typus zu schildern und verständlich zu machen, um davon abweichende Modifikationen erfassen und durchschauen zu können.

Osteoporose

Skelett als Bild des Todes

Die Vielzahl aller Knochen, das Knochensystem, nennen wir auch das Skelett. Dieses wurde in der Kunst lange als Bild des Todes benutzt. In gewissem Sinne ist der Knochen auch tot, an das Ende seiner Entwicklung gekommen, das ganz und gar Stofflich-Physische unseres Leibes. In seiner Polarität zum so ungeheuer lebendigen Blut formulierte Rudolf Steiner: »Während wir in unserem Blute am meisten organisch leben, sind wir im Grunde genommen in unserem Knochensystem schon gestorben.«[75]

Ist das Blut organischer Träger des eigentlichen, geistigen Menschen, unseres Ichs, ist das Knochensystem sein physisches Abbild. Und doch besiegen wir in ihm ständig den Tod. Denn der Knochen trägt in seinem Innersten, dem Knochenmark, starke Auferstehungskräfte in der originären Blutzellbildung. Es ist das Bild vom Vogel Phönix, der aus der Asche aufsteigt, oder – christlich gesprochen – das Geschehen von Karfreitag bis zum Morgen des Ostersonntags. So lautet ein weiterer Kernsatz Rudolf Steiners: »Das Skelett ist das physische Bild der Ich-Organisation.«[76] Im Ich sind todbringende (abbauende) und auferstehende (aufbauende) Kräfte vereinigt und vermitteln sich über Nerven und Blut dem Leib. Der Nerv wiederum ist ein nicht zum Ende gebildeter Knochen, immer auf dem Wege und in der Gefahr, Knochen zu werden. Er wird durch die Begegnung mit dem Blut jedoch ständig »geheilt«, also am Leben erhalten. Wir finden diese ab- und aufbauenden Kräfte in jedem Knochen, sie verbinden sich mit zwei Zellsystemen, die Osteoklasten (abbauend) und Osteoblasten (aufbauend) heißen. Wobei die Osteoklasten viermal so schnell arbeiten wie die Osteoblasten. Wir kennen das aus äußerer Anschauung: Der Abriss eines Hauses geht dramatisch schneller als der Aufbau.

abbauende und aufbauende Kräfte

Das eigentliche Knochengewebe sind die Knochenbälkchen, eine elastische Eiweißsubstanz, die auch Matrix genannt wird. In sie wird zur Festigung Kalk aufgenommen, und zwar in zwei Formen: als kohlensaurer Kalk (Calcium carbonicum) und als phosphorsaurer Kalk (Calcium phosphoricum). Ersterer trägt die Erdkräfte in sich, Letzterer kosmische Bildekräfte. Auch hierin finden wir die ab- und aufbauenden Tätigkeiten wieder.

Osteoporose bedeutet Knochenschwund, nicht etwa Kalkmangel. Verlustig geht die eigentliche Knochensubstanz, der Kalk findet keine Möglichkeiten mehr, sich einzulagern.

präsenile und senile Osteoporose

Zwei Formen der Osteoporose, präsenile und senile genannt, unterscheiden sich in Grundphänomenen. Die *präsenile* oder auch *postmenopausale Osteoporose* manifestiert sich zwischen dem 50. und 70. Lebensjahr und betrifft schwerpunktmäßig die Wirbelkörper sowie die Speiche (Radius) des Unterarms. Ihr liegt eine zu starke Abbautätigkeit der Osteoklasten zugrunde, während die Osteoblasten im normalen Maße arbeiten. Frauen sind siebenmal so häufig betroffen wie Männer.

Bei der *senilen Osteoporose,* die erst nach dem 70. Lebensjahr, also in unserer Diktion im Hohen Alter eintritt, sind schwerpunktmäßig das Becken, der Oberschenkel- (Femur) und Oberarmknochen (Humerus) betroffen. Nun ist die aufbauende Osteoblastentätigkeit zu schwach, die abbauende Osteoklastentätigkeit dagegen normal. Frauen sind hiervon nur noch dreimal so häufig betroffen wie Männer.

Beide Formen treten verbreitet auf, statistische Zahlen sprechen von 13 Millionen Menschen mit präseniler Osteoporose in Deutschland, 7 Millionen sollen von der zweiten Form betroffen sein. Beide Formen sind chronische Erkrankungen, die therapeutisch nur aufgehalten werden können. Sie sind nicht lebensbedrohlich. Doch bergen sie eine Gefährdung durch spontane Knochenbrüche (Frakturen) und damit verbundene Schmerzen.

Ist die Wirbelsäule besonders betroffen, kommt es zu Verkrümmungen und durch die Sinterungen (Einbrüche) der Wirbelkörper auch zum gar nicht selten erheblichen Verlust an Körperlänge. Auch ist die Belastbarkeit des Skeletts zunehmend eingeschränkt. Obwohl keine dramatische Erkrankung, gilt ihr doch große Aufmerksamkeit, und es ist auffällig, mit wie viel Angst sie verbunden ist.

Ursachen

Was sind nun die Ursachen der Osteoporosen? In der konventionellen Medizin bleibt das offen, die unterschiedliche Intensität der Tätigkeiten von Osteoklasten und Osteoblasten wurde erwähnt. Und warum sind Frauen so viel häufiger betroffen als Männer? Die präsenile Osteoporose (Typ 1) wird ja auch postmenopausisch genannt. Sie tritt im Zusammenhang mit der Menopause auf, wenn also die Gebärfähigkeit der Frau endet. Es wurde entdeckt, dass Östrogene die zu starke Osteoklastentätigkeit hemmen, was auch auf diesen Zusammenhang verweist. Konsequent wurde die Substitution mit chemischen Östrogenpräparaten therapeutisch genutzt, allerdings verbunden mit ernsten Nebenwirkungen. Doch auch Männer bekommen, wenn auch viel seltener, diese Typ-1-Osteoporose.

Schauen wir auf die tieferen Zusammenhänge des Lebensabschnitts, in dem sich die Osteoporose zeigt, erfahren wir den Umschwung der leiblich-seelischen individuellen Entwicklung zur geistigen. Nun soll die Ich-Entwicklung als Selbst, die sich im Egoismus ausdrückt, zum Weltinteresse, zum Altruismus verwandelt werden. Menschenkundlich heißt das: Die Seele wendet sich von ihrer Verbindung zum Leib mehr und mehr dem Geist zu. Dadurch wirken die Erdkräfte stärker in ihrer verfestigenden, zugleich abbauenden Kraft auf den Leib und seine Organe.

Osteoporose als Sklerosekrankheit

Die Osteoporose ist eine Sklerosekrankheit. Bei der Frau, die bis zur Menopause viel stärkere kosmische Kräfte in sich bewahrt als der Mann, der schon zur Zeit des Stimmbruchs einseitig von irdischen Kräften beherrscht wird, treten Letztere nun plötzlich sehr intensiv in Erscheinung. Ist der weibliche Organismus zum Beispiel lange vor einer Arteriosklerose geschützt, entwickelt sich nun eine solche in gleicher Intensität wie beim Mann. Da gibt es dann nach wenigen Jahren kaum noch einen Unterschied ihrer Ausprägung. Osteoporose als Typ I ist also ein zu starkes Irdischwerden bzw. eine zu starke »Vererdung« auf der leiblichen Ebene, es überwiegen nun die abbauenden Kräfte im Knochen, die Osteoklasten.

Eine rationale Therapie muss zum Ziel haben, die Einseitigkeit der geschilderten Veränderungen in ein altersgerechtes Gleichgewicht zu bringen. Wenn sich auch das Seelenleben nun verstärkt dem Geist und der Welt zuwendet, muss ein entsprechend die aufbauenden Kräfte im Leib förderndes Seelenleben erhalten werden. Das stärkste Element hierfür ist die körperliche Bewegung. Alle Bewegung im Leib stammt aus Impulsen der Seele, im Besonderen der Empfindungsseele. Es muss eine Bewegung sein, die mit Freude verbunden ist, die Spaß machen darf. Ob das Spazierengehen, Sport oder Nordic Walking ist, ob bestimmte Formen von Gymnastik oder Yoga, alles ist sinnvoll und von Nutzen.

körperliche Bewegung

Ernährung ist auch Bewegung, wenn Magen und Darm dazu angeregt werden, wenn die Verdauungssäfte sprudeln. Jede Vollkost mit Nahrungsmitteln, die eine kräftige Verdauung fördern, ist richtig, es gibt keine einseitige Osteoporosediät. Sie sollte stark von pflanzlicher Nahrung geprägt sein, weil sich mit ihr Kosmisches verbindet, während Fleisch eher eine verhärtende Wirkung hat, die bei der Krankheit dominierende Skleroseprozesse eher verstärkt. Und in besondere Bewegung bringt uns alle Kunst, die wir aktiv praktizieren. Deshalb spielen die verschiedenen Kunsttherapien eine große Rolle bei der Behandlung der Osteoporose. Sie ist eine durchaus heilbare Erkrankung, wenn nicht einseitig auf Medikamente gesetzt wird, sondern eine umfassende Eigenaktivität vor allem als Bewegungstherapie im Vordergrund steht. Diese kann durch Medikamente sinnvoll ergänzt werden.

Medikamente

Nach meiner eigenen Erfahrung ist es an vorderster Stelle der *Phosphor*, der hier hilft, zum Beispiel in öliger Zubereitung (0,1 bis 1 %) über der Wirbelsäule eingerieben. Ein Mittel der anthroposophisch begründeten Pharmazie ist *Plumbum mellitum*, eine Zusammenfügung von hochpotenziertem Blei D20 und Honig (Mel). Dieses Präparat wird 1- bis 2-mal wöchentlich subkutan injiziert. Bei Männern kann stattdessen auch *Scleron*® verordnet werden.

altersphysiologische Veränderung

Die senile Osteoporose (Typ 2) ist eigentlich keine Krankheit, sondern eine altersphysiologische Veränderung, ein Nachlassen der aufbauenden Tätigkeiten im Hohen Alter. Jetzt beginnt der ganz langsame Lösungsprozess der Seele vom Leib, der schließlich im Sterben kulminiert, aber eben über Jahrzehnte verlaufen kann. Dieser Prozess kann jedoch zu früh zu intensiv werden und dann Krankheitswert bekommen. In einem solchen Fall wird auch diese Osteoporoseform behandlungsbedürftig. Nun gilt es die Aufbauseite im Knochen anzuregen und zu stärken, was nicht einfach ist und viel Geduld erfordert. Auch hier müssen Bewegung, Ernährung und praktizierte Kunst die Grundlage bilden, auf der dann Medikamente ihre Wirkung entfalten können. Das ist zum Beispiel phosphorsaurer Kalk als natürlicher Apatit, in dem Fluor enthalten ist, das auch von der konventionellen Medizin als Fluoride angewendet wird. Dazu kommt ein natürlicher kohlensaurer Kalk, die Austernschale oder Conchae in stofflicher Form (zum Beispiel 0,5 %), und eventuell Eichenrinde. Fertigpräparate hierfür sind der *Aufbaukalk 1 und 2* der Weleda. Eine ganz besondere Förderung des Knochenaufbaus entdeckten wir mit Injektionen von Meteoreisen und einem Extrakt aus der Bauchspeicheldrüse *(Ferrum sidereum D10/Pankreas D6 aa)*. Dessen Ratio kann hier nicht dargestellt werden, hat aber mit dem gleichgewichtigen Verhältnis von Licht und Finsternis zu tun. In jedem Fall konnten wir mit dieser Therapie immer helfen und die senile Osteoporose auf das Maß zurückführen, bei dem sie keinen Schaden anrichtet.

Angst

Zum Abschluss sei noch ein kurzer Blick auf die mit der Osteoporose verbundene Angst vor dieser Krankheit gerichtet. Ich konnte sie zunächst gar nicht verstehen – gibt es doch viel ernstere Krankheiten, die jedoch kaum mit Angst einhergehen, jedenfalls nicht mit dieser zumindest mir unverständlichen Intensität. Dann stieß ich auf eine Darstellung Rudolf Steiners in Vorträgen für die Arbeiter am Goetheanum, die zwar zunächst völlig überraschend und sicher für viele auch fast absurd erscheint, für mich das Problem des Verständnisses jedoch schlagartig erhellte. Er spricht über die Tier und Mensch innewohnende Angst und ihre Bedeutung. Da heißt es zuerst: »Wir Menschen haben auch die Angst in uns. In unserer großen Zehe, in den Beinen, in dem Bauche, überall steckt die Angst. Nur über das Zwerchfell traut sie sich nicht herauf, kommt nur herauf, wenn wir Angstträume haben.« Und dann:

Sinn der Angst

»Doch die Angst hat ihren guten Zweck; die hält unseren Organismus zusammen. Und in den Knochen, da steckt die allermeiste Angst. Die Knochen sind so fest, weil da eine furchtbar starke Angst drinnen steckt. Die Angst ist es, die die Knochen fest hält.«[77] Diese Angst wird bei der Osteoporose frei und vagabundiert als seelisches Erlebnis im Menschen, wenn sich der Knochen, die eigentliche Knochensubstanz auflöst und sie nicht mehr festhalten kann. Angst ist ein seelisches Element, aus dem wir zum Beispiel die Vorsicht gewinnen, und sie ist der »Leim« unserer Knochen, allgemeines Element aller Verfestigungskräfte. Mag das auch zunächst ein ungewohnter Aspekt sein, so kann man doch lernen, diesen Sinn einer nur negativ belegten Seelenfähigkeit neu zu verstehen. Man wird sie dann nicht einfach verdrängen oder eliminieren wollen, sondern Wege suchen, sie an die Orte zurückzuführen, wo sie eine bedeutende Aufgabe hat. In unserem Zusammenhang also wieder zum Befestigen der Knochen.

Die Krebskrankheit

Typus der Alterskrankheit

Von ihrem Typus her ist die Krebskrankheit eine Alterskrankheit, so sieht es auch die konventionelle Medizin. Gemeint sind damit die Jahre zwischen dem 40. und dem 70. Lebensjahr. Dass sich diese Krankheit weit in jüngere Jahre und auch in das Hohe Alter ausgedehnt hat, ist ein Zeitphänomen, sprengt den Typus, verzerrt ihn.

Hier soll nicht die ganze komplexe Vielfalt und Breite der Krebskrankheit dargestellt werden, das ist andernorts geschehen und nachzulesen.[78] Vielmehr soll in diesem Zusammenhang der Aspekt als Alterskrankheit angesprochen werden.

Fälschlicherweise wird »Krebs« immer mit der Geschwulst, dem Tumor gleichgesetzt, der sich im Zusammenhang mit der Krebskrankheit bildet. Sie ist im wirklichen Sinne jedoch eine okkulte, unsichtbare Krankheit, die mehr die Seele betrifft als den Leib, auch wenn sie sich in beiden manifestiert. Eine

Aussage Rudolf Steiners bildet für dieses Verständnis den Ausgangspunkt. Im Zusammenhang mit Darstellungen zu der von ihm angesprochenen Frage des sozialen Organismus wird ihm die Frage vorgelegt, ob es richtig sei, das Bild vom sozialen Karzinom so zu verstehen, dass die Produktion (im Sinne von Aufbau) im Wirtschaftsleben den Konsum (im Sinne von Abbau) überwuchere. Und Steiner antwortet: »Man darf die Produktion nicht vergleichen mit dem Aufbau, sondern nur mit der Einatmung. Das Überwuchern der Einatmung über die Ausatmung führt zum Krebs. So wird das Bild richtig.«[79]

Zusammenwirken von Seele und Leib

Atmung benennt alles Zusammenwirken von Seele und Leib. In der Einatmung drängt die Seele zum Leib, verbindet sich mit ihm bis in jedes Organ hinein, bis in jede einzelne Zelle. In der Ausatmung befreit sich der Leib von der ihn bedrängenden Seele, gibt sie wieder frei. Goethe hat das großartig »ver-dichtet«:[80]

> Im Atemholen sind zweierlei Gnaden:
> die Luft einziehn, sich ihrer entladen.
> Jenes bedrängt, dieses erfrischt;
> so wunderbar ist das Leben gemischt.
> Du danke Gott, wenn er dich presst,
> und dank' ihm, wenn er dich wieder entlässt.

Leuchtekraft der Seele und Schweremacht des Leibes

Das gesunde Verhältnis im Zusammenwirken von Seele und Leib, welche ganz unterschiedlichen Gesetzmäßigkeiten entstammen, zum Beispiel Licht und Schwere, Weite und Enge, lebt im Rhythmus. Dieser gleicht die Verschiedenheit, ja auch Unverträglichkeit aus, heilt diese in jedem Augenblick oder bringt sie in ein gesundes Gleichgewicht. Steiner spricht in einer Meditation für junge Ärzte auch von der Leuchtekraft der Seele und der Schweremacht des Leibes oder Körpers.[81] Sie sollen sich begegnen, man kann auch sagen berühren, dürfen aber einander nicht überwältigen. »Ergreifen« und »durchdringen« nennt Steiner diese Pathologie. Denn wenn sie es tun, »binden [...] Seele und Körper in Verderbnis sich«. Und er fügt hinzu: »Diese Verderbnis ist die Krankheit.«[82] Und das gilt in besonderem Maße für die Krebskrankheit. In ihr »ergreift« die Seele den Leib, bindet ihn an sich oder sich an ihn, wird von ihm gefesselt und gerät in seine Gesetzmäßigkeiten, zum Beispiel der Vergänglichkeit oder des Todes. Sie droht ihr Ewiges zu verlieren und dem Zeitlichen (Begrenzten) des Leibes anheimzufallen. Deshalb auch die existenzielle Angst, die sich praktisch bei jedem Erkrankten zeigt, wenn ihm die

Diagnose gesagt wird. Eine Angst, die er unterschwellig oft schon lange vorher erlebte, aber nicht benennen konnte.

Der Leib wiederum saugt in sein Zellwesen hinein die Unsterblichkeit der Seele. Er bildet die Krebsstammzelle, die die Fähigkeit zum Zelltod, die Apoptose, »abstellt« und so Dauer gewinnt, dem Tod nicht mehr verfällt. Denn jede gesunde Zelle weiß, wann ihre Zeit gekommen ist, dass sie dem Gesamtorganismus nicht mehr dienen kann, nicht mehr nützlich ist. Dann entzündet sie ihre Apoptosefähigkeit, was nicht nur bewirkt, dass sie selbst stirbt, sondern dass eine neue, junge Zelle an ihre Stelle tritt. Das nannte eine frühere Medizin bildhaft Zellmauserung, es liegt aller zellulären Regeneration zugrunde.

Apoptose

Aus dieser Opferhaltung klinkt sich die Krebsstammzelle aus, sie wird autonom und in höchstem Maße egoistisch. Und beginnt nur noch wie ein Klon Ihresgleichen zu schaffen. Der sich so langsam bildende Zellhaufen braucht viele Jahre, ehe daraus eine erkennbare, messbare Geschwulst wird. Die theoretische Krebsforschung rechnet mit im Mittel fünfzehn Jahren, oft auch länger, im denkbar kürzesten Fall mit sieben Jahren. So lange wirkt die Krebskrankheit im Menschen unentdeckt. Eine heute propagierte Früherkennung bedeutet immer frühe Erkennung eines Spätstadiums! Das macht diese durchaus heilbare Krankheit so gefährlich, auch so unheimlich, weil sie so lange im Verborgenen, Unsichtbaren von uns Besitz ergreift.

Und noch eine wissenschaftliche Tatsache sei erwähnt, die immunologischer Forschung entstammt: Die Krebsstammzelle ist sowohl von der Chemotherapie als auch von der Strahlentherapie nicht erreich- und zerstörbar! Beide sogenannten Therapien können den Krebs nicht heilen, sie können nur ein Leben mit ihm verlängern, was offiziell als Überlebenszeit bezeichnet und gemessen, statistisch bewertet wird.

Fesselung der Seele an den Leib

Was ist nun die Ursache für diese Fesselung der Seele an den Leib, für die auch das Bild des an den Felsen geschmiedeten Prometheus gelten kann? Es ist der unsere Zeit beherrschende Materialismus, die immer größere Geistlosigkeit unserer Zeit. Die zwischen Leib und Geist ständig vermittelnde, ausgleichende Seele verliert den Blick auf den Geist und »starrt« gebannt und einseitig auf den Leib, und an ihm auch nur noch auf seinen physisch-stofflichen Teil, der unseren Sinnen zugänglich ist, an dem alles zähl-, mess- und wägbar ist. Die moderne Medizin ist dafür ein exaktes Abbild. In der Regel wird jede Eigenständigkeit von Seele und Geist oder Ich und Individualität des Menschen ausgeschlossen, es gibt nur die Wirklichkeit des Körpers. Und auch dessen Lebensvorgänge oder gar sein Empfindungsleben wird weitgehend eliminiert oder unbeachtet gelassen, weil eben »unsichtbar«, nicht in Gewicht oder Menge zu messen, nicht als Befunde zu definieren, sich im Subjektiven eines Befindens oder einer Gestimmtheit offenbarend. Der Materialismus ist die beherrschende Weltanschauung unserer Zeit geworden, beginnend etwa mit dem 15. Jahrhundert, immer stärker sich ausbreitend, die Wissenschaft beherrschend, mit einer Kulmination im 20. und auch 21. Jahrhundert. In dieser materialistischen Weltauffassung verbirgt sich eine magische Kraft, der es gelungen ist, die Menschen auf die Scheinwirklichkeit einer sichtbaren Dinglichkeit zu bannen, die die Philosophie Immanuel Kants (1724–1804) oder auch Karl Poppers (1902–1994) diktierte und dem Menschen eine leibliche Unsterblichkeit verspricht, deren Bild die Maschine ist, *l'homme machine!* Diese magische Kraft ist unfassbar stark, es gelingt ihr Täuschung über Täuschung, sie vernebelt alles Denken und lähmt den Willen. Und sie hasst alles Gefühl oder Gemüt, weil sie es nicht hat und kennt, weil ihr ein mitfühlender Mensch Angst macht, sie schreckt. In der Sprache der Geisteswissenschaft heißt der Träger dieser Kräfte von alters her Ahriman, und einer seiner stärksten Mitarbeiter ist Sorat, der sich besonders mit der Krebskrankheit verbunden hat.[83]

Materialismus als beherrschende Weltanschauung

Es kommt hier nicht auf Namen an. Entscheidend ist zu erkennen, dass mit der Krebskrankheit ein fremder Geist Einzug in uns hält, der als Meister der Täuschung ganz im Verborgenen arbeitet, an aller Immunität, die uns vor Fremdem schützen will, vorbei.

Alle Immunologie als Wissenschaft baut auf dem Satz auf »Das Selbst erkennt alles Nichtselbst«, also ein Fremdes. Das Selbst ist unser Ich mit der ganzen Ausgestaltung in seinen Instrumenten Seele und Leib. Dieses Ich will erkannt sein und nicht negiert werden. Es gilt für unsere Zeit die Aufforderung zur Selbsterkenntnis, das alte apollinische Wort »Mensch, erkenne dich selbst«. Das ist Aufgabe einer Seelenentwicklung, die Rudolf Steiner Bewusstseins- oder auch Selbstbewusstseinsseele nennt. Ihre menschheitliche Evolution beginnt im 15. Jahrhundert und dauert über 2000 Jahre an, also bis tief ins 4. Jahrtausend hinein. Sie entwickelt sich im Durchdringen der Physis unseres Leibes, der faszinierenden Welt der Stoffe, der Materie. Sie soll auf deren schöpferische Welt, den ihr innewohnenden Geist stoßen und sich selbst als Geist erfahren. Es ist der Bewusstseinsschritt vom Ich-Erleben zum Erkennen des existenziellen »Ich-Bin«. Das drückte sich zum Beispiel in der Existenzialphilosophie des 20. Jahrhunderts aus, das begründete auch die neue Geisteswissenschaft der Anthroposophie Rudolf Steiners.

Aufforderung zur Selbsterkenntnis

Die dem widerstrebende Kraft des Täuschers, die oben geschildert wurde, sucht das zu verhindern und die Seele in die Außenseite der Materie zu bannen, um dann nicht den Geist, sondern das Ego als Spiegelerlebnis zu kreieren. Das bewirkt den weltanschaulichen Materialismus und den persönlichen Egoismus, der so treffend auch als »Ich-AG« bezeichnet wurde und das Single-Dasein an die Stelle der Gemeinschaft setzt. Und es wird auch verständlich, warum die Häufigkeit der Krebskrankheit so exzessiv zunimmt, mit großer Dynamik im 20. Jahrhundert und erwarteter Steigerung auch in unserem 21. Jahrhundert. Die Krebskrankheit betrifft heute schon jeden vierten Menschen und ist zweithäufigste Todesursache. Wobei an ihr nicht gestorben werden müsste, wenn man nicht die Folge anstelle der Ursache behandeln würde. Der Materialismus ist heute ein allgemeines Zeitgeschehen, das jeden von uns betrifft und dem man nicht entgeht. Es bedarf der bewussten Entdeckung des aller Materie zugrunde liegenden schöpferischen Geistes, um sich von der Ausschließlichkeit der materialistischen Weltauffassung zu befreien. Ein Weg hierfür ist die Anthroposophie. Ich darf auch an den Satz des Physikers Hans-Peter Dürr erinnern, den ich ganz zu Beginn zitierte: »Die Grundlage der Welt ist nicht materiell, sondern geistig.«[84]

zunehmende Häufigkeit

Es wurde einleitend gesagt, dass die Geschwulst, die bekämpft wird, nicht die Krankheit ist, sondern eine Antwort auf ihre Ursache, die Fesselung der Seele an den Leib. Es gibt einen Vorgang, bei dem der Zellhaufen aus klonalen, autonomen Krebszellen vom Immunsystem entdeckt wird. Das wird die Vaskularisierung der Geschwulst genannt, ihren Anschluss an die das gesamte Gefäßsystem verbindenden Arterien. Vorher lebt die Krebsgeschwulst ohne Blutzufuhr, ohne Sauerstoff, man nennt dies anaerob. Ja, der Sauerstoff ist ihr zuwider, bedroht ihr autonomes Sein. Durch die Vaskularisation beginnt der Angriff des Immunsystems. Die Seele versucht sich aus der Fesselung des Leibes zu befreien, indem sie die Fesseln sprengt, das heißt den Leib zerstört.

Vaskularisierung der Geschwulst

So ungeheuer dieses Geschehen auch anmutet, so konträr es allem bisher auch wissenschaftlich Gedachten ist, so ist es doch eine Tatsache. Wer die Krebskrankheit heilen und gleichzeitig das gesunde Verhältnis von Seele und Leib wiederherstellen und erhalten will, muss andere therapeutische Wege suchen, als sie heute durch die konventionelle Onkologie gegangen werden. Die Geschwulst muss von der körpereigenen Abwehr entweder aufgelöst und ausgeschieden werden, was auch »Verdauen« heißt, oder sie muss aus dem Organismus so ausgegrenzt werden, dass sie in ihm Außenwelt wird

andere therapeutische Wege

und nicht mehr schadet. Das hieße dann, gesund mit der Geschwulst oder den Geschwülsten zu leben. Beides ist möglich und in der eigenen ärztlichen Arbeit vielfach realisiert worden. Das soll noch in aller Kürze geschildert werden.

Mistel

Rudolf Steiner hat die *weißbeerige Mistel (Viscum album)* als das zukünftige Heilmittel der Krebskrankheit bezeichnet[85] und ist immer wieder in späteren Vorträgen darauf zurückgekommen. Damals gab es keine Chemotherapie, Röntgenbestrahlungen waren mehr als anfänglich und kaum steuerbar. Seine enge Mitarbeiterin, die Ärztin Ita Wegman, hatte bereits 1917 mit einer Misteltherapie bei Krebskranken begonnen, das Injektionspräparat wurde ihr von einem Apotheker hergestellt. Denn Steiner hatte betont, dass die Mistel injiziert werden müsse und – vor allem – dass mit ihr Fieber erzeugt werden müsse. Gelänge das nicht, würde der Erfolg ausbleiben. Beides sind erstaunliche Aussagen für einen medizinischen Laien, denn beide Angaben sind exakter Ausdruck einer angestrebten Immunreaktion. Professor Peter Berg, Immunologe an der Tübinger Universität, mit dem ich schon seit Zeiten der besonderen Beschäftigung mit autoimmunen Lebererkrankungen zusammenarbeitete und der sich als einer der Ersten dann auch mit immunologischen Wirkungen der Mistel forschend beschäftigte, sagte mir einmal voller Staunen, wie absolut ideal die empfohlene Injektion, in erster Linie direkt unter die Haut (subkutan), für eine optimale Immunreaktion auf die Mistel sei. Und er wunderte sich, wie Rudolf Steiner das ohne jede experimentelle Forschung angegeben hatte.

den Täuschungsschleier wegziehen

Nun kann auch die Mistel die Krebskrankheit nicht heilen, das kann ausschließlich der betroffene Mensch selbst. Doch sie kann den Täuschungsschleier wegziehen, dem Ich den Blick wieder freigeben und auf das Krebsgeschehen lenken, das sich über so lange Zeiten im Verborgenen halten konnte und das auch weiterhin wollte. Immunologisch-experimentell liegen längst alle Ergebnisse vor, die diese Wirkung der Mistel auf der messbaren Ebene abbilden. Das sind aber nur Abdrücke von dem eigentlichen Geschehen, das sich auf der geistig-seelischen Ebene abspielt. Das Ich erkennt den Gegner, und es durchschaut die Täuschung, der es lange zuvor erlegen ist. Es weiß, dass es Wege verlassen hat, die es beschreiten wollte, die dem schon lange im Vorgeburtlichen vor dem Betreten des Erdenlebens geschaffenen Lebensplan entsprochen hätten. Das hat einer der ersten bedeutenden Psychoonkologen, der US-Amerikaner Lawrence LeShan, als Verlust der eigenen (Lebens-) Melodie bezeichnet.[86]

Um den Krebs zu besiegen, muss der Erkrankte neue Wege suchen, er muss sein Leben ändern. Er muss das Geistige als Untergrund alles Sinnlich-Materiellen aufsuchen, muss sich in seinem geistigen Kern entdecken. Er muss sein Selbst mit der Welt verbinden (Altruismus). Das ist ein immer anspruchsvoller und schwieriger Weg. Denn als Erstes gilt es die Angst zu überwinden, sich einer geistigen Führung anzuvertrauen, die diesen Weg weiß, ihn aber um der Freiheit willen verborgen hält. Dieses daraus entstehende Zwiegespräch nenne ich Religion. Das meint nicht religiöse Konfession, sondern den Weg einer vollbewussten Verbundenheit mit dem geistigen Führer, zunächst mit dem persönlichen Engel, dann mit dem Repräsentanten der Menschheit, der sagte: »Wo zwei oder drei in meinem Namen zusammen sind, da bin Ich mitten unter ihnen« (Matthäus 18,20).

Therapiegemeinschaft

Krebstherapie in diesem Sinne geht nur in Gemeinschaft, deren Mittelpunkt der Kranke als aktiv Mitgestaltender ist (Therapiegemeinschaft).

Und das alles Verbindende ist das Gespräch. Ich habe mich meinen Patienten immer im Bilde des erfahrenen Bergführers angeboten, der den Weg mit ihnen gemeinsam geht, der seine Schwierigkeiten kennt, der weiß, wie weit der Gipfel (die Heilung) noch entfernt ist, der jedoch sicher ist, dass der Gipfel erreichbar ist. Und ich habe immer hinzugefügt: »Gehen müssen Sie jedoch selber, ich kann Sie begleiten, werde Sie aber nicht tragen.« Das haben die Menschen immer verstanden und gespürt, dass so ihre Freiheit und damit auch sie als Selbst respektiert werden.

Drei Jahrzehnte konnte ich so in der Gemeinschaft der Krankenhausabteilung, mit den Pflegenden, Kunsttherapeuten, ärztlichen Mitarbeitern und Seelsorgern therapeutisch arbeiten, ohne Rückgriffe auf Chemo- und Strahlentherapie zu nehmen. Gelegentlich wurde für möglichst kurze Zeiten eine Hormontherapie eingesetzt, zum Beispiel bei Brust- oder Prostatakrebs. Und natürlich versicherten wir uns der Hilfe der operierenden Chirurgen, wenn der Tumor oder auch mehrere schonend entfernt werden konnten. Unsere Ergebnisse waren so gut, dass wir in aller Öffentlichkeit arbeitend nie dafür angegriffen oder auch nur kritisiert wurden. Nicht selten haben andere Großkliniken sogar Krebspatienten zu uns verlegt, weil sie unser Vorgehen für diese als geeigneter ansahen als die konventionelle Therapie.

gute Ergebnisse

Ich möchte hiermit nur zum Ausdruck bringen, dass unter der Anschauung der geistig-seelischen Wurzeln der Krebskrankheit und deren Verursacher ein anderer, hierfür rationaler Therapieweg möglich ist. Der zum Ziele einer Heilung führen kann, die nicht nur das Fortschaffen einer Geschwulst bedeutet, sondern wieder einen Weg dafür frei macht, der sein zu können, der man sein oder werden möchte. Und der den Blick öffnet für den Zusammenhang mit dem Alter, das physiologisch die Lebenszeit ist, in welcher der Mensch gut daran tut, sich dem schöpferischen Geist zuzuwenden.

Weg, der zu sein, der man sein möchte

Wie wird nun alles so stille wieder!
So war mir's oft in der Kinderzeit,
die Bäche gehen rauschend nieder
durch die dämmernde Einsamkeit,
kaum noch hört man einen Hirten singen,
aus allen Dörfern, Schluchten, weit
die Abendglocken herüberklingen,
versunken nun mit Lust und Leid
die Täler, die noch einmal blitzen,
nur hinter dem stillen Walde weit
noch Abendröte an den Bergesspitzen,
wie Morgenrot der Ewigkeit.

Joseph von Eichendorff

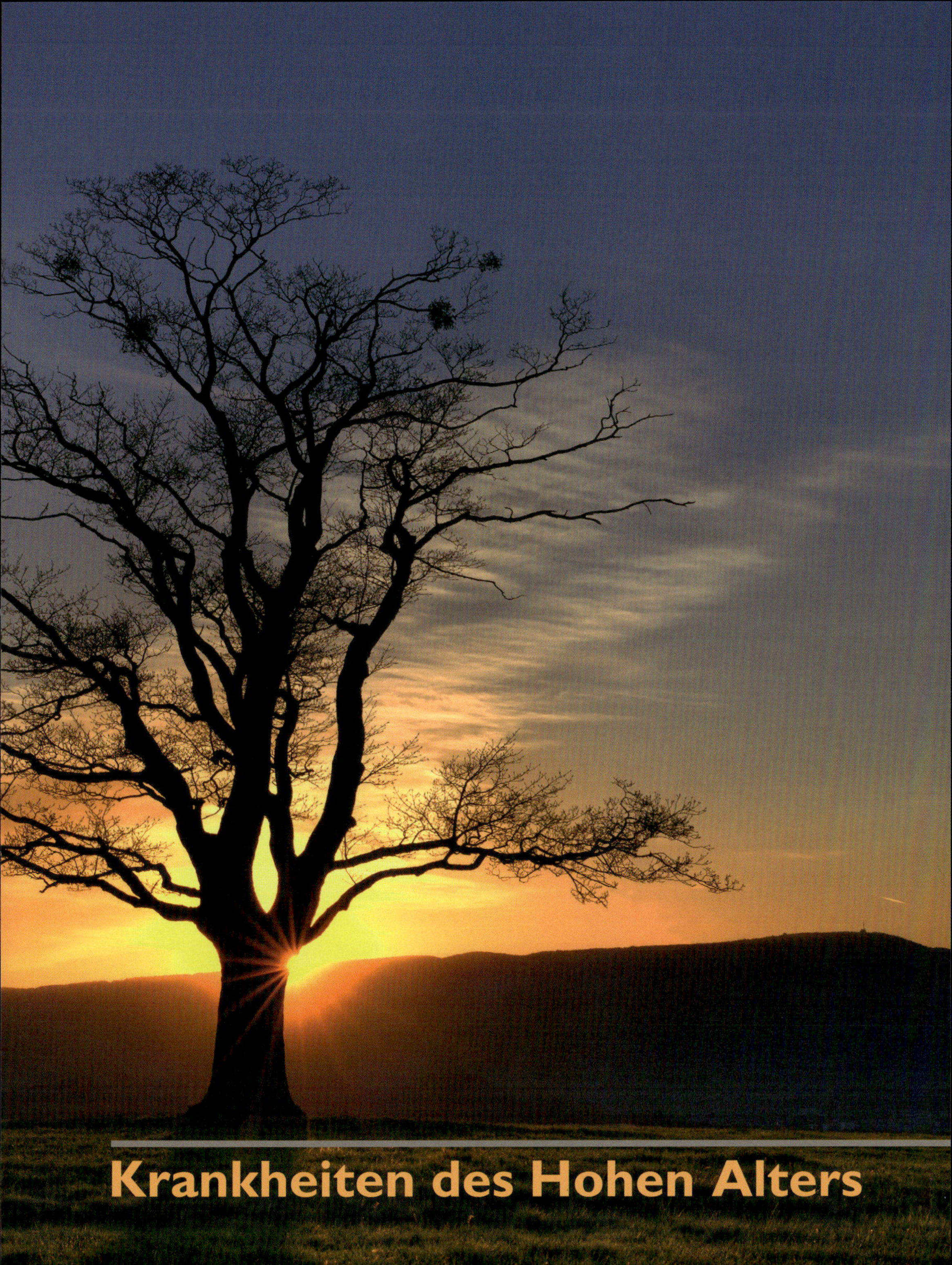

Krankheiten des Hohen Alters

Zeit stabiler Gesundheit

Gleich zu Beginn dieses Kapitels kann erneut eine überraschende Aussage stehen: Im Wesentlichen, als Ideal, ist die Zeit jenseits des 70. Lebensjahres die einer stabilen Gesundheit. Sonst wäre sie doch auch keine Gnadenzeit. Konnte ich beispielhaft typische Krankheiten des Alters (zwischen dem 40. und 70. Lebensjahr) darstellen, gibt es Vergleichbares für das Hohe Alter nicht.

Das sieht die konventionelle Medizin anders. Auch wenn sie nicht so nach Lebensaltern differenziert, gibt es doch die große Gruppe der Verschleißerkrankungen wie zum Beispiel die Arthrosen oder Bandscheibenprozesse, die Altersdemenz durch Sklerosevorgänge im Gehirn, die gutartigen Geschwülste wie Prostata-Adenom oder Uterusmyom: die Aufzählung ließe sich fortsetzen und führt den Einstiegsgedanken eigentlich ad absurdum. Und doch sehe ich das anders oder differenzierter. Schon in dem Buch *Alterssprechstunde* habe ich die genannten Veränderungen eben nicht Krankheiten, sondern mit einem alten Wort Altersgebreste genannt. Denn sie sind nichts anderes als Abnutzungserscheinungen des Leibes, der ja allein das Schicksal hat, alt zu werden (siehe Seite 16). Gerade die Seele kann im Alter immer jünger werden, wenn sie sich vom Leib etwas zurückzieht und sich verstärkt dem Geist, unserem Ich zuwendet. Dieses ist nicht nur urgesund, es ist vor allem jung. Rudolf Steiner nannte es gar ein Baby im Vergleich mit Seele und Leib.[87] Von seiner Jugendlichkeit oder auch Kindlichkeit kann die Seele profitieren, nicht jedoch der Leib.

Verjüngung der Seele

Ich habe schon darauf hingewiesen, dass alles Typische in seiner Zeitgebundenheit durch verschiedene Einflüsse, besonders durch das Wirken der Widersacher oder Gegenkräfte, in Unordnung gebracht wurde: dass Alterskrankheiten wie der Diabetes Typ II bis in die Jugendzeit vorverschoben werden, dass allergische Erkrankungen wie das Bronchialasthma erst im Hohen Alter auftreten können, dass die Krebskrankheit sich in fast alle Lebensabschnitte ausgebreitet hat. Das ist in der Schöpfungsidee Mensch so nicht gewollt, das ist eine Abweichung, Verzerrung. Noch einmal: In der Idee einer Gnadenzeit liegt es, dass diese eine Zeit voller Gesundheit ist, um alle die Seelenfähigkeiten in die Welt zu strahlen, von denen wir gesprochen haben (siehe Seite 85 ff.). Sie würden Kräfte sein, die Gutes in die Welt, in die Gemeinschaft

Seelenfähigkeiten in die Welt strahlen

der Menschen, in die Generationen tragen würden. Das soll jedoch verhindert werden. Und weil die Mehrheit der Menschen von diesen Kräften und ihren Aufgaben nichts weiß, weil ihnen ganz andere Vorstellungen vom Hohen Alter vermittelt werden, liegen diese heilenden Kräfte brach. Statt ihrer wird weiter der Egoismus gepflegt, alle Wünsche nach außen gerichtet, letztlich die genannte Unordnung geschaffen, die heute als Normalität vermittelt wird.

Egoismus

Die von mir so genannten Gebreste sind natürliche Grenzsetzungen des Leibes für Seele und Ich. »Warum denn (noch!) in die Weite schweifen, sieh, das Gute liegt so nah.« Die eintretenden Beschränkungen werden heute überspielt durch die Welt medizinischer Prothesen. Besonders im Bereich der Gelenke existieren immer perfektere Ersatzlösungen für das verschlissene Gelenk. Die getrübte Augenlinse wird durch eine Kunststofflinse ersetzt, raffinierte Hörverstärker bekämpfen die Schwerhörigkeit, ein ermüdetes und deshalb stolperndes Herz (Arrhythmie oder Rhythmusstörungen) bekommt einen Schrittmacher. Und ist ein Organ ganz verbraucht und kann dem Organismus nicht mehr dienen, wird ein neues (fremdes!) transplantiert.

medizinische Prothesen

An dieser Stelle muss ich einen Augenblick innehalten. Der Leser und die Leserin werden als Zeitgenossen vermutlich unruhig geworden sein. Und denken: Das ist doch großartig, das sind doch phantastische Möglichkeiten, ja Segnungen der modernen Medizin. Doch ist es so? Sehe ich die Welt, den anderen Menschen genauso durch eine Kunstlinse wie durch die natürliche, schöpfungsgegebene? Höre ich über ein technisches Verstärkungssystem so wie im natürlichen Sinne? Was erleben Seele und Ich an Schrittmachern, Kunststoff- oder Metallprothesen?

Diese Fragen entstehen nicht, wenn die Welt und gar der Mensch ganz materialistisch betrachtet und wissenschaftlich erklärt werden. Wie ist es aber, wenn ich eine moralische Anschauung einnehme? Für Goethe war, so schildert er es in seinem *Wilhelm Meister,* schon die Prothese einer gewöhnlichen Lesebrille eine moralische Frage, ein Problem.[88] Er meinte eine gewisse Hochmütigkeit oder Hochnäsigkeit bei solchen »jungen Menschen«, wie er sie nannte, gesteigert zu sehen, wenn ihnen die Brille zu einer Sichtschärfe verhalf, wo das Sehen ohne diese Sehhilfe die Welt viel weicher und unschärfer zeichnete.

Es geht mir nicht um richtig oder falsch, sinnvoll oder nicht. Ich möchte nur ein Empfinden dafür wachrufen, dass die Welt der Hilfsmittel und Prothesen in das soziale Leben einwirkt, dem Menschen ohne sein Mittun neue Möglichkeiten schafft, die er ohne sie nicht haben würde, dass natürliche Grenzen des Alters eingerissen werden, nur weil es machbar ist.

Wirkungen für das soziale Leben

Aus der Anthroposophie kann ich die Frage erweitern: Wird hier gegen das Schicksal (Karma) gearbeitet, eine Biografie gar manipuliert? Extrem schwierige Fragen, die Antworten nur finden werden, wenn der Mensch nicht nur als automatenhafter Apparat (Automat) verstanden wird, bei dem selbstverständlich defekte Teile ausgetauscht werden, damit er wieder funktioniert, sondern als diese wunderbare, aber auch hochkomplexe Schöpfung erlebt wird, in der sich Körper oder Leib, Seele und Geist so verständigen, dass sie eine Einheit bilden, eben den Mensch. Noch intensiviert wird die Frage der Machbarkeit durch den schon zitierten Satz Rudolf Steiners aus dem Kurs für junge Ärzte (GA 316): »Der Körper ist nicht des Menschen, der Körper ist Gottes« (siehe Seite 94). Und ich muss auch die Freiheit einbringen, die jeder Mensch in solchen Fragen hat, sich für oder gegen sie zu entscheiden. Doch kann er eine wirkliche Entscheidung nur treffen, wenn er genau durchschaut, was diese für Konsequenzen hat. Und deshalb sollen nun in stark verkürzter Form einige der häufigsten »Gebreste« des Hohen Alters dargestellt werden, mit dem Versuch, auch so etwas wie einen Sinn, ein Sinnvolles mit ihnen zu verbinden.

Frage der Machbarkeit

Vom Sinnesleben im Alter

Die Sinnesorgane sind die typischste organische Ausprägung dessen, was die Anthroposophie den physischen Leib nennt. Er kann auch als Stoffleib bezeichnet werden, weil die Stoffe in ihm in einer systematischen Ordnung oder Gestalt gehalten werden. Diese Welt der Stoffe erreicht im menschlichen Organismus eine fast unlebendige Stufe, unterliegt also am stärksten den uns bekannten chemisch-physikalischen Gesetzmäßigkeiten, wie sie für die unorganische Natur Geltung haben. Der Bereich der Sinnesorgane kann auch als fast mechanisch-apparativ gedacht oder verstanden werden, was sich besonders gut an Auge und Ohr erleben lässt, wird doch Ersteres immer wieder mit dem Fotoapparat verglichen und zeigt doch gerade das Mittelohr mit den Gehörknöchelchen und dem Trommelfell apparativ-werkzeugartigen Aufbau. Und dennoch ist es außerordentlich wichtig, selbst für diesen Bereich das Wörtchen »fast« ganz exakt zu nehmen.

fast unlebendige Stufe

Die anthroposophische Forschung Rudolf Steiners zeigt, dass im gesunden Zustand im menschlichen Organismus die Stoffe immer nur an die Grenze des Ersterbenden, Toten gebracht werden. Immer bleibt ein Rest von Leben in ihnen, immer finden wir an ihnen das Werden und Entwerden. Fällt ein Stoff oder eine Stoffzusammensetzung endgültig ganz aus dem Lebendigen heraus und wird wirklich mineralischer Natur, handelt es sich bereits um einen krankhaften Vorgang, wie wir ihn exemplarisch in der Steinbildung der Gallenblase oder der Nierenbecken finden. Hier gelingt es dann auch nicht mehr, dieselben wieder in den Gesamtzusammenhang des Organismus zurückzuführen.

So müssen wir uns also vorstellen, dass in jedem Sinnesorgan die Gesetzmäßigkeiten des physischen Leibes vorherrschend und die übergeordneten Leibtätigkeiten des Lebens, der Empfindung und der Ich-Geprägtheit mehr abdruckartig vorhanden sind. Diese Tatsache hat die Voraussetzung dafür geschaffen, dass die Sinnesorgane Orte im Organismus darstellen, an denen sich das Seelisch-Geistige frei bewegen kann. Man kann sie auch als Tore oder Golfe (Rudolf Steiner) zur Welt nach außen und ebenso nach innen bezeichnen. Die eigentlichen Sinnestätigkeiten oder -funktionen sind seelisch-geistiger Natur. Sie sind vor allem willenhaft, intentional und werden im vollbewussten Menschen ganz von seinem Ich geführt. Sie sind die Tätigkeitsfelder, durch die sich der Mensch als Ich in Verbindung mit der ihn umgebenden Welt bringt, was sowohl die Natur und den Kosmos als auch die Natur des eigenen Leibes bedeutet, die vom Ich erlebt ja auch ein »Außen« ist.

freie Beweglichkeit des Seelisch-Geistigen

Die zwölf Sinne

Nun ist ein weiteres Forschungsresultat Rudolf Steiners in seiner Sinneslehre festgehalten worden.[89] Er beschreibt zwölf Sinne, die sich vermittels der entsprechenden Organe als Sinnesfunktionen oder Sinnestätigkeiten äußern. Dabei ist der primäre Sinnesakt immer die Wahrnehmung oder Beobachtung, die im ersten Schritt unbewusst bleibt, sich dann über komplizierte Vorgänge im Organismus zur bewussten Vorstellung bildet, sich über das Denken mit einem Begriff verbindet und schließlich in höchster Vollendung zum eigenen Urteil wird.

von der Wahrnehmung zum Urteil

Von den zwölf Sinnen richten sich fünf auf den Leib, sieben auf die Welt. Es soll hier keine ausführliche Darstellung der anthroposophischen Sinneslehre versucht werden, diese muss vom interessierten Leser von den eigentlichen Quellen her studiert werden (siehe Anmerkung 61). Hier sollen altersphysiologische oder auch krankhafte Veränderungen der Sinnesorgane exemplarisch dargestellt werden, um zu veranschaulichen, in welcher Form sie altersentsprechend und akzeptabel sind oder wo therapeutisch geholfen werden sollte.

Die zwölf Sinne haben folgende Bezeichnung:

- Tastsinn
- Lebenssinn
- Bewegungssinn
- Gleichgewichtssinn
- Geruchssinn
- Geschmackssinn
- Sehsinn
- Wärmesinn
- Gehörsinn
- Wortsinn
- Gedankensinn
- Ich-Sinn.

untere und obere Sinne

Die ersten fünf Sinne (Tastsinn bis Geruchssinn) sind die leibzugewandten Sinne, sie werden auch die unteren Sinne genannt. Demgegenüber stehen die sogenannten oberen Sinne, vom Geschmackssinn bis zum Ich-Sinn, die, vom Menschen aus gesehen, nach außen auf die Welt gerichtet sind. Dabei besteht diese Welt aus den vier Naturreichen, bei denen neben dem Mineralreich, dem Pflanzenreich und dem Tierreich der Mensch ein viertes und höchstes Naturreich darstellt. Man kann die zwölffache Ordnung der Sinne auch etwas anders einteilen und kommt dann zu drei Gruppen von jeweils vier Sinnen, wobei Tastsinn bis Gleichgewichtssinn leibgerichtet, Geruchssinn bis Wärmesinn weltgerichtet und Gehörsinn bis Ich-Sinn menschengerichtet wären.

Im kindlichen und jugendlichen Lebensabschnitt ist der Mensch vorwiegend Sinnesorgan, nie wieder ist er so offen gegenüber der Welt und ihren Einflüssen wie in dieser Zeit seines Lebens.

immer mehr nach innen gerichtete Wahrnehmung

In der Kindheit ist das ganze menschliche Sinnesleben nach außen gerichtet, wobei das durchaus auch für den Leib gilt, der für das Kind eine Art Außenwelt darstellt. Je mehr dann die Erwachsenenzeit und für unser spezielles Interesse das Alter betrachtet werden, desto mehr stellt sich für die Welt der Sinne ein Gleichgewicht zwischen ihrer nach außen und ihrer nach innen gerichteten Wahrnehmung her, die sich im eigentlichen Alter und schließlich im Hohen Alter tendenziell immer mehr nach innen wendet. Man kann die Welt dann ganz in sich wahrnehmen, was mit der Erinnerungsfähigkeit, dem Gedächtnis und im Besonderen mit dem zusammenhängt, was wir die Erfahrung nennen. Diese Richtungsänderung ist wohl die eigentliche Ursache der altersphysiologischen, scheinbaren Abstumpfung der Sinnestätigkeiten, der zunehmenden Schwachsichtigkeit, der Schwerhörigkeit, der Veränderungen von Gleichgewichts- und Bewegungssinn, als deren Folge ältere Menschen oft scheinbar unnötig fallen. Das gilt aber auch für Veränderungen anderer Sinne, wie es im Einzelnen noch beispielhaft dargestellt werden wird.

scheinbare Abstumpfung der Sinnestätigkeiten

In einem späteren Kapitel über die Altersverwirrtheiten werden vier Veränderungen beschrieben, die als Störungen im Zusammenwirken des Geistig-Seelischen mit dem Leiblichen eintreten können und als Starrsinn, Schwachsinn, Wahnsinn und Blödsinn benannt werden. In diesen Ausdrücken wird bereits deutlich, welche altersphysiologischen Entwicklungen die Sinne nehmen. Sie werden starrer, schwächer, zeigen nicht mehr die Wirklichkeit und führen schließlich zu Täuschungen oder Wahnvorstellungen; endlich können sie so stumpf und unbrauchbar werden, dass sie als Instrument für das seelisch-geistige Tätigseinwollen nicht mehr genügen.

Das Sehen im Alter

Die Weitsichtigkeit

Im Alter gibt es vielfache Störungen des Sehens. Und gerade an der frühesten Form, der fast jeder Mensch ausgesetzt wird, der Altersweitsichtigkeit, können wir bemerken, dass diese Veränderungen der Sinnesorgane und damit auch der Sinnestätigkeiten natürlich nicht erst im Hohen Alter oder im Greisentum beginnen, sondern schon viel früher in dem Lebensabschnitt, den wir als das eigentliche Alter bezeichnet haben.

früheste Form der altersbedingten Sehstörungen

Eine Weitsichtigkeit, die durch verstärkte Anstrengung, die Augenlinse auf das jeweilige Objekt richtig einzustellen, nicht mehr ausgeglichen werden kann, erfordert schließlich den Ausgleich oder die Unterstützung durch die Brille. Der größte Teil der Menschen braucht diese die Altersweitsichtigkeit ausgleichende Brille im 5. Lebensjahrzehnt, und wer diese Phasen an sich schon erlebt hat, wird sein Erschrecken erinnern, in welch kurzer Zeit die Gläserstärke, gemessen in Dioptrien, immer stärker werden muss. Doch kommt nach einigen Jahren bei den meisten Menschen ein Zeitpunkt, an dem eine Art Dauerzustand erreicht wird und die Brille nun nicht mehr laufend angepasst werden muss.

Dauerzustand

Rudolf Steiner hat Ärzte darauf aufmerksam gemacht, dass die Kurzsichtigkeit ein stärkeres Heranrücken des Seelisch-Geistigen an das Leibliche zur Ursache hat, Weitsichtigkeit dagegen ein etwas stärkeres Abrücken des Seelisch-Geistigen vom Leiblichen.[90] Wir sehen also, dass die Altersweitsichtigkeit Ergebnis der physiologisch notwendigen, allmählichen Lösung aller seelisch-geistigen Tätigkeiten und Verbindungen im und mit dem Leiblichen ist. Die Seele wendet sich langsam vom Leib ab und dem Geist zu.

langsame Abwendung der Seele vom Leib

Nun wird heute wohl keiner eine Diskussionsgrundlage darin sehen, dass es vollkommen richtig und auch ganz normal ist, wenn man die Altersweitsichtigkeit durch eine entsprechende Brille korrigiert oder ausgleicht. Man denke nur an die Unmöglichkeit, ohne eine solche Korrektur Auto zu fahren, oder daran, wie beschränkt der Mensch beim Lesen wäre. Es ist aber dennoch nachdenkenswert, dass noch Goethe eine solche Tatsache ganz anders sah. In dem Roman *Wilhelm Meisters Wanderjahre* kommt es im zehnten Kapitel des ersten Buches zu einem Gespräch Wilhelm Meisters mit einem Astronom. Dieser erklärt ihm sein Fernrohr und lässt ihn durch dasselbe auf den Planeten Jupiter schauen. Über diese Möglichkeit, den so unendlich fernen Planeten auf diesem mechanischen Wege näher an den Menschen heranzuholen, macht Wilhelm Meister folgende Bemerkungen: »Ich begreife recht gut, dass es euch Himmelskundigen die größte Freude gewähren muss, das ungeheure Weltall nach und nach so heranzuziehen, wie ich hier den Planeten sah und sehe. Aber erlauben Sie mir, es auszusprechen: Ich habe im Leben überhaupt und im Durchschnitt gefunden, dass diese Mittel, wodurch wir unsern Sinnen zu Hülfe kommen, keine sittlich günstige Wirkung auf den Menschen ausüben. Wer durch Brillen sieht, hält sich für klüger, als er ist, denn sein äußerer Sinn wird dadurch mit seiner inneren Urteilsfähigkeit außer Gleichgewicht gesetzt; es gehört eine höhere Kultur dazu, derer nur vorzügliche Menschen fähig sind, ihr Inneres, Wahres mit diesem von außen herangerückten Falschen einigermaßen auszugleichen. So oft ich durch eine Brille sehe, bin ich ein anderer Mensch und gefalle mir selbst nicht; ich sehe mehr, als ich sehen sollte, die schärfer gesehene Welt harmoniert nicht mit meinem Innern, und ich lege die Gläser geschwind wieder weg, wenn meine Neugierde, wie dieses oder jenes in der Ferne beschaffen sein möchte, befriedigt ist.«

»Wilhelm Meisters Wanderjahre«

Auf einige scherzhafte Bemerkungen des Astronomen fährt Wilhelm fort: »Wir werden diese Gläser so wenig als irgendein Maschinenwesen aus der Welt bannen, aber dem Sittenbeobachter ist es wichtig, zu erforschen und zu wissen, woher sich manches in die Menschheit eingeschlichen hat, worüber man sich beklagt. So bin ich zum Beispiel überzeugt, dass die Gewohnheit,

Annäherungsbrillen zu tragen, an dem Dünkel unserer jungen Leute hauptsächlich Schuld hat.«[91]

Man wird als moderner Mensch diesem Text zunächst wenig Verständnis entgegenbringen, und doch macht Goethe in ihm auf etwas aufmerksam, was vielleicht für die gesamte Entwicklung der Menschheit von großer Bedeutung sein könnte. Er spricht von der Notwendigkeit des Entstehens einer Kultur – die er nur wenigen, vorzüglichen Menschen zuschreibt –, die einen inneren, sittlichen Ausgleich gegenüber der Gefährdung durch Sinnesprothesen ermöglichen muss. In diesem Buch sollen statt »Kultur« auch die Begriffe »Moral« oder »moralisch« eingebracht werden. Leider gehören auch diese Begriffe heute zu solchen, die im Zeitverständnis fast nur noch negativ belegt werden. Moral ist bürgerlich, Moral predigende Eltern oder Erzieher sind autoritär, spießig oder beschränkt, moralische Begriffe schränken die Freiheit des Einzelnen ein und so fort. Dabei ist es eine der tiefsten Eigenheiten des Menschen, seinen Willen aus moralisch-sittlichen Gesetzmäßigkeiten heraus handeln zu lassen. Diese Verbindung begründet alle Ethik. Und es ist schon ein besonderes Phänomen unserer Zeit, dass es eine die Menschen verbindende Ethik in all unseren Lebensgebieten nicht mehr gibt. Wenn so etwas wie Menschenrechte oder der Schutz von Minderheiten formuliert werden, so bleibt das Ausdruck einer wichtigen und der hier skizzierten Empfindung, ohne dass aber irgendwo auf der Welt wirklich danach gehandelt würde. Und es sei die Frage erlaubt, ob nicht der warnende Hinweis Goethes, den er Wilhelm Meister aussprechen lässt, dass durch die zunehmende prothetische Versorgung unserer Sinne die sittliche Entwicklung der Menschheit gefährdet sei, als damalige Prophetie heute Realität geworden ist. Ob eine solche, zugegebenermaßen zunächst absurd zu nennende Aussage vielleicht doch einer tieferen Wahrheit entspricht, bedarf noch langer, fragender Haltung einzelner Menschen und wird wohl erst in weiterer Zukunft Antwort finden.

innerer sittlicher Ausgleich

tiefere Wahrheit?

Das grundsätzliche Thema der prothetischen Versorgung wird uns im Folgenden immer wieder beschäftigen, und immer wird auch diese Frage auftauchen, welchen Ausgleich der Mensch in sich eigentlich schaffen müsste, um das Geschenk einer solchen Prothese zu seinem Nutzen und nicht Schaden werden zu lassen. Man halte sich aber abschließend auch einmal die Möglichkeit vor Augen, der weitsichtige Mensch könne beispielsweise nicht mehr das Gedruckte lesen, sei es in Büchern, Zeitschriften oder Journalen. Er würde in dem Bewusstsein leben, dass im Alter eine Zeit kommt, in der er nicht mehr lesen kann. Könnte es nicht bedeuten, dass das Studium, das Lernen,

Erinnerung und Gedächtnis

die Ausbildung einer kräftigen Erinnerung, eines starken Gedächtnisses eine ganz neue, ungeahnte Intensität bekäme, wenn dem so wäre? Könnte der alte Mensch so nicht wieder der Erzähler werden, der er früher beispielsweise für die Enkel war? Oder entstünde das soziale Wechselspiel, dass Jüngere den Alten auf ihren Wunsch hin etwas vorlesen?

Lassen wir diese Fragen einfach stehen. Fühle jeder der Leser sich auf seine Art davon berührt oder auch ganz unberührt, und gehen wir weiter in den Veränderungen, die das Sehorgan im Alter erleidet, wodurch er den Sinnestätigkeiten gegenüber stumpf wird.

Der Graue Star (Katarakt)

Eine weitere typische Behinderung unseres Sehvermögens ist der Graue Star, die Katarakt, der eine zunehmende, meist gelblich-gräuliche Trübung der Augenlinse zugrunde liegt. Dies ist nun schon eher eine Erscheinung des höheren Alters, wobei eine Katarakt relativ früh beginnen kann, sich aber meistens erst im Hohen Alter wirklich störend bemerkbar macht. In ihrer ausgeprägtesten Form führt sie zur Erblindung. Bis in unsere Zeit herein, aber schon in sehr alten Darstellungen, zum Beispiel auch der arabischen Medizin, war die operative Entfernung der Linse, früher das Starstechen genannt, der Weg, der eine Erblindung verhinderte und ein weiteres, wenn auch sehr eingeschränktes Sehen ermöglichte. Voraussetzung für Letzteres war vor allem die typische Starbrille mit ihren außerordentlich dicken Gläsern, die so eingerichtet sein musste, dass man in der Nähe sehen, zum Beispiel lesen konnte, zum anderen aber auch die Fernsicht hatte. Es ist ja gerade die Aufgabe dieser so unglaublich elastischen und an ganz bestimmten Muskeln durch Fäden aufgehängten Linse, dass sie je nach Kontraktion oder Erschlaffung der Muskulatur sich mehr auf die Nähe oder die Weite einrichten kann und so – im Gesunden ganz von uns unbemerkt – ein ständiges scharfes Sehen ermöglicht. Wird hier nicht schon der krasse Unterschied zum Fotoapparat bewusst, an dem beispielsweise die Entfernung durch entsprechende mechanische Bewegungen eingestellt werden muss, um ein scharfes Bild zu bekommen, auch wenn Ähnlichkeit mit dem Auge besteht? Kann man den kunstvollen Unterschied eines lebendigen gegenüber einem rein mechanischen Vorgang empfinden?

Adaptation nicht mehr möglich

Wird nun diese kataraktische Linse entfernt, kann der Mensch die jeweilige Anpassung, die wissenschaftlich auch Adaptation genannt wird, an das jeweils wahrzunehmende Objekt nicht mehr vollziehen. Deshalb früher die Notwendigkeit unterschiedlicher Brillen für den am Grauen Star Operierten, wodurch natürlich die so einmalige Art des kompletten Sehens im Gesunden nie wieder erreicht wurde. Inzwischen ist es längst selbstverständliche Praxis, die getrübte Linse durch eine Kunststofflinse so zu ersetzen, dass das Tragen der typischen Starbrillen überflüssig geworden ist. Wurden früher solche Kunststofflinsen oft schlecht vertragen und mussten bald wieder entfernt werden, kann man heute davon ausgehen, dass sie mindestens zehn Jahre oder auch länger an ihrem Ort verbleiben können und es auch nur noch selten zu Unverträglichkeiten kommt. Dass auch durch sie kein dem gesunden Sehen entsprechender Zustand erreichbar ist, wird leicht einleuchten. Es mangelt ihnen an der elastischen Beweglichkeit der natürlichen Augenlinse, und es bleibt auch offen, in welcher Form eigentlich unser Seelisch-Geistiges solch eine Linsenprothese ebenso frei und unabhängig benutzen kann, wie es ihm die natürliche Linse gestattet.

Kunststofflinsen

Der Grüne Star (Glaukom)

Eine weitere, oft sehr schwere und auch zur Blindheit führende Altersstörung des Auges ist der Grüne Star, das Glaukom. Ihm liegt ein ständig höher werdender Augeninnendruck zugrunde. Als Ursache wird ein ungenügender Flüssigkeitsaustausch des Augeninneren mit den umgebenden Geweben gesehen. Für diesen ist besonders die sogenannte vordere Augenkammer von Bedeutung, in der auch wieder die Linse eingebettet ist.

steigender Augeninnendruck

Das Glaukom macht sich oft durch Kopfschmerzen bemerkbar, die dann schließlich zum Augenarzt führen, der die Diagnose stellt. Durch eine medikamentöse Engstellung der Pupille (zum Beispiel *Pilocarpin-Tropfen)* kann für längere Zeit ein Ausgleich geschaffen werden, doch muss meistens auch das Glaukom operiert werden, um einen besseren Abfluss des Kammerwassers zu ermöglichen. Auch hier kann wieder das Sehvermögen erhalten werden, ohne dass aber ein wirklich gesundes oder normales Sehen verbleibt.

Als Ursache des Glaukoms ist vielleicht weniger der gestörte Abfluss als vielmehr die nicht ausreichend geschulte Gelassenheit (siehe Seite 66f.) anzunehmen. Der in der ersten Lebenshälfte sinnvolle seelische Druck, der auch zum Ehrgeiz werden kann, sollte in der zweiten Lebenshälfte mehr und mehr einer seelischen Stimmung des Loslassens, des Entspanntseins Platz machen. Dies betrifft ganz besonders das 8. Lebensjahrsiebt oder die Jupiterzeit, kann

Gelassenheit

aber schon früher beginnen und dann bis in das höhere Alter gesteigert werden. Ein hilfreiches Übungsfeld hierfür ist das äußerliche und innerliche Zur-Ruhe-Kommen als Kontemplation, intensiviert durch Gebet und Meditation. Eine solche Lebenshaltung erscheint als sinnvolle Prävention eines Glaukoms.

Kontemplation, Gebet und Meditation

Makuladegeneration

Eine heute immer öfter beobachtete und gefürchtete Augenaltersveränderung ist die Makuladegeneration. Die Makula lutea ist eine besondere Zellanhäufung der Netzhaut, die dem zentralen Scharfsehen dient. Man unterscheidet eine trockene von einer feuchten Degeneration. Erstere zeigt Ablagerungen, sogenannte Drusen, in der Makula, bei Letzterer bildet sich darum herum ein Ödem, was das Sehvermögen sehr rasch verschlechtert, während die trockene Makuladegeneration eher ein schleichender Prozess ist. Das Randsehen bleibt erhalten bei zunehmend »blindem« Zentrum.

Ursachen unklar

Wie es zu dieser Degeneration kommt, ist bisher nicht bekannt. Entsprechend ist die Therapie unsicher und nur selten von anhaltendem Erfolg. Auch hier stellt sich die Frage ein, inwiefern eine Lebenshaltung ursächlich sein kann, nie oder selten Lebensfragen in aller »Schärfe« zu klären, stattdessen im Vagen zu bleiben, im »Halbwissen«. Das hat viel mit der Frage nach der Wahrheit zu tun (siehe Seite 89 f.), und hier hat die Menschheit ein Problem.

Netzhautablösung

Schließlich ist eine weitere im Alter auftretende und zur partiellen oder totalen Erblindung führende Störung die Netzhautablösung. Dabei kommt es, oft akut im Zusammenhang mit körperlichen oder seelischen Belastungen, zum Abheben der Netzhaut von ihrer bindegewebigen Unterlage, wobei sich Blutung oder Ödem zwischen Netz- und der darunter liegenden Aderhaut bilden können und die Netzhaut fast immer einreißt, weshalb auch vom Netzhautriss gesprochen wird. Subjektiv wird dies durch Flockensehen, Flimmern, Erscheinungen wie feurige und glitzernde Kugeln, Linien, Blasen, Verschwommen- und Verzerrtsehen sowie Verbiegungen und Wellungen ebener Flächen oder Abknickung gerader Linien wahrgenommen. Bei solchen Symptomen muss innerhalb kürzester Zeit ein Augenarzt aufgesucht werden, der die heute übliche und erfolgreiche Therapie mit Verschweißung der losgelösten Teile der Netzhaut mit ihrer Unterlage mittels Laserstrahlen vornimmt.

Symptome

Ein ursächlicher Zusammenhang kann mit anhaltendem Disstress (siehe Seite 103) gesehen werden, der dazu führt, dass eine andauernde Anspannung nicht genügend entlastet werden kann. Die große, den ganzen Leib und die Seele umfassende Ausatmung ist zu schwach. Es kann jedoch auch die Frage hinzugenommen werden, ob das die Netzhaut festigende Bindegewebe zu schwach ausgebildet wurde. Es fällt auf, besonders durch den Sport, dass das Bindegewebe mit seiner großartigen Gleichzeitigkeit von Festigkeit und Elastizität in unserer Zeit immer weniger belastbar ist. Seine Bildesubstanz ist der Kiesel, der aller Sinnestätigkeit zugrunde liegt. Rudolf Steiner beschrieb ihn als ganz dem Geistigen dienend, geistdurchlässig, in Polarität zum Kalk. Ist durch die Geistlosigkeit unserer Zeit die Kieselwirkung bis in unsere Organe, hier das Bindegewebe, geschwächt?

anhaltender Disstress

Wir sehen, dass es verschiedene im Alter auftretende Veränderungen am Auge gibt, denen allen Degeneration zugrunde liegt, die teils altersphysiologischen, teils alterspathologischen Charakter hat. Ihnen allen gegenüber sind wir heute in der Lage, zu lindern und zu helfen, wenn auch nicht in dem Sinne zu heilen, dass eine gesunde Sichtigkeit, vergleichbar dem jungen oder erwachsenen Menschen, resultiert. Das Problem prothetischer Versorgung existiert und lässt die oben angeführte, scheinbar so absurde Frage nach ihrem moralisch-sittlichen Gehalt immer wieder stellen. Es gehört zu den tiefen Geheimnissen in Goethes Menschheitsdrama *Faust,* dass Faust selbst erst zur Ruhe und Einsicht und dem erlösenden Ausspruch »Zum Augenblicke dürft' ich sagen: Verweile doch, du bist so schön!« kommt, nachdem er durch das Anhauchen der Sorge erblindete.[92] Müsste nicht jeder von uns im Alter für viele Dinge dieser äußeren Welt blind werden, um für eine innere und jenseitige Welt sehend zu werden?

für eine innere Welt sehend werden

Das Hören im Alter

Die Schwerhörigkeit

Hatten wir für das Sehen als erste, mehr altersphysiologisch zu nennende Behinderung die Weitsichtigkeit beschrieben, ist das entsprechende Pendant beim Hören die Schwerhörigkeit. Als Erstes verschwinden bei jedem älter werdenden Menschen die hohen Frequenzen in der Schallübertragung, sodass wir zum Beispiel das Zirpen einer Grille, das typische Summen einer

hohe Frequenzen

Mücke nicht mehr wahrnehmen. Auch im unteren Frequenzbereich der Tonwelt kommt es zu Einengungen, sodass der älter werdende Mensch einen immer schmaleren Frequenzbereich wahrnimmt. Aber auch die Lautstärke spielt eine Rolle, der Fernseher muss hochgedreht werden, andere Menschen werden aufgefordert, lauter zu sprechen und so fort. Im Extrem steigert sich die Schwerhörigkeit bis zur völligen Taubheit.

Bedeutung für das soziale Leben

Ist schon die Beeinträchtigung des Sehens eine Prüfung, so ist die Schwerhörigkeit eine noch größere. In der heutigen Zeit sind wir scheinbar alle sehr stark auf den Sehsinn fixiert, und es ist immer wieder interessant, wie sehr Sinnestätigkeiten beispielhaft auf das Sehen gemünzt werden. Doch erscheint es sozial einfacher, im Bereich des Sehens Einschränkungen zu erleiden als im Hören. Eine der typischen Veränderungen der Schwerhörigen ist, dass sie immer misstrauischer gegen ihre Umgebung werden. Der im Sehen Behinderte wird vielleicht ungeschickter, tollpatschiger, er zieht sich vielleicht auch mehr und mehr in sich zurück. Aber selten wird man an ihm erleben, dass er für die soziale Gemeinschaft schwierig wird, wie es dagegen bei der Schwerhörigkeit fast immer der Fall ist. Es muss ja auch eigenartig sein, wenn der Hörverlust solche Formen annimmt, dass man kein wirkliches Gehör mehr für seine eigene Sprache hat. Wie oft beobachten wir an fast Taubgewordenen, dass sie für ihre Umgebung viel zu laut sprechen, ohne es selbst zu merken; wie eigenartig verändert sich oft ihre Sprache und wird hart oder metallisch. Das Hören hat offensichtlich eine Qualität, die für das soziale Verständnis und für das Miteinander eine wichtige Voraussetzung schafft. Das kann man vielleicht verstehen, wenn man eine besondere Intensität des Hörens, eine ganz das eigene Selbst zurückstellende Gerichtetheit auf das tönende Objekt, den sprechenden anderen Menschen, als Lauschen bezeichnet. Es gehört zu den eindringlichen Erfahrungen einer Musiktherapie, in welchem Ausmaß Menschen in diesem Bereich des Hörens gestört sind. Das Hin- oder Zuhören ist vielen gar nicht möglich oder fällt zumindest schwer.

Mittelohr- und Innenohrschwerhörigkeit

Dabei muss grundsätzlich bei jeder Schwerhörigkeit unterschieden werden zwischen einer Mittelohr- und einer Innenohrschwerhörigkeit. Erstere wird als Schallleitungsstörung, Letztere als Schallempfindungsstörung bezeichnet. Beide können durch arthrotische bzw. degenerative Veränderungen im Alter auftreten. Dabei ist die Mittelohrschwerhörigkeit meistens hochgradiger, die Umgangssprache wird dann häufig nur noch in ein bis zwei Metern Entfernung verstanden, während der Innenohrschwerhörige meist noch bis sieben Meter Entfernung hört.

Die einfachste Form, der beginnenden Schwerhörigkeit zu begegnen, ist das Anlegen der Hohlhand an die Ohrmuschel, wodurch die Schallaufnahmefläche vergrößert wird. Bei stärkeren Graden von Schwerhörigkeit werden dann die elektrischen Hörapparate unumgänglich, will man im Sozialen weiter teilnehmen können.

Akuter Hörsturz

Das unangenehme Auftreten eines plötzlichen Hörverlustes wird als akuter Hörsturz bezeichnet. Es ist eine plötzlich auftretende Schallempfindungsschwerhörigkeit, bei der es scheinbar ohne äußeren Anlass zur Taubheit meist auf einer Seite kommt.

plötzlicher Hörverlust

Man weiß eigentlich immer noch nicht genau, welche Ursachen für den Hörsturz infrage kommen, diskutiert aber im Innenohr gelegene Gefäßspasmen (Gefäßverkrampfungen), Mikroembolien (kleine, ein Blutgefäß verstopfende Gerinnsel), eine eventuell allergisch oder auch toxisch ausgelöste Schwellung im Innenohr und anderes mehr. Bei vielen gilt der Hörsturz heute als eine typische Stresskrankheit, das heißt, psychische Überlastungen, die nicht innerlich ausgeglichen werden konnten, gehören offensichtlich auch häufig zu den Ursachen.

Hat der Hörsturz ähnliche seelische Auslöser, wie ich sie bei der Netzhautablösung beschrieben habe?

Entsprechend der verschiedenen Vorstellungen über die Ursachen wird als akute Therapie meist eine durchblutungsfördernde Infusion angelegt, eventuell werden auch Beruhigungsmittel verabreicht oder Kortison-Präparate. In jedem Fall muss innerhalb kürzester Zeit ein Facharzt für Hals-, Nasen- und Ohren-Krankheiten aufgesucht werden oder eine entsprechende Krankenhausabteilung, da die Prognose bei rasch einsetzender Behandlung verhältnismäßig gut ist, bei nicht erfolgender oder zu spät einsetzender Behandlung jedoch bleibende Schwerhörigkeit oder Taubheit droht.

früh behandeln

Ohrensausen (Tinnitus)

Ein sehr unangenehmes »Gebreste« des Alters können die verschiedenen Ohrgeräusche, das Ohrensausen, sein, auch als Tinnitus bezeichnet. Manche Menschen hören pulssynchron ein Strömungsgeräusch, andere haben das ständige Rauschen des Meeres im Ohr, wie wir es beispielsweise auch dadurch kennen, dass wir in eine große Muschel hineinlauschen. Wieder andere hören unangenehme Pfeiftöne. Solche Ohrgeräusche können ständig vorhanden sein, ein- oder beidseitig, manchmal treten sie aber auch nur bei Belastungssituationen auf, wieder bei anderen Menschen dann, wenn sie zur Ruhe kommen, zum Beispiel abends vor dem Einschlafen. Immer kann man erleben, dass sich Menschen durch solche Ohrgeräusche außerordentlich belastet fühlen und manchmal sogar aussprechen, sie könnten daran wahnsinnig werden.

oft als belastend empfunden

Als Ursachen werden arteriosklerotische Veränderungen oder degenerative Prozesse im Innenohr angenommen. Könnte hier auch wieder ein seelisches Phänomen, wie beim Glaukom beschrieben, die eigentliche Ursache sein (siehe Seite 141 f.)?

Die Behandlung ist schwierig, meist werden durchblutungsfördernde Medikamente vom Arzt verschrieben oder manchmal auch Beruhigungsmittel, da ein Zusammenhang mit seelischen Stresssituationen in vielen Fällen angenommen wird. Aus der Anthroposophischen Medizin kann ein Versuch mit dem bereits früher genannten *Scleron®* (siehe Seite 121) und *Topas* in höherer Potenz, zum Beispiel als D20, innerlich oder als Injektion empfohlen werden.

Schmecken und Riechen im Alter

Der Geschmackssinn

Beim Schmecken und Riechen sind die Veränderungen, Behinderungen oder Gebreste im Alter nicht so unmittelbar zugänglich wie beim Sehen oder Hören. Und doch finden Veränderungen statt, die auch ihre Konsequenzen haben müssten.

Mit dem Geschmackssinn nimmt unser Ich Wirkungen und Eigenschaften eines Stoffes wahr, wenn er in gelöstem Zustand ist. Schmecken eines Stoffes setzt immer den Lösungsvorgang voraus. Im Gegensatz zum Geruchssinn, der mehr die Oberfläche von Stoffen wahrnimmt, dringt das Ich mittels des Geschmackssinns in das Innere, in die Eigenart eines Stoffes. Man stößt schon mehr auf dessen inneres Wesen, das dann noch stärker mittels des Sehsinns in seiner Farbigkeit zwischen Licht und Finsternis erfahren wird. Wir können auch sagen, wir schmecken die Eigenart eines Stoffes, seine Qualität. Gerade Letzteres bringt gegenüber der heutigen Ernährungslehre, die ganz auf die stoffliche Quantität als Energieträger blickt, einen ergänzenden Gesichtspunkt. Wichtiger als die Menge eines Stoffes, auch im Sinne des

Wahrnehmen der Eigenart eines Stoffes

Energieträgers, ist seine besondere Natur, in der wir dem Schöpfungsanteil der Welt begegnen, der durch diesen Stoff repräsentiert wird. Schmecken ist immer eine intensivierte Begegnung mit der Welt, die wir Natur nennen.

Als Organ des Schmeckens werden von der heutigen Medizin die Zunge und der weiche Gaumen angesehen, in denen sich sogenannte Geschmacksknospen, kleine Nervenknäuel, unter der Oberfläche der Schleimhaut befinden. Dabei konnte gezeigt werden, dass bestimmte Geschmacksrichtungen ihre bestimmten Orte auf der Zunge haben. So wird beispielsweise sauer mehr am Zungenrand, süß mehr an der Zungenspitze, salzig über die ganze Zunge verteilt und bitter an der Zungenbasis geschmeckt.

Bezug zur Leber

Im Blick auf den ganzen Menschen wird durch die anthroposophische Forschung aber anschaubar, dass das Schmecken ein viel innerlicherer Vorgang ist, als wir gemeinhin merken. Der eigentliche organische Träger des Schmeckens ist unsere Leber, deren Wahrnehmungstätigkeit unbewusst bleibt. Sie ist ganz auf die gerade beschriebene Qualität der Stoffe gerichtet, während diese im Mundbereich noch mehr oberflächlich, dadurch aber ganz bewusst erlebt werden. Schmecken ist die organische Grundlage aller chemischen Prozesse im Organismus, für die ja auch wiederum die Leber das zentrale Organ darstellt. Diese Beziehung zum Chemismus sehen wir schon darin, dass der Stoff zum Schmecken in Lösung gebracht wird. So ist das Schmecken ganz tief mit dem Element des Wassers und den Lebensprozessen verbunden. Im Schmecken sortiert der innere Mensch die Stoffe in brauchbare und unbrauchbare, bereitet ihre Einscheidung vor oder führt sie direkt wieder in die Ausscheidung.

Vernachlässigen der Qualität unserer Ernährung

Wie sehr der ganze Mensch als Organismus am Schmecken beteiligt ist, kann man beim Säugling erleben. Sein Schmecken ist noch auf einfache Vorgänge gerichtet, instinktiv. Im Laufe des Lebens werden die Intentionen des Geschmackssinns immer komplizierter, aber auch immer weniger »sinnvoll«, das heißt instinktiv-richtig geführt. So kann erklärlich werden, dass der heutige Mensch auch vieles isst, was ihm nicht bekommt. Vor allem das völlige Vernachlässigen der Qualität unserer Ernährung durch Jahrzehnte hindurch hat zu einer starken Degeneration unseres Geschmackssinns und damit auch des Leberorgans geführt.

Das Starrer- oder Schwächerwerden der Sinnesorgane im Alter erfolgt nun auch für den Geschmackssinn. An der Leber ist das gut erkennbar daran, dass sie tatsächlich in ihrer Konsistenz mehr oder minder verhärtet, was der

im Alter weniger differenziert

geübte Arzt durch seine Palpation (»Abtastung«) leicht feststellen kann. Der feinere Beobachter wird auch bemerken, dass das Schmecken im Alter immer weniger differenziert ist und deshalb auch eine natürliche Voraussetzung für eine sich wieder einfacher gestaltende Ernährung wäre. Dass das bei vielen älteren Menschen so nicht erlebt wird, entspringt der Tatsache, dass der heutige Mensch wenig direktes, geschultes Bewusstsein für das Erleben seiner Sinnestätigkeiten hat. Und da viele Menschen ohnedies mehr mit dem Sehsinn (Augen) als dem Geschmackssinn essen, wird die Abschwächung des Letzteren nicht bemerkt.

Wie ausgeprägt der Geschmackssinn sein kann, erlebt man oft an den Wein- oder Butterschmeckern. Es muss schon als faszinierend bezeichnet werden, wie ein Weinschmecker beispielsweise Jahrgang und Lage eines ihm vorgesetzten Weins bis in subtilste Einzelheiten erschmeckt. Erstaunlich auch, dass die Qualität der Butter und damit auf den Märkten ihr Preis früher durch die sogenannten Butterschmecker festgelegt wurde. Gleiches gilt für den Kaffee.

Sinnestäuschungen

Dass beim älteren Menschen auch sehr unangenehme Sinnestäuschungen im Schmecken auftreten können, ist zwar nicht so häufig wie die Störungen beim Sehen und Hören, aber doch vorhanden. Meistens geschieht das in der Weise, dass eine besondere Geschmacksrichtung vorherrschend wird, alles schmeckt plötzlich bitter oder süß, sauer oder salzig.

Allgemeiner ist einfach das Nachlassen der Sinnesfähigkeit, was wiederum Voraussetzung dafür ist, dass der Mensch sich weniger mit der Welt als Natur befasst und seine Wahrnehmung mehr nach innen richtet, was ja als eine wesentliche Entwicklungsseite des Alters schon mehrfach beschrieben wurde.

Der Geruchssinn

Im Geruchssinn nimmt der Mensch wahr, was andere Körper oder Stoffe über ihre sinnliche Grenze hinaus ausdünsten oder ausströmen. Das gilt besonders auch in der Wahrnehmung von Mensch zu Mensch. Ist für das Schmecken ein wichtiges Medium die Flüssigkeit (Wasser), ist es entsprechend für das Riechen die Luft. Das Riechen stellt eine viel oberflächlichere Begegnung mit den Stoffen dar als das Schmecken. Es ist wie ein gegenseitiges Sich-Berühren. Das Innere des Menschen und das Äußere der Stoffe begegnen sich im Aufeinandertreffen, wobei beide Seiten als aktiv gedacht werden müssen, was für Sinnestätigkeiten ganz allgemein gilt. Dabei ist der Geruchssinn beim Menschen gegenüber vielen Tieren deutlich reduziert, denken wir nur an die

gegenseitiges Sich-Berühren

Intensität des Riechens zum Beispiel beim Hund oder auch beim Schwein (Trüffelsuche!).

Gewinn im seelischen Erfassen

Was der Mensch gegenüber dem Tier reduziert erfährt, wird zum Gewinn im seelischen Erfassen. Wir erlangen vor allem Unterscheidungsvermögen, auch Gescheitheit und schließlich Mitgefühl dadurch, dass wir einen Teil des Riechens als Kraft ins Seelische verwandeln. Hier tritt das Riechen in zwei Grundkräften des Seelischen auf, die als Sympathie und Antipathie bezeichnet werden. Wie plastisch ist doch wieder die deutsche Sprache, wenn man sagt: »Ich kann ihn nicht riechen!« In der Sympathie verbinden wir uns mit anderen Wesen oder Vorgängen, in der Antipathie distanzieren wir uns von ihnen, stoßen sie ab. Beide Vorgänge sind unverzichtbar, sind wie Ein- und Ausatmung. Und ein rechtes Harmonisieren von Sympathie und Antipathie setzt den »richtigen Gebrauch«, den wirklich geschulten Geruchssinn voraus.

Es ist in diesem Zusammenhang auch interessant, wie manche Menschen durch bestimmte Gerüche ihr seelisches Leben beeinflussen. Von Schiller ist ja bekannt, dass er immer etliche Äpfel in der Schublade seines Schreibtisches verfaulen ließ, weil ihn der dabei entstehende Geruch zum Schreiben stimulierte.

Als Sinnesorgan für das Riechen wird selbstverständlich und zu Recht die Nase genannt. Doch auch hier werden wir aus gesteigerter Beobachtung heraus dazu kommen müssen, dass gerade das Riechen oder der Geruchssinn viel tiefere Wurzeln im menschlichen Organismus hat, als bei oberflächlicher Betrachtung gedacht wird. Das Organsystem im inneren Menschen, das allen Riechwahrnehmungen zugrunde liegt – wie die Leber allem Schmecken –, ist die Niere, besser: die Nierenorganisation, denn es sind ja zwei Nieren, und die Harnleiter, die den Urin zur Blase führen, gehören auch dazu, letztlich auch die Harnblase selbst. Sie saugt den Urin an, ist ein saugendes Organ, das zu ihrer Entleerung aber auch Druck aufbauen kann.

Bezug zur Nierenorganisation

Die Nierenorganisation reguliert alle Ausscheidungen, zum Beispiel auch den Schweiß. Und jeder kennt das Phänomen sehr individueller Gerüche sowohl von Urin als auch von Schweiß. Dieses Individuelle wird heute gelöscht durch Deodorante. Wieder erleben wir eine moderne Errungenschaft, etwas Natürliches und eben auch Eigenes zu einem Unpersönlich-Allgemeinen zu verändern. Die große Welt der Parfüme oder überhaupt Duftstoffe, zum Beispiel in Neuwagen, sei hier genannt.

Sicher fällt es nicht leicht, als Hauptsitz des Geruchsinns die Nieren zu denken. Doch sind sie das Organsystem, an das sich unsere Seele am intensivsten anbindet, ihren Einstieg in den Gesamtorganismus sucht. Sie sind auch der Impulsator der Ausatmung, durch die sich der Leib von der Seele befreit, wenn er sie als Bedrängung erlebt.[93]

Ernährungsvorgänge einfacher gestalten

Ein Nachlassen des Geruchssinns schafft wiederum eine Voraussetzung dafür, im Alter die Ernährungsvorgänge zu reduzieren, einfacher zu gestalten und damit die Verbindung des Seelisch-Geistigen mit dem Leiblichen weniger intensiv sein zu lassen. Es bildet aber auch die Voraussetzungen im Sozialen, Sympathie und Antipathie weniger differenziert zu leben, mehr aus einem Gleichgewicht beider Kräfte heraus in der Welt zu stehen. Auch die Eigenschaft, Raum für andere Menschen zu schaffen, die als eine besondere Qualität des Alters bezeichnet wurde, kann als ein Ergebnis solcher Kräfte bezeichnet werden, die nun vom Seelischen aus nicht mehr für das Riechen genutzt werden. Wir bemerken an dieser Stelle, dass alle Sinnesvorgänge ganz andere Dimensionen erhalten, wenn wir sie als primär seelisch-geistig intendiert begreifen. Dann wird auch ersichtlich, welch große Bedeutung sie für das soziale Leben haben.

Die Leibessinne im Alter

Bewegungssinn und Gleichgewichtssinn

Eingangs wurde die Möglichkeit genannt, die zwölf Sinne des Menschen in fünf leib- und sieben weltgerichtete Tätigkeiten zu gliedern oder aber auch drei mal vier Sinne mit ihrer jeweiligen Beziehung zum eigenen Leib, zur Welt und zum anderen Menschen einzuteilen (siehe Seite 136). Im letzteren Fall sind also die das Verhältnis des Ichs zum Leib bestimmenden Sinne der Tastsinn, der Lebenssinn, der Bewegungs- oder Eigenbewegungssinn und der Gleichgewichtssinn. Auch hier soll auf Einzelheiten der Darstellung verzichtet werden, da es nur darauf ankommt, das am älter werdenden Menschen erlebbare, sich verändernde Verhältnis zu seinem Leib zu verstehen.

Wahrnehmung der eigenen Bewegung

Der Bewegungssinn vermittelt die Wahrnehmung der eigenen Bewegungen, seien sie mehr äußerer Natur wie durch die Gliedmaßen oder auch unbewusste, innere Bewegungen wie die der Organe. Gerade an einer solchen Stelle kann bewusst werden, wie wenig die Vorstellung vom *l'homme machine* stimmt, denn keine Maschine kann ihre eigenen Bewegungen wahrnehmen.

Rudolf Steiner machte darauf aufmerksam, dass durch den Bewegungssinn auch die Empfindung der eigenen, freien Seele vermittelt wird.[94] Der

Bewegungssinn ist nun zusammen mit dem Gleichgewichtssinn, den auch die heutige Wissenschaft kennt und der unser Ich-Erleben im dreidimensionalen Raum in Bezug auf den eigenen Leib vermittelt, die Voraussetzung für alle koordinierten Bewegungen. Wenn wir im Alter in unseren Bewegungen eckiger, auch ungeschickter werden, wenn der alte Mensch ohne eigentlichen Anlass fällt, wenn sein Gang schleppender wird, seine Sprache brüchiger, so sind dies alles Phänomene, denen das Starrer- und Schwächerwerden dieser leibgerichteten Sinne zugrunde liegt. Kommt es dann in diesem Bereich der Sinne zu Sinnestäuschungen, so tritt ein Phänomen auf, das für den alt gewordenen Menschen besonders charakteristisch sein kann: der Schwindel. Wie oft wird ein Schwindel geäußert, der scheinbar kein organisches Korrelat hat. Meistens erfolgt dann ein Rückzug hinter die Erklärung, dass die Beschwerden wohl Ausdruck von Durchblutungsstörungen des Gehirns seien, ohne dass allerdings solche im wissenschaftlichen Sinne wirklich bewiesen wären.

Ich-Erleben im dreidimensionalen Raum

Schwindel

Man wird mehr und mehr darauf blicken müssen, dass es besonders die Veränderungen von Bewegungs- und Gleichgewichtssinn sind, die die Ursache solcher organisch nicht mehr zu erklärenden Schwindelzustände bilden. Durch diese Veränderungen wird eine Bewegung des Leibes vorgetäuscht, die er gar nicht ausführt, sei es nun als Drehschwindel, sei es als Schwankschwindel. Und so wird man da, wo Medikamente oft versagen und die Intensität des Schwindels nicht beeinflussen, zu anderen therapeutischen Ideen kommen, die von der Vorstellung angeregt werden, dem Seelisch-Geistigen wieder einen besseren Zugriff auf diese beiden Sinne und ihre Organe zu ermöglichen.

Innenohr und Muskulatur

Als Organ des Gleichgewichtssinns gelten die drei Bogengänge im Innenohr, im wieder erweiterten Sinn müssen wir das gesamte Skelett hinzudenken. Das wohl wichtigste Organ des Bewegungssinns ist die Muskulatur. Eine Therapie des Schwindels, dem die genannten Sinnestäuschungen als Ursache zugrunde liegen, muss also dazu führen, dass Skelett und Muskeln vom Ich und der Seele wieder besser ergriffen werden. Das wird man wohl am stärksten durch die Eurythmie bzw. die Heileurythmie und andere Bewegungstherapien erreichen.

Lebenssinn und Tastsinn

Der Lebenssinn ist einer der tiefsten Sinne, er ist dem wachen Bewusstsein ganz entzogen. Er beobachtet alle gesunden Organtätigkeiten, ihre Verständigung untereinander, er signalisiert, wenn etwas davon nicht mehr in Ordnung, herabgestimmt oder gar krank ist. Er äußert sich im Befinden.

Es ist das eigentlich offenbare Geheimnis, dass der Mensch sich am wohlsten fühlt, wenn er von seinem Leib gar nichts empfindet. Tritt dieser in sein Bewusstsein, bedeutet das überwiegend ein Missbefinden. Verantwortlich dafür ist der Lebenssinn. Er ist der große Vermittler der unbewussten Organvorgänge in unser Bewusstsein, wenn wir auf etwas aufmerksam werden sollen, was im Organismus nicht stimmt oder zum Krankwerden tendiert. Deshalb sollte jede Befindensstörung ernst genommen und als ein warnendes Frühsignal verstanden werden, bei dem schon die Diagnostik einsetzt. Es ist das große Defizit der konventionellen Medizin, rein auf die Befunde zu setzen und das Befinden als subjektiv oder »soft data« abzutun. Gerade für alle Prävention ist die Befindensstörung von großer Bedeutung. Man muss nicht immer warten, bis das Kind in den Brunnen gefallen ist.

Vermittlung der unbewussten Organvorgänge

Im Alter wird dieser Sinn am längsten geschützt, weil er eine so lebenswichtige Bedeutung hat. Er kann auch Störungen unterliegen, die dann zu »trügerischen Symptomenkomplexen« führen, wie Rudolf Steiner es einmal formulierte.[95]

Am tiefsten im Verborgenen wirkt der Tastsinn, der uns ganz innerlich mit der Welt verbindet. Auch er wird vom Altwerden wenig berührt, weil er von so grundsätzlicher Bedeutung ist. Der Tastsinn ist am stärksten Vermittler der Abgrenzung von Welterleben und Selbsterleben. Mit ihm stoßen wir als Leib an die uns umgebende Welt an, erleben sie als kalt oder warm, hart oder weich, kantig oder rund usw. Und in jedem erlebenden Begegnen erfahren wir unseren Leib, seine Existenz. Ich habe ihn deshalb auch einen Seinssinn genannt. Mit ihm entdecken wir unsere leibliche Existenz.

Abgrenzung von Welt- und Selbsterleben

Tasten ist eine allgemeine Sinnesfunktion, die allen zwölf Sinnen eigen ist. Im eigentlichen Tastsinn ist sie nur am intensivsten.

Geistgerichtete Sinne im Alter

Wort- und Gedankensinn

Nachdem nun ausführlich Sinnesvorgänge in Bezug auf den Leib und auf die Welt dargestellt wurden, soll auch ein kurzer Blick auf das Sinnesleben geworfen werden, das der Erfassung des anderen Menschen dient. Durch den Wort- oder Sprachsinn kommen wir zum Verständnis von Worten und Spra-

Erfassung des anderen Menschen

che allgemein, ohne schon das in ihnen liegende Gedankliche zu erfassen. Es offenbart sich uns Seelisches unabhängig von einer Erscheinung. Hinzu kommt die Wahrnehmung von Gestik, Mimik und Physiognomie. Wie stark ist beispielsweise die italienische Sprache von lebhaften Gesten, aber auch entsprechender Mimik begleitet. Wie ruhig, ja starr dagegen der Engländer! Mit dem Gedanken- oder Denksinn dringen wir dann tiefer in die Gedanken des anderen Menschen ein, können ihnen folgen, sie verstehen. Wort- und Gedankensinn schaffen also entscheidende Voraussetzungen, andere Menschen in der Art ihres Denkens zu verstehen und diese Gedanken durch Sprache zu vermitteln. Sie sind somit eine ganz entscheidende Voraussetzung für soziales Miteinander.

Voraussetzung für das soziale Miteinander

Schwächen sie sich im Alter ab oder werden starrer, unbeweglicher, hat das zunächst wieder die physiologische Bedeutung, dass der Mensch sich selbst immer mehr zurücknimmt, um für andere Platz zu machen, Raum zu schaffen. Man kann es aber auch so sehen, dass die Anteilnahme am anderen Menschen innerlicher, »inniger« wird. Es ist nicht mehr so wichtig, was im äußeren Sinne gesprochen oder gedacht wird, sondern was sich von dem anderen Menschen in seiner Sprache und seinen Gedanken Ausdruck verschafft. Der alte Mensch erfasst den anderen Menschen »ganzheitlicher«, weniger differenziert. Das korrespondiert mit dem Vorgang, dass im Seelischen Antipathien und Sympathien mehr in ein Gleichgewicht gebracht werden und nicht mehr in den großen Ausschlägen nach der einen oder anderen Seite gelebt werden. Das führt wiederum zu einer Alterseigenschaft, die außerordentlich bereichernd für die jüngeren Menschen sein kann, dem *Verständnis*. Hat man früher etwas im eigentlichen Sinne des Wortes verstanden, so tritt jetzt dieser mehr äußere Vorgang in einer inneren Metamorphose hervor und bedeutet nun soziale Fähigkeit. Wie sehr sucht das Kind für sich Verständnis bei den Großeltern, wenn es ein solches aus dem Aspekt der erziehenden Eltern nicht findet! Und wie ausgleichend kann ein solches von der inneren Kraft des alten Menschen getragenes Verständnis sein, das ja nicht alles gutheißt, das auch zurechtrückt, aber immer getragen ist von dem Wissen um das Menschlich-Allzumenschliche.

Verständnis

Grundsätzlich können die »höheren«, menschenzugewandten Sinne einschließlich des Ich-Sinns, mit dem wir den anderen Menschen als Person wahrnehmen, im Alter eher in ihrer Wahrnehmungsfähigkeit gesteigert werden. Denn das Alter und noch mehr das Hohe Alter richtet den Menschen (so sollte es sein!) immer mehr auf den anderen. Man hört die Zwischentöne in der Sprache, lauscht auf das Unausgesprochene, Ungesagte. Man erlebt den anderen in seinen Zukunftsfähigkeiten, mehr den Werdenden als den Seienden.

Wärmesinn

Dieser Sinn – und sein Organ – kann als der älteste gelten. Der Mensch ist als erster Keim seiner Schöpfung ganz aus und in der Wärme gebildet worden, einem kosmischen Zustand, den Rudolf Steiner »alter Saturn« nannte. In ihm können wir auch den Urzustand unserer heutigen Erde sehen.[96]

von der Blutorganisation getragen

In unserer Zeit wird der Wärmesinn von der Blutorganisation getragen und durchdringt mit ihr den gesamten Organismus. Durch ihn erleben wir Schwere und Leichte, Finsternis und Licht, Distanz und Nähe. Seinen stärksten Ausdruck nennen wir Interesse, das Vermittelnde und Ausgleichende.

Diese seelische Seite des Wärmesinns wird im gesunden Alter nicht abgeschwächt, sondern eher verstärkt. Leiblich wird er empfindsamer, reagiert stärker auf äußere Temperatureinwirkungen, seien sie warm oder kalt. Das hängt auch mit seiner Ich-Nähe zusammen. Das Ich braucht ja die Wärme, um sich mit dem Leib zu verbinden, sie ist die einzige »Substanzialität«, die das Ich in sich tragen kann, ohne von ihm zerstört zu werden, was wir die abbauende Ich-Tätigkeit genannt haben (siehe Seite 118).

Der Wärmesinn ist eine wichtige Voraussetzung für alle Sozialität, er verbindet alles, denn er kennt keine Begrenzung. Er kann alles durchdringen.

Von der Pflege des Sinneslebens im Alter

Dass die Voraussetzungen für ein möglichst gesundes Sinnesleben im Alter bereits in Kindheit und Jugend geschaffen werden müssen, wird wohl jedem einleuchten. Das ist vor allem eine Erziehungsfrage. Hier ist das Element der Übung, des Trainings, im höheren Sinne der Schulung gefordert. Was in diesem Lebensabschnitt versäumt wurde, kann später kaum je nachgeholt werden.

Was aber können wir im Alter selber tun, um unsere Sinnesorgane und unser Sinnesleben so gut wie möglich gesund zu erhalten?

Akzeptanz altersphysiologischer Veränderungen

Eine ganz wichtige innere Haltung in dieser Frage liegt in der Akzeptanz der altersphysiologischen Veränderungen. Das Stumpferwerden unserer Sinne schafft ja gerade eine Voraussetzung dafür, dass wir uns seelisch-geistig unabhängiger von unserem Leib machen. Gehen wir also auf die verschiedenste Weise gegen diese Veränderungen an, so binden wir das Seelische und das Geistige stärker an den Leib und schaffen Probleme, die sich erst viel später im Zusammenhang mit dem Sterben, dem Tod selbst und besonders dem Leben nach dem Tod auswirken. Damit ist erneut die vielschichtige Frage der prothetischen Versorgung der Sinne im Alter ins Blickfeld gerückt und auch deren bereits angesprochene moralisch-sittliche Wirkung.

Sinnesorgane nicht übermäßig belasten

Zur Akzeptanz als primärer Haltung kommt nun auch die Einsicht, die Sinnesorgane nicht übermäßig zu belasten, zu strapazieren. Ein schonenderer Gebrauch derselben ist im zunehmenden Alter immer wichtiger. Statt viel zu lesen, sollte immer mehr erzählt werden, was ja früher eine hervorstechende Eigenschaft alter Menschen, besonders der Großeltern mit Bezug auf die Märchen, war. Auch in den Geräuschen, dem Lärm dieser Welt, muss sich der alte Mensch immer mehr beschränken. Der einzelne Ton, das einzelne Wort wird wichtig, in der Musik vielleicht eher die Kammermusik als große Orchesterwerke, der Liedgesang mehr als die Oper. Wie wirft für den schwerhöriger gewordenen alten Menschen der Klang vieler Stimmen in einem Raum alles in ein einziges großes Geräusch zusammen oder wird ganz unverständlich. Wie sehr möchte sich der ältere Mensch auf den einzelnen anderen Menschen im Gespräch konzentrieren, wie sehr vor allem Zuhörender werden!

Das Fernsehen

Ein besonderes Problem kann das Fernsehen sein. Es mutet wie eine Paradoxie an, dass gegenüber der altersphysiologischen Kraft zur Fernsicht, die wir als Weitsichtigkeit bezeichneten und die den Blick des Menschen in die Ferne der Dinge rückt, ein modernes Surrogat auftrat, das den gleichen Namen benutzt.

optische Täuschung

Dabei ist Fernsehen ja im allertiefsten Sinne eine optische Täuschung, denn einerseits sieht man das Bild auf dem Fernsehschirm ganz nah – und oft rückt der von dieser Apparatur wie in den Bann geschlagene Mensch im Älterwerden dieser Scheibe auch immer näher –, und andererseits existiert ja kein reales Bild, sondern ein Puzzle von unendlich vielen farbigen Lichtpunkten, die nur scheinbar ein Bild sind. Auch glaubt man sich an Orte der Welt versetzt, die man nie wirklich sah oder sehen wird, oder ist an Vorgängen beteiligt, denen man nie real begegnete oder begegnen wird. Man muss wohl heute konstatieren, dass das Fernsehen eine der stärksten Korrumpierungen unseres Sinneslebens ist. Vielleicht wird man sogar eines Tages darauf aufmerksam geworden sein, wie stark bis in das Leibliche hinein das Fernsehen sklerosiert.

Nun ist damit nicht gesagt, dass der alte Mensch nicht fernsehen sollte. Er wird es eher können als das Kind, für das gerade im Ausbilden seiner Sinnestätigkeiten und der ihnen dienenden Sinnesorgane das Fernsehen verheerende Wirkungen hat, zumal es zusätzlich die bereits angesprochene Möglichkeit in sich trägt, in seinen leiblichen Auswirkungen zu sklerosieren und spätere Krankheitsursachen zu veranlagen.

die richtige Dosis finden

Der alte Mensch wird die jeweils für ihn richtige Dosis finden müssen, so wie Paracelsus einmal sagte, dass die jeweilige Dosis darüber entscheidet, ob ein Naturstoff Arznei oder Gift sei. Dass der alte Mensch über das Fernsehen noch in eine gewisse Korrespondenz zur Welt treten kann, der er aus seiner körperlichen Behinderung heraus vielleicht gar nicht mehr begegnen könnte, hat zweifelsfrei seine Berechtigung und gute Seite. Dass er sich aber über das Fernsehen auch »vergiften« kann, ist eine häufig vom Arzt zu machende Beobachtung. Das gilt sowohl für die viel raschere Förderung und Entwicklung sklerotischer Vorgänge im Körperlichen als auch für die immer größere Erstarrung im Seelischen. Und wie oft kann man erleben, dass der alte Mensch die Eindrücke, die ihm das Fernsehen vermittelte, gar nicht mehr verdauen kann. Wie sehr erschüttern ihn tragische Weltereignisse, wie rasch verwandeln sie sich bei ihm in Unruhe- oder Verwirrtheitszustände!

Üben der Sinnesfunktionen

Kunst als stärkstes Trainingselement

Neben der grundsätzlichen Akzeptanz, dass im Alter die Intensität unserer Sinnesvorgänge nachlässt, und der jeweils individuellen Festlegung einer rechten Dosierung von Sinneseindrücken oder dem schonenden Gebrauch unserer Sinnesorgane tritt als weiteres pflegendes Element natürlich die Möglichkeit hinzu, durch ständiges Üben die Sinnesfunktionen kraftvoll zu erhalten. Hier ist wiederum wohl die Kunst das stärkste Trainingselement. Die verschiedenen aus der Anthroposophie heraus entwickelten künstlerischen Therapien sind hier Vorbild für die Möglichkeiten, die vorwiegend im pflegenden, hygienischen Sinne eingesetzt werden können. Bestimmte hygienische Grundübungen der Eurythmie, das innere Erleben des Wesens der Farbe im Malen, das besondere Ertasten und Gestalten von Oberflächen im Plastizieren, die Intensität der Hörschulung, des Lauschens in der Musik, das inhaltliche Erfassen großer Gedanken in der Dichtung, das Gestalten der Sprache und das tief den Atem ergreifende und lösende Singen sind einzigartige, pflegende Instrumente für unser Sinnesleben, besonders auch im Alter. Und es ist keine Frage, dass – würde dieses Instrumentarium nur früh genug und in der rechten Weise eingesetzt – der vielfältige prothetische Ersatz weit weniger oder viel später im Leben notwendig würde.

frühzeitige Sinnespflege

Altersverwirrtheiten (Alterspsychosen)

Ein besonderes soziales Problem stellen heute die vielfältigen Altersverwirrtheiten und -psychosen dar. Sowohl im Bereich der Familien als auch der Altersheime ist immer wieder zu beobachten, mit welcher Hilflosigkeit die Angehörigen oder das Pflegepersonal diesen Verwirrtheitszuständen gegenüberstehen. Das gilt auch für die moderne Medizin, die eigentlich nur medikamentöse Wege kennt, den Menschen durch bestimmte Arzneimittel zu dämpfen, ruhig zu stellen, ja, im Extrem zu betäuben. Dabei kann immer wieder erlebt werden, wie der Einsatz dieser sogenannten Psychopharmaka überhaupt keine wirkliche Besserung erreicht, von Heilung gar nicht zu sprechen, und wie häufig gerade auch paradoxe Reaktionen auf solche Arzneimittel eintreten. Dass sie ein großes Potenzial zur Gewöhnung und Abhängigkeit in sich tragen, ist heute auch breiten Kreisen der Bevölkerung durch umfangreiche Mitteilungen in den Medien bekannt.

Psychopharmaka

Hier soll nun der Versuch unternommen werden, auch auf diese Veränderungen im Alter aus einer ganzheitlichen Sicht zu schauen, wobei der Blick auf das gestörte Verhältnis leiblicher, seelischer und geistiger Bedingungen gerichtet ist. Diese Darstellung kann nicht den Anspruch einer Vollständigkeit oder Endgültigkeit erheben, sondern ist als ein Versuch gedacht, den Außenstehenden in ein besseres Verständnis solcher Zustände zu führen und zukünftig auch immer bessere, rationale oder gar kausale Behandlungskonzepte zu entwickeln.

Grundsätzlich gilt die Aussage Rudolf Steiners, dass der eigentlich geistige Anteil im Menschen, sein Ich, immer gesund ist und dass alle scheinbaren Geisteskrankheiten im Grunde genommen nur die Unfähigkeit des Geistes widerspiegeln, in der richtigen Weise in das seelische und leibliche Geschehen einzuwirken.[97] Ein Bild hierfür mag der Musiker (Ich) sein, der ein verstimmtes Instrument (Leib und Seele) spielt. Ist dessen Stimmstock verstellt, der

das Ich ist immer gesund

Klangkörper gebrochen, werden die Töne verzerrt und unrein in Erscheinung treten, obwohl der Musiker gesund ist und richtig spielt.

Im Wesentlichen sind zwei große Ursachen der Altersverwirrtheiten und -psychosen zu unterscheiden: organische und schicksalsmäßige (karmische). Erstere müssen ursächlich vorwiegend auf Einflüsse zurückgeführt werden, die im jetzigen Leben, im Diesseits einwirkten und das harmonische Zusammenspiel von Leib, Seele und Geist störten oder zerstörten. Solche Einflüsse, die im Zusammenhang mit bestimmten Lebensgewohnheiten wie Ernährung, Umgang mit Genussmitteln, arrhythmischer Lebensweise stehen, kann man auch als persönlich verursacht bezeichnen. Karmische oder schicksalsmäßige Ursachen dagegen sind entweder als individuell oder menschheitlich anzusehen. Das heißt, dass sie aus tieferen Seinsschichten des Menschen im Zusammenhang mit der speziellen Entwicklungsphase, in der die Menschheit steht, stammen, oder auch, dass sie auf oft weit zurückliegende Zeiträume, im konkreten Sinne auch auf Zeiträume vor der Geburt, zurückgeführt werden müssen. Deshalb ist eine exakte Diagnose oft so schwierig. Blicken wir nun zunächst auf die organischen Ursachen.

Einflüsse aus dem jetzigen Leben

tiefere Seinsschichten und weit zurückliegende Zeiträume

Organische Ursachen

Eine der Ursachen bei organisch bedingter Verwirrtheit ist das nun schon vielfach geschilderte zu tiefe Eintauchen oder zu tiefe Hineingezogenwerden von Seele und Geist in die Leibesvorgänge, was sich auf der organischen Seite als Sklerose- und Geschwulstkrankheit manifestiert. Einer feineren diagnostischen Beobachtung wird immer auffallen müssen, dass in beiden Krankheitstendenzen bereits ein gestörtes Seelenleben nachweisbar ist, auch wenn dieses nicht so eklatant in Erscheinung tritt, wie es dann bei den ausgeprägten Verwirrtheiten der Fall ist. Aber schon das Nachlassen des Gedächtnisses, Wortfindungsstörungen, Schwierigkeiten im Konzentrationsvermögen sind Ausdruck seelischen Gestörtseins im Rahmen beispielsweise von Sklerosekrankheiten. Was im Leiblichen mineralisiert oder verhärtet wird, zieht das seelische Leben in solche Prozesse mit ein und lässt ein freies seelisches Schwingen und Atmen nicht mehr zu. Dabei können vier verschiedene Stadien unterschieden werden. Sie entsprechen der Folge der vier Leibes- oder Wesensglieder, wie sie als menschenkundliche Grundlage in der Anthroposophie leben.[98]

freies seelisches Schwingen nicht mehr möglich

Starrsinn

Der aufmerksame Leser wird sogleich entdecken, dass in der Begriffsbildung »Starrsinn« das Wort »Sinn« auftaucht. Dass sich der Geist vermittels der Seele durch den Leib seiner Umwelt mitteilt, setzt ein gesundes Funktionieren der Sinnesorganisation, der einzelnen Sinnesorgane voraus. Deshalb folgt dieses Kapitel über die Verwirrtheitszustände und Psychosen im Alter auch unmittelbar der Darstellung des Sinneslebens im Alter.

Das erste Stadium ist durch ein Dominieren der Bedingungen des physischen oder Stoffleibs über die zu tief ins Leibliche gedrungene Seele gekennzeichnet. Das Mechanische ergreift nun auch das Seelenleben. Der starrsinnige Mensch erscheint eigensinnig, bockig oder stur. Er zeigt pedantische Züge, wird rechthaberisch und entwickelt eine eigene Welt, in der anderes bzw. andere keinen Platz mehr haben. Es entsteht das Bild des Einsiedlerkrebses. Bestimmte Gedanken oder Handlungen werden stereotyp, sie können auch zwanghaften Charakter bekommen. Im Gespräch wird er einsilbig oder dominant mit unverrückbaren Standpunkten. Die Gestik oder Mimik wird sparsam und eher eckig.

das Mechanische ergreift das Seelenleben

Diese Symptomatik ist eher subtil, die Veränderungen sind nicht gleich erkennbar. Und oft geht dieses Stadium unbemerkt direkt über in das zweite, den eigentlichen »Schwachsinn«.

Schwachsinn

Dieses Wort müssen wir ganz sachlich nehmen, es ist kein »moralischer« Begriff. Betroffen ist nun der Bereich des Lebens- oder Ätherleibes, der im Gesunden der Ort ist, aus dem unsere Stärke stammt. In der Altersveränderung der zu tief einwirkenden Seele entsteht hier nun Schwäche, die sich in jüngeren Jahren als Erschöpfung äußern kann, im Alter dann als Schwachsinn.

An solchen Patienten kann das fast automatenhafte Gedächtnis auffallen, auch eine ganz erstaunliche Erzähllust, die oft ohne logischen Zusammenhang eine Vielzahl von Erinnerungen, meist der älteren Vergangenheit, zusammenknüpft und trotzdem einen gewissen Faden in der Erzählung nie ganz verliert. Sehr auffällig ist dabei das Assoziieren, das heißt, dass die Erzählung durch ein bestimmtes Wort oder einen bestimmten Inhalt eine ganz andere Wendung nimmt, als man vom Logischen her erwartet hätte, und dennoch einen scheinbaren Sinn behält. Dabei fällt auf, dass der Erzählende

fast automatenhaftes Gedächtnis

ausgesprochene Freude an Wohlklängen in der Sprache, an ganz bestimmten Wortwendungen und -inhalten hat und diese dann auch in eigenwilliger Art betont oder immer wieder hervorhebt. Nach außen entwickelt sich dieses Stadium als ein starker Bewegungs- oder auch Wandertrieb, wobei die Menschen wie von innen getrieben wirken. Rudolf Steiner hat diese Veränderungen auch als ein pathologisches Spiegelbild des Traumlebens bezeichnet, das heißt, die Unlogik des Träumens, die starke Beweglichkeit im Traum wird nun nicht passiv erlebt, sondern aktiv gestaltet.

pathologisches Spiegelbild des Traumlebens

Diese Form einer zu starken Verbindung seelisch-geistigen Lebens mit dem Leib finden wir in zahlreichen Variationen geringerer oder stärkerer Ausprägung bei vielen alten Menschen. Sie können verblüffen, aber auch im häufigen Erleben starke Aggressionen in uns wecken, da wir bemerken, dass wir das Ich des anderen gar nicht mehr richtig erreichen können und er vielmehr ein ganz ungehemmtes Seelenleben um sich verbreitet. Das kann in uns starke antipathische Reaktionen hervorrufen, insbesondere wenn wir nicht begreifen, dass es sich um eine organisch bedingte und von dem anderen direkt nicht verantwortete Störung handelt.

Wahnsinn

Werden Seele und Geist noch tiefer in das Leibliche hineingezogen, kann es zu Krampfzuständen kommen, die sich zunächst oft nur als Tics oder bestimmte Formen des Muskelzuckens zeigen, auch als Krämpfe im Magen-Darm-Trakt, die in stärkster Form das Vollbild Epilepsie-ähnlicher Anfälle hervorrufen können. Im Bewusstsein tritt nun die Unterbrechung der Erinnerung immer stärker in den Vordergrund. Der Kranke lebt wie in zwei ganz verschiedenen Arten von Bewusstsein. Ist dieses Bild grob ausgeprägt, wird es sogleich auffallen und als krankhaft eingestuft werden. Wir müssen aber davon ausgehen, dass solche Zustände auch in sehr feiner Art vorhanden sein können, was dann gerade im sozialen Miteinander mit einem solchen Menschen viele Missverständnisse hervorrufen kann. Es bedarf auch hier einer besonderen Schulung der Sensibilität und der Beobachtungsgabe von Mitmenschen und Pflegenden, um das Krankhafte, das Zwanghafte zu erkennen und ihm gerecht zu werden.

zwei Arten von Bewusstsein

Haben wir im Sinne einer ärztlichen Fachsprache das zweite Stadium als Schwachsinn bezeichnet, müssen wir jetzt schon von Wahnsinn sprechen, wobei das Gewicht auf den wahnhaften Inhalten des Bewusstseins liegt.

Die Sinne vermitteln wahnhafte Vorstellungen oder Empfindungen, die der Mensch selbst aber nicht als solche identifizieren kann, da er ganz in ihrer Wirklichkeit lebt. Er ist wie getrieben von diesen Inhalten, sie beherrschen ihn, er kann sich nicht mehr von ihnen distanzieren.

Die Seele ist nun in den Bereich des Trägers der Empfindungen bzw. Emotionen gebannt, den Empfindungs- oder Astralleib. Dessen Leben ist auch im Gesunden zu einem wesentlichen Teil unbewusst, hier wirken unsere Instinkte und Triebe, auch Leidenschaften und Begierden. Eine Besonderheit des Astralleibs ist auch sein duales Erleben, einerseits ganz auf den Leib gerichtet, andererseits ganz zum Geist gewandt. Das macht die Doppelung des Bewusstseins solcher (»wahnsinniger«) Menschen verständlich. Wichtig ist dabei, dass im doppelten Erleben leiblicher und geistiger Phänomene diese nun nicht eindeutig nach ihrer Herkunft unterschieden, sondern durchmischt werden. Täuschungen (Wahnvorstellungen) werden als Wirklichkeiten erlebt, sie sind ja auch wirklich für den, der sie erlebt.

Vermischung des doppelten Erlebens

Es ist hier sehr wichtig, eine gesunde und nüchterne Distanz aufzubauen, um als Betrachter das Geschehene ruhig einzuordnen und sich nicht zum Widerspruch reizen zu lassen oder gar ärgerlich zu werden. Der beste Umgang mit Menschen in diesem Verwirrtheitsstadium ist einerseits, Humor zu entwickeln, und andererseits Phantasie, um den Verwirrten in seiner Welt ernst zu nehmen, darauf einzugehen, die Inhalte dann jedoch zu entwirren. So führt man eben quälende Gestalten »auffällig« aus dem Zimmer, scheucht Gespenster aus dem Fenster, nimmt dem Bedrängenden seinen Druck. Wer hier phantasievoll oder kreativ ist, wird vieles an Psychopharmaka einsparen können.

den Verwirrten in seiner Welt ernst nehmen

Blödsinn

In einem vierten Schritt können sich Seele und Geist so stark im Leiblichen verlieren, dass sie ganz in ihm untertauchen und damit dem Menschen die Möglichkeit nehmen, sich gegenüber seiner Umwelt und der Natur abzugrenzen. Die Natur mit ihrer Wirklichkeit und ihren Gesetzmäßigkeiten beeinflusst ihn unmittelbar, er wird selbst ein Stück Natur. Bei solchen Menschen wird man eigentliche bewusste Vorgänge nicht mehr wahrnehmen können. Alles verläuft ganz »natürlich«, wie von selbst, ohne Führung eines Ichs. Das gilt für das Sich-Ernähren, das Sich-Bewegen, die Verdauungsvorgänge. Es zeigt sich des Weiteren ein fehlender Rhythmus von Wachen und Schlafen

keine bewussten Vorgänge mehr

Hingegebensein an die Funktionen des Körpers

und ein weitgehendes Hingegebensein an die Funktionen des Körpers. Da kann dann auch die als tragisch zu empfindende Entwicklung beobachtet werden, dass ein ehemals sehr differenzierter Mensch scheinbar nur noch einen einzigen Lebensinhalt kennt und all seine Wahrnehmungen und Erzählungen ganz mit den täglichen Darmentleerungen beschäftigt sind. Man hüte sich, eine solche Situation »moralisch« zu beurteilen, da die jeweils individuelle Frage, warum einzelne Menschen so außerordentlich alt werden müssen, gar nicht zu beantworten ist. Gerade bei einer solchen Beobachtung sind organisch-persönliche oder karmisch-individuelle Ursachen nie mit genügender Sicherheit zu differenzieren.

Nicht zu Unrecht spricht man bei diesen Zuständen auch von einem bloßen »Vegetieren«, weil dadurch auf die pflanzliche Natur eines solchen Menschen hingewiesen wird, was bedeutet, dass er nur noch von den unteren Leibesgliedern, dem Stoff- und Lebensleib, bestimmt wird. Es ist wie ein fortgesetzter Schlafzustand, nur dass im eigentlichen, gesunden Schlaf Ich und Seele aus diesen unteren Leibesgliedern herausgetreten sind und nur noch als Nachwirkungen existieren, bis beim Aufwachen die Leiblichkeit wieder ganz ergriffen wird, während in dem nun nach Starrsinn, Schwachsinn und Wahnsinn als Blödsinn zu bezeichnenden vierten Stadium Seele und Geist ganz in die Bewusstlosigkeit des Leibes hineingezogen wurden.

unterschiedliche Ausgestaltungen

Je nach dem Leben, den Gewohnheiten, den Temperamenten und den durch das Leben erworbenen Erfahrungen werden die vier skizzierten Zustände einer zu stark leiblich-seelisch-geistigen Verbundenheit ganz unterschiedliche Ausgestaltungen erfahren, aber immer werden wir im Wesentlichen das jetzt Charakterisierte wiederfinden können.

Lockerungszustände

immer stärkere Trennung der Seele und des Ichs vom Leib

Neben diesen durch Verhärtung und Mineralisierung geschaffenen organischen Ursachen gibt es eine zweite große Gruppe von Verwirrtheitszuständen und Alterspsychosen, die nun darauf beruhen, dass sich in noch bewusstem Zustand Seele und Ich immer stärker vom Leib trennen und diesen nicht mehr in gesunder, dem Alter entsprechender Weise durchdringen. Es wurde ja schon darauf hingewiesen, dass es zu den physiologischen Altersvorgängen gehört, dass sich die Verbindung von Seele und Geist gegenüber dem Leib immer lockerer gestaltet. Hier nun tritt diese Lockerung gegenüber dem Leib in einem zu starken, pathologischen Sinne auf. Das ist wie eine Einleitung von

Sterbevorgängen, die mit den Begriffen Auflösung und Verwesung treffend bezeichnet werden können. In beiden finden wir Symptome wieder, die rein leiblich bereits in Entzündungs- und Allergiekrankheiten vorhanden sind. Fanden wir in den organisch bedingten Verwirrtheitszuständen, bei denen ein zu tiefes Hineingezogenwerden von Seele und Geist in die Leiblichkeit vorliegt, eine Beziehung zu Sklerose- und Geschwulstkrankheiten, sehen wir nun eine solche zu dem anderen Pol des Krankseins, der normalerweise Kindheit und Jugend des Menschen prägt.

ins Seelische gespiegelte Verhältnisse

Jetzt treten solche Veränderungen nicht als organische Krankheiten auf, die Verhältnisse spiegeln sich vielmehr ins Seelische und werden von den gesunden Mitmenschen und Pflegenden als Verwirrtheiten oder Psychosen erlebt. Seele und Ich heben sich partiell aus den Organen und ihren Tätigkeiten heraus, die damit ein immer stärkeres nur vegetatives Dasein führen. Je nach der Intensität entspricht ein solcher Vorgang einem Traum- oder Schlafzustand. Da der Lebensleib nun vor allem vom Seelenleib nicht mehr so festgehalten wird, kann er sich bereits teilweise vom Stoffleib lösen, was in einer Flut auftauchender Erinnerungen erlebbar wird. Diese jetzt zu schildernden Veränderungen geschehen meistens partiell oder lokal und haben eine Beziehung zu den verschiedenen Organen, insbesondere den vier großen Organsystemen von Lunge, Leber, Niere und Herz, worauf noch eingegangen werden soll (siehe Seite 165 ff.).

Beziehung zu verschiedenen Organen

Kraft und Gesundheit entstehen, wenn der physische und der ätherische Leib in der richtigen Weise vom Seelisch-Geistigen durchdrungen sind. Hier müssen wir jetzt feststellen, dass der Körper immer schwächer wird und die Ernährungsvorgänge langsam versagen. Im Übergang kann auch so etwas wie eine starke Essgier oder auch ein Heißhunger auftreten, der wie ein Verlangen des Körpers nach den höheren Leibesgliedern und nach Seele und Geist ist, der dann aber allmählich dem soeben geschilderten Zustand des Schwächerwerdens und des Versagens der Ernährungsvorgänge weicht.

Stadien der Lockerungszustände

Auch bei den Verwirrtheitszuständen und Alterspsychosen durch Lockerung können wir verschiedene Stadien oder Schritte der Entwicklung unterscheiden.

gestörtes Empfindungsleben

In einem ersten Stadium dieser Lockerung des Seelisch-Geistigen vom Leiblichen ist vor allem das Empfindungsleben gestört. Die Sinnesempfindungen verblassen, was häufig in einem scheinbaren Desinteresse an der

Welt, in einem träumerischen Verharren zum Ausdruck kommt. Empfindungen für Wärme oder Kälte sind nicht genügend differenziert, die Bewegungen erscheinen wie schwebend, wobei aber noch eine ausreichende Sicherheit verbleibt. In einer gewissen Diskrepanz dazu kann die Gedankenbildung sehr lebhaft sein, die Gedanken wirken lebendig, intensiviert und koloriert. In einem ganz vorsichtigen Vergleich könnte man auch von einem gewissen Nachtwandlertum sprechen, wobei aber alles sehr zielgerichtet erscheint und auch noch so etwas wie eine gewisse Ordnung zu erkennen ist.

Schwindelzustände

Erst bei stärkerer Lockerung in einem zweiten Stadium werden nun die Bewegungen immer unsicherer, der Mensch erlebt dies dann als Schwindelzustände. Oft kommt es jetzt auch zu Stürzen, ohne dass sich die Menschen dabei wesentlich verletzen. Sie fallen wie kleine Kinder, bei deren Stürzen ja auch immer wieder der Eindruck entstehen kann, als habe ein Schutzengel den Fall aufgehalten und die schlimmsten Folgen verhindert.

Neben dieser Taumeligkeit lässt die Sinneskraft immer stärker nach, wobei dies nun weniger organische Ursachen hat als eben die mangelnde Eingriffsmöglichkeit vom Seelisch-Geistigen aus. Deshalb können im Augenblick auch Sinneswahrnehmungen ganz klar und konturiert sein und im nächsten Moment vollkommen verschwinden. Auch im Bewusstsein wechseln Phasen intensiver Anwesenheit mit visionären, traumartigen Zuständen. Hinzu treten starke moralische Impulse, die sich einerseits als ausgeprägtes, auf sich selbst bezogenes Sündengefühl oder auch in ebenso ausgeprägter Nächstenliebe und Zuwendung zu anderen Menschen, Tieren oder der Natur ausdrücken können. Dabei erscheinen solche Handlungen oder die damit verbundenen Erzählungen oft sehr konfus, und es kann für den gesunden Menschen schwierig sein, irgendeinen Sinn darin zu entdecken.

völliges »Außer-sich-Sein«

In einem weiteren Schritt oder dritten Stadium schließlich erscheinen diese Menschen wie völlig außer sich, vom Bewusstsein her hochgradig getrübt. Der Leib wird wie vom Seelisch-Geistigen schleppend nachgezogen, die Bewegungen wirken marionettenhaft, die Gliedmaßen wie von Schnüren bewegt. Seelisch strahlt von diesen Menschen dann eine große Ruhe aus, auf den Gesichtszügen liegt ein Ausdruck tiefster Zufriedenheit, ein Lächeln umspielt den Mund, und die Augen sind wie in eine weite Ferne gerichtet. War in der stärksten Zusammenstauchung von Seele, Geist und Leib so etwas wie ein völliges Durchdrungensein des Menschen von Naturkräften erlebbar, so kann man bei dem extremen Lockerungszustand wie von einer Entrückung in das göttliche, kosmische Sein sprechen.

Zusammenhang mit den Organen

Je nach dem Betroffensein eines oder mehrerer Organe bekommen nun diese grundsätzlichen Veränderungen ihre Färbung und Ausgestaltung. Das soll hier an den Beispielen von Lunge, Leber, Nieren und Herz erläutert werden.

Die Lunge

Die Lunge ist das eigentliche Erdorgan im Menschen, was erstaunlich klingen muss, scheint sie doch ein so luftiges Organ zu sein. Es zeigt sich aber in der Entwicklungsgeschichte der Lebewesen, dass mit dem Schritt vom Wasser ans Land die Lungenatmung beginnt, die vorher noch nicht vorhanden war und nicht gebraucht wurde. Auch der einzelne Mensch beginnt sein eigentliches Erdendasein mit dem ersten Atemzug nach der Geburt, durch den das Lungenorgan ergriffen und in Funktion gesetzt wird. Die Lunge ist also der organische Ort, an dem Seele und Geist im Menschen am allerstärksten die Festigkeit der Erde, das Erdhafte und seine Gesetzmäßigkeiten erleben können. Die Fähigkeit zur Abstraktion, zur Bildung abstrakter Gedanken geht nicht primär vom Gehirn aus, sondern ist zunächst eine Lungenfunktion.

Erdendasein beginnt mit dem Atmen

Kommt es nun zu Störungen in der Verbindung des Seelisch-Geistigen mit der Lunge als Organ, können Zwangsgedanken oder überhaupt Formen der Zwanghaftigkeit einerseits und Illusionen andererseits auftreten. Alles, was wir in dieser Richtung an Menschen beobachten, muss immer darauf aufmerksam machen, dass im Bereich der Lunge eine krankhafte Störung im Zusammenwirken von Leib, Seele und Geist vorliegt. Hier wird durch die anthroposophische Menschenkunde eine »Psychosomatik der Organe« zu entwickeln sein, die dem gesamten Wissenschaftsbereich der Psychologie, aber auch der Psychiatrie ganz neue Inhalte geben kann. Denn der modernen wissenschaftlichen Medizin fehlen noch weitgehend die grundlegenden Erkenntnisse über den Zusammenhang zwischen seelischen Störungen und organischen Ursachen.[99]

Zwanghaftigkeit

Die Leber

Die Leber ist das Organ, durch das der menschliche Organismus mit dem wässrigen Element und damit auch mit den Lebensvorgängen als solchen verbunden ist. Der Wasserorganismus, das heißt die geordnete, organisierte

Verbindung zum wässrigen Element

Zusammenfassung aller flüssigen und wässrigen Vorgänge im menschlichen Leib, findet seinen organischen Mittelpunkt in der Leber, die Wahrnehmungs- und Steuerungsort zugleich ist. Der Durst eines Menschen, sein Umgang mit dem Trinken, spiegelt immer etwas von der organischen Tätigkeit seiner Leber wider. Im Zusammenhang mit der Leber bildet der Mensch im Gegensatz zu den abstrakten Gedanken gefühlsbetonte aus, die in einer pathologischen Steigerung zu Halluzinationen oder Visionen führen können. Dabei sind solche Veränderungen meistens äußerlich von Ruhe begleitet, es fehlt die Erregung, der Mensch ist in seinen Halluzinationen gelassen und ohne Agitation.

Halluzinationen

In einer anderen Richtung, in der zu starken Verbindung des Seelisch-Geistigen mit dem Leib, kommt es im Zusammenhang mit der Lebertätigkeit zur Depression. Diese ist weniger durch trauriges Verstimmtsein als vielmehr durch eine Willenslähmung geprägt, durch ein Erlebnis, das man am besten bildhaft »Lehmigkeit« nennen kann, eine unendliche Schwere und auch Antriebslosigkeit besonders des Gliedmaßenmenschen, der wie in tiefem Lehm watet. Dass das so lebendige, bewegte Wasser auch sein Gewicht hat, kann man immer wieder mit Überraschung feststellen, wenn man einmal einen Eimer Wasser längere Zeit trägt oder wenn man dessen Härte verspürt, weil einem vielleicht ein Kopfsprung ins Wasser misslang.

Depression

Die Nieren

Die Nierenorganisation, zu der wir die beiden Nieren, die Harnleiter und die Harnblase, im weiteren Sinne aber auch die Nebennieren rechnen müssen, spiegelt die emotionelle Seite unseres Bewusstseinslebens wider. Durch sie wird der Mensch ganz mit allen Luft- und Lichtprozessen verbunden. Auch das mag zunächst erstaunen, wird doch die Niere im Wesentlichen als harnbildendes Organ gesehen, während eine Verbindung zum Luft- oder Lichtelement dem modernen Menschen schwer zu vermitteln ist. Diese Tätigkeit findet so im Verborgenen, stark dem seelischen Leben genäherten Zustand statt, dass sie nicht ohne Weiteres anschaubar wird. Die ganze Lebhaftigkeit von Gedanken, auch das Schöpferische, Unternehmerische in ihnen, hängt mit einer richtigen Verbindung von Seele und Leib in der Nierenorganisation zusammen. Gerät diese in krankhafte Steigerung oder Ablähmung, finden wir nervöse Erregungszustände, regelrechte Erregungshalluzinationen oder hypochondrische Verstimmungen.

Verbindung zum Luft- und Lichtelement

Das Herz

Als viertes Organ schauen wir auf das Herz, das bereits in einem früheren Kapitel ausführlich beschrieben wurde und zusammen mit dem ganzen Gefäßsystem als im Organismus ausgebreitet erlebt werden muss (siehe Seite 101 ff.). Dieses Herz, das wir als ein Sinnesorgan für das Wahrnehmen sozialer Bedürfnisse charakterisierten, verbindet uns mit allen Wärmevorgängen, es ist organischer Mittelpunkt des Wärmeorganismus im Menschen. In ihm finden wir das Gewissen, die innere Stimme, die uns gegenüber den vielen täglichen, äußeren Verrichtungen immer wieder mahnt, ermuntert, ausgleicht. Treten hier krankhafte Veränderungen zwischen leiblichen und seelischen Tätigkeiten auf, finden wir die verschiedenen Formen moralischen Tingiertseins. Vom Temperament her vermittelt das Herz Cholerik, weshalb es nicht erstaunen muss, wenn Steiner die pathologisch gesteigerte Form der Tobsuchtsanfälle mit dem Herzorgan in Verbindung bringt.[100]

Gewissen

Alles, was bisher geschildert wurde, sind auf organischen, leiblichen Veränderungen basierende Verwirrtheitszustände, die sich bis zu den Alterspsychosen steigern können. Sie beruhen immer auf krankhaften Veränderungen der Sinnesfunktionen und können sich von einer ganz zarten, kaum bemerkbaren Art bis zu einer extremen Steigerung ausbilden.

krankhafte Veränderungen der Sinnesfunktionen

Wir müssen hierfür ganz besonders ein richtiges Verständnis finden, weil alle damit verbundenen Schwierigkeiten erträglicher werden, wenn man sie als Ausdruck solcher organischer Störungen und nicht als Unarten sieht. Natürlich müssen sie auch therapeutisch durch die Behandlung der Organe beeinflusst werden.

Moralische Vorhaltungen oder unmittelbar auf das Seelische wirkende Maßnahmen sind von vornherein zum Scheitern verurteilt. Oft ist der erste Schritt zu einer Besserung bereits gegeben, wenn ein gesunder Mensch einer solchen Störung gelassen gegenübersteht und durch ruhiges Eingehen auf den anderen, aus dem Verständnis für ihn und seine Situation, heilsam wirken kann. Jede Antipathie, Unruhe oder Nervosität verschlimmert die Symptomatik des anderen. Hier ist energische Selbsterziehung besonders der Pflegenden, Ärzte und Therapeuten gefordert. Dass das im Einzelfall sehr schwierig ist, dass hier geduldiges Üben eine Voraussetzung darstellt, dass man sich gerade gegenüber solchen Verwirrtheitszuständen oder Psychosen seiner eigenen Unvollkommenheit immer wieder bewusst wird, ist ganz selbstverständlich, darf aber von der eigentlichen Aufgabenstellung nicht ablenken.

Kenntnis der Zusammenhänge

Abgesehen von solchen grundsätzlichen Fragen, wie wir uns gegenüber diesen Zuständen verhalten, ist primär immer auch eine wirkliche ärztliche Betreuung notwendig, wobei natürlich die Voraussetzung bestehen muss, dass der Arzt die hier skizzierten Zusammenhänge kennt, ernst nimmt und aus ihnen seine therapeutischen Vorstellungen entwickelt. Dabei kann erlebt werden, dass natürliche Heilweisen und ganz besonders auch wieder Arzneimittel aus der anthroposophisch ergänzten Forschung wesentlich effektiver und segensreicher wirken können als alle modernen Psychopharmaka. Doch soll auch nicht verschwiegen werden, dass es immer wieder auch solche Zustände gibt, bei denen man einmal die direkt wirkende, zwanghafte Natur solcher Arzneimittel braucht.

Schicksalsmäßige (karmische) Ursachen

Tod eines nahestehenden Menschen

Ein zweiter großer Ursachenkomplex von Verwirrtheiten im Alter hat nun keine eigentlich organischen, sondern schicksalsmäßige oder karmische Voraussetzungen. Das wird zum Beispiel erlebbar, wenn der Verwirrtheitszustand im Zusammenhang mit dem Tod eines nahestehenden Menschen, insbesondere des Lebenspartners, eintritt. Zwischen zwei Menschen, die lange zusammengelebt haben, kommt es immer zu einer – natürlich nicht äußerlich sichtbaren – Verschmelzung der Leibesglieder, insbesondere der Lebensleiber. Wenn nun das Schicksal durch den Tod des einen Menschen eingreift, wird der andere in bestimmten Bereichen wie zerrissen, und gerade der Lebensleib ist ja der wichtigste Ort für die Vermittlung des seelischen und geistigen Einwirkens gegenüber dem physischen Leib. Ein zurückbleibender Mensch kann ganz stark in die nachtodlichen Wege seiner »besseren Hälfte« hineinverwoben werden und lebt dann wie gespalten zwischen den irdischen und den nachtodlich-geistigen Verhältnissen. Das ist ein ähnlicher Zustand, wie er zuvor als Unterbrechung der Erinnerung charakterisiert wurde, als ein Leben in zweierlei Bewusstseinsebenen. Nur dass die Ursache hier eine ganz andere ist.

Überhaupt werden ältere Menschen immer stärker von der geistig-realen Welt berührt, in der die Verstorbenen leben. Mit ihnen sind wir durch viele

Gemeinsamkeiten im Leben zwischen Geburt und Tod verbunden gewesen, mit ihnen bilden wir auch unser zukünftiges Schicksal, und zum Teil spielt das bereits bis in die noch irdischen Verhältnisse hinein. Um einen etwas provozierenden Ausspruch zu wählen: Die Zukunft reicht weit in das menschliche Leben hinein. Besonders offen für solchen Einfluss der Zukunftskräfte ist aber gerade der Mensch im höheren und Hohen Alter. Da die Menschen solche Dinge meistens nicht klar durchschauen oder auch als nicht existent bezeichnen, erleben sie verschiedene Bewusstseinsbildungen in sich und verwirren sich darin, was sich uns dann nach außen als seelische Störung spiegelt.

Offenheit für den Einfluss der Zukunftskräfte

Hinzu kommen durch die altersentsprechenden Veränderungen von Leib einerseits und Seele und Ich andererseits und ihren Verbindungen Erlebnismöglichkeiten, die bei fester Zusammenfügung nicht auftreten können. Wir nähern uns hier einem für das moderne Bewusstsein wieder sehr schwierigen Gebiet, das deshalb auch nur ganz zart berührt und gestreift werden soll. Setzen wir die Wirklichkeit einer geistigen Welt voraus, so müssen wir auch akzeptieren, dass in ihr, um uns und in uns Wesenheiten existieren, die geistiger oder auch elementarer Art sind. Solche Wesen können dem Menschen wohlgesonnen und hilfreich sein, sie können ihm aber auch widerstreben und ihn auf ungute Weise beeinflussen. Besonders die Welt der Elementarwesen wirkt stark in unseren Lebensbereich hinein, ohne dass wir uns dessen bewusst werden.

Existenz geistiger und elementarer Wesen

Durch die Lockerungen des Seelisch-Geistigen vom Leiblichen können sich solche Wesen stärker als zuvor aus dem Lebensleib befreien und sich leichter in der Seele einnisten, um dort »Verwirrung zu stiften«. Sie können aber auch so selbstständig werden, dass sie unmittelbar aus dem Leib agieren, sich der Welt und damit den anderen Menschen mitteilen und – da dieses ja meistens als von dem Menschen ausgehend erlebt wird – zu ganz erheblichen Irritationen untereinander führen. Wie oft geht das, was durch einen alten, verwirrten Menschen geschieht, was dieser äußert, was er spricht, gar nicht von seinem Ich aus, sondern ist unmittelbarer Ausdruck dieser elementarischen Welt in ihm.

Hier wird zukünftig eine differenzierende Beobachtung von uns gefordert werden, wie man sie heute ungeschult im Einzelnen nur schwer wird aufbringen können. Aber gerade weil im Umgang mit unseren alten Menschen das rechte Verständnis dafür, mit wem wir es in jeder einzelnen Situation zu tun haben, unendlich wichtig ist, ist eine solche Schulung der Beobachtung dringend erforderlich.

Schulung der Beobachtung

Das Doppelgängerphänomen

An dieser Stelle muss noch auf ein besonderes Geheimnis hingewiesen werden, auf das wir durch die anthroposophische Forschung aufmerksam werden können. Gemeint ist das sogenannte Doppelgängerproblem. Mit diesem Ausdruck wird die okkulte Tatsache ausgesprochen, dass sich bei der Geburt des Menschen jeweils ein ahrimanisches und ein luziferisches Doppelgängerwesen im Leib bzw. der Seele einfinden und diese nun das ganze Leben des Menschen mitleben und mitgestalten. Der Pakt, den Faust mit Mephistopheles schließt, welcher beide Kräfte in sich vereint, ist dafür ein Sinnbild. Es ist eine der zentralen Lebensfragen eines jeden Menschen, wie stark er sich von seinem Ich aus gegenüber diesen Doppelgängerwesen behauptet, sie – mit dem kleinen Prinzen gesprochen – sich vertraut macht, sie zähmt, das heißt in seinen Dienst stellt. Alles, was beispielsweise im menschlichen Organismus an Elektrizität nachweisbar ist, entstammt dieser Doppelgängernatur.

Anwesenheit ahrimanischer und luziferischer Doppelgängerwesen

Wir müssen sogar so weit gehen zu denken, dass die meisten physiologischen Vorgänge unseres Organismus ohne die Anwesenheit dieser Doppelgängerwesen gar nicht vollzogen werden könnten. Insofern sind sie nicht nur Widersacher, sondern auch Diener des Menschen. Solche Wesen müssen ja ihrer Natur nach seelisch-geistig gedacht werden, sie haben keinen stofflichen Leib. Gerade deshalb existiert bei ihnen diese große Sehnsucht, dieses Verlangen nach dem kunstvollen menschlichen Leib, der in der Schöpfung nicht seinesgleichen hat. Vor allem das ahrimanische Doppelgängerwesen lebt in der ständigen Vorstellung, diesen physischen Leib ganz in seinen Besitz und seine Macht zu bringen. Immer wieder hat es versucht, diesen physischen Leib zu kopieren oder nachzubilden, wofür die gesamte technische Welt mit ihren Apparaten und Automaten Ausdruck ist. Das luziferische Doppelgängerwesen lebt dagegen in dem Wunsch, den Menschen seelisch in seine Gewalt zu bekommen. Das drückt sich in der gesamten Wunsch-, Trieb- und Begierdenwelt unseres Seelenlebens aus. Für beide Doppelgängerwesen kann es als die große Tragik bezeichnet werden, dass sie durch den Tod des Menschen jegliche Macht über ihn verlieren und nun wieder heimat-, sprich leiblos sind.[101]

auch Diener des Menschen

Um das scheinbar so Absurde der Vorstellung, dass Doppelgänger oder Elementarwesen in jedem von uns existieren, noch ein wenig verständlicher zu machen und in das eigene Erleben zu bringen, blicken wir einen Moment auf bestimmte Erlebnisse, die wir zum Beispiel bei einem Zorn- oder Wutausbruch haben, in welchem wir unter Umständen uns ganz nahestehenden

Menschen für den Augenblick Schlimmstes antun könnten oder sogar antun. Blicken wir auch einmal selbstkritisch und erkennend auf Zustände, wie sie im Alkoholrausch oder heute bei vielen Menschen auch durch Drogen hervorgerufen werden. Sehr allgemein gesprochen, kann wohl jeder von uns einen solchen zweiten Menschen in sich voraussetzen, den wir gar nicht als Selbst erleben und den Schiller auch einmal das Tier in uns nannte. Konkreter und ehrlicher aber ist es, sich auf die hier geschilderte Vorstellung einzulassen, dass in der Tat fremde Wesen in uns Wohnung haben oder Wohnung nehmen können, die von einem gesunden, starken Ich beherrscht, gezähmt werden oder aber auch abgewehrt werden sollten. Die sich aber in Augenblicken der Schwäche oder eben in der Konstanz einer Schwäche im Alter verselbstständigen und in den leiblichen Vorgängen die Oberhand gewinnen können.

»zweiter Mensch« in uns

An dieser Stelle mag einmal darauf hingewiesen werden, wie groß die Bedeutung eines durch das Leben hindurch geübten religiösen Lebens gerade für das Alter ist, weil darin die stärkste Hilfe gefunden werden kann, die Elementarwesen in uns zu besänftigen. Dass Jesus Christus auch Herr der Dämonen ist, wird in vielen Beispielen der Heilung eines oder vieler Besessener dargestellt (beispielsweise Lukas 8,26–39; Lukas 11,14–20).

Nach dem hier Geschilderten kann wohl deutlich werden, dass die Altersverwirrtheiten aus den Verschiebungen, Lockerungen oder Verfestigungen leiblicher, seelischer und geistiger Strukturen des Organismus hervorgehen und dass sowohl leibliche als auch seelische Ursachen vorliegen können. Ein richtiges Eingehen auf solche Zustände im Alter erfordert eine umfassende Menschenkunde, die das gesunde Miteinanderwirken der verschiedenen Leibesglieder, das Einwirken seelischer und geistiger Vorgänge in dieselben kennt, ihre Verschiebungen und Disharmonien diagnostiziert und je nach organischer oder auch mehr seelischer Ursache einen geeigneten therapeutischen Weg findet. Dass dies nicht nur ein medikamentöses Problem ist, sondern in viele Einzelheiten bis hin zur Raumgestaltung, Kleidung, Ernährung, Rhythmik des Tagesablaufs und vor allem auch in unser soziales Verhalten hineinführt, sei hier nur angedeutet. Es bedarf – wie gesagt – einer entsprechenden Schulung der Pflegenden und Betreuenden, damit sie verwirrten alten Menschen angemessen begegnen, die oft aggressiven und abstoßenden Äußerungen richtig einordnen und somit nicht in die Not geraten, im Missverständnis über die Ursachen solcher Verwirrtheiten zu Mitteln zu greifen,

Vielschichtigkeit des Problems

die die Menschenwürde verletzen oder das Menschsein in seinem freien Spiel leiblicher, seelischer und geistiger Gegebenheiten lähmen.

Die hier angeführten Schilderungen differenzierter Verwirrtheitszustände, verbunden mit Sinnesstörungen und in Abhängigkeit von unterschiedlichen Organsystemen, stützen sich auf Darstellungen Rudolf Steiners in seinem Kurs für Ärzte und Priester, dem sogenannten *Pastoral-Medizinischen Kurs*. Wer tiefer in diese Fragen eintauchen will, sollte dort sein Studium beginnen.[102] Eine weiterführende Literatur findet sich auch in den Büchern *Seele & Leib in Gesundheit und Krankheit* und *Anthroposophie-basierte Psychotherapie*.[103]

»Pastoral-Medizinischer Kurs«

Altersveränderungen von Skelett und Stützgewebe

Arthrose

Das Verhältnis von Bewegung und Ruhe ist schön in der Polarität von Kind und Greis wahrzunehmen. Ist die Kindheit ganz der Bewegungspol im menschlichen Leben, neigt das Greisentum zu immer größerer Ruhe, setzt der Leib mit seinen Behinderungen und Gebresten dem Sich-Bewegen-Können immer größere Widerstände entgegen.

Zu den wichtigsten Bewegungshemmungen im Alter zählen die vielfältigen Arthrosen. Darunter versteht man degenerative Veränderungen im Bereich aller Gelenke. Arthrosen können deshalb wirklich im ganzen Leib in Erscheinung treten, am ausgeprägtesten jedoch im Bereich der gesamten Wirbelsäule und der großen Gelenke wie Knie, Hüften und Schultern. Doch auch kleinere Gelenke, insbesondere der Hände und Füße, das Kiefergelenk, Ellenbogen- und Sprunggelenke werden im zunehmenden Alter arthrotisch umgewandelt.

degenerative Veränderungen der Gelenke

Die Arthrose hat zwei Angriffspunkte, den Knochen selbst und den Knorpel. Sprechen wir von einem Gelenkverschleiß, so ist vor allem der Abbau oder die degenerative Zerstörung der Knorpelsubstanz gemeint. Jede Gelenkfläche eines Knochens ist mit einem einmalig schönen, glatten, ganz der Funktion dienenden Knorpelüberzug ausgestattet, dem eine entsprechende Knorpelfläche gegenübersteht, manchmal verbunden wie im Kniegelenk durch Bänder, manchmal auch nur durch solche von außen gefasst.

Immer ist in jedem Gelenk im gesunden Zustand auch etwas Flüssigkeit, die sogenannte Gelenkschmiere, die interessanterweise einen gewissen Anteil von Fett enthält, das für den Bewegungsmenschen als Schmierfett, als Gleitmittel unentbehrlich ist. Diese spiegelnden Knorpelflächen unserer Gelenke sind wichtige Wahrnehmungsorte für den Eigenbewegungssinn, über den in einem früheren Kapitel bereits berichtet wurde (siehe Seite 150 f.). Wir müssen immer erneut auf den Gedanken zurückkommen, dass die menschliche Bewegung überhaupt nichts Mechanisches in sich trägt, sondern ganz dynamisch vom Seelischen intendiert wird. Die typisch menschliche Bewegung ist eine fließende und vor allem geschmeidige. Dieser Anteil aller Bewegungen im Leib wird von dem Lebensleib (Ätherleib) vermittelt. Um nun vom Seelischen aus den »Bewegungsapparat«, also Knochen, Gelenke, Sehnen, Bänder und Muskulatur, auch in der rechten Weise zu ergreifen, muss das Seelische primär wahrnehmend tätig sein, um dann die gewollte, willensdurchdrungene, intentionale Bewegung auszuführen. Sie nutzt dazu den (Eigen-)Bewegungssinn.

dynamische Intendierung der Bewegung vom Seelischen aus

Im Alter werden die Wahrnehmungsflächen der Gelenke immer stumpfer – wie bei der Katarakt im Bereich des Sehens –, und so kommt es auch, dass die Bewegungen im Alter immer eckiger, fahriger, auch ungeschickter werden und dass beispielsweise alte Menschen so oft ohne eigentlich äußerlich erkennbaren Grund stürzen oder zumindest stolpern. Der alte Mensch fällt in die Bewegung, er ergreift sie nicht mehr. Natürlich spielen bei diesem Vorgang auch andere, stumpfer gewordene Sinnesorgane wie der Gleichgewichtssinn oder der Sehsinn eine Rolle. Aber eine ganz zentrale Bedeutung hat doch gerade hier auch der Eigenbewegungssinn.

Der knorpelig-degenerative Anteil der Arthrose wirkt sich also vor allem dadurch behindernd aus, dass ein für die menschliche Bewegung notwendiger Wahrnehmungsort immer stumpfer und starrer, für die Funktionen unbrauchbarer wird. Er verfällt dem Starrsinn und der Schwäche im Lebendigen, die wir als Schwachsinn charakterisierten. Einmal mehr soll darauf hingewiesen werden, dass die Sinnestätigkeit aller zwölf Sinne überall im Organismus anzutreffen ist.

Abstumpfung der Wahrnehmung

Anders die knöcherne Seite der Arthrose, bei der vom Knochen zum Beispiel eines Wirbels aus neuer Knochen gebildet wird, der vergleichbar der Kunst des Jugendstils in bizarren, meist bogenartigen Formen dann den Knochen eines nächsten Wirbels erreicht und zwischen beiden Wirbelkörpern eine Verbindung schafft, die auch als Überbrückung bezeichnet wird. Diese Auswüchse, auch Exophyten genannt, schränken nun die Funktion und Beweglichkeit auf der fast mechanischen Ebene unseres Skeletts mehr oder minder ein. Es ist zwar oft erstaunlich, bei welchen bizarren knöchernen Arthrosen auch großer Gelenke wie des Schulter- oder Kniegelenks diese noch eine gute Beweglichkeit behalten, wie es ein rein mechanisches Gelenk, zum Beispiel ein Scharnier, überhaupt nicht mehr haben könnte. Aber das hängt damit zusammen, dass die Bewegung eben primär vom Seelischen ausgeht.

Sieg des Geistes über die Materie

Dieses Phänomen kann wie ein Sieg des Geistes über die Materie empfunden werden. Und dennoch tritt im Bereich unserer Gelenke Versteifung oder Steifigkeit ein. Das zeigt sich besonders stark bei Fingergelenksarthrosen, die auch Heberden-Arthrosen genannt werden. Das Gelenk verplumpt, Beugung und Streckung werden eingeengt, auch die Kraft vermindert sich deutlich.

Neben der Versteifung ist das Unangenehme der Arthrosen der Schmerz, der überwiegend bewegungsabhängig ist, sich unter Bewegung meist nach gewisser Zeit bessert. In Ruhe tritt er kaum in Erscheinung.

Degeneration der Bandscheiben

Eine besondere Form der Arthrose ist die Degeneration der Bandscheiben, die zwischen den einzelnen Wirbelkörpern deren aufeinander ausgeübten Druck abpuffern. Die Bandscheiben sind bindegewebiger Natur, gehören also im weiteren Sinne zum Binde- und Stützgewebe. Wenn man bedenkt, was sie in einem Leben alles an Last tragen müssen, sind sie erstaunlich stabil und widerstandsfähig. Und doch ist es heute wohl unvermeidbar, dass immer mehr Menschen im zunehmenden Alter deutliche degenerative Veränderungen ihrer Bandscheiben und die dadurch ausgelösten Beschwerden und Behinderungen erleiden.

kritische Stelle der Wirbelsäule

Am stärksten ist die Bandscheibe zwischen dem fünften Lendenwirbelkörper und dem ersten Kreuzbeinwirbelkörper betroffen. Dies ist eine kritische Stelle unserer Wirbelsäule, weil diese beiden Wirbel gegenüber der lotgerechten Vertikale in einem deutlich schrägen Winkel aufeinandertreffen. Wäre die Wirbelsäule überhaupt nur nach mechanischen Gesichtspunkten zu verstehen, müsste an dieser Stelle schon viel früher eine ganz massive Problematik auftreten, indem diese Wirbel ständig gegeneinander verrutschen müssten, der Mensch quasi in zwei Teile zerbräche. Gerade dass dies nicht geschieht, dass die Degeneration der Bandscheibe in diesem Bereich im Allgemeinen erst im höheren Alter auftritt, lässt erkennen, wie sehr zum Halt der Wirbelsäule ganz andere Kräfte eingesetzt werden: die Aufrichte- oder Auftriebskräfte. Sie entstammen der Seele und dem Lebensleib und sind nicht statisch oder physikalischer Natur.

Die dem menschlichen Lebensleib entspringende Leichtekraft hat eine unmittelbare Verwandtschaft zur Welt der Pflanzen, in der wir diese die Schwerkraft überwindende Leichte so einmalig beobachten können, sei es in der Vielfalt unserer Kornähren, sei es in der Tulpe, der Sonnenblume. Letztlich ist die menschliche Aufrechte jedoch eine Wirkung seiner Ichkräfte, welche sich der Leichte- oder Auftriebskräfte des Lebensleibs bedienen, um die ganz eigene menschliche Gestalt zur Erscheinung zu bringen. Ich weise erneut darauf hin, wie sehr auch die seelische Kraft der Aufrichtigkeit hiermit zusammenhängt (siehe Seite 90).

Aufrechte als Wirkung der Ichkräfte

Meistens wird eine Bandscheibe nicht gleichmäßig abgebaut, sondern seitliche oder vordere Anteile degenerieren stärker als zentrale oder hintere, was dann zu entsprechenden Veränderungen der Statik zwischen zwei Wirbelkörpern führt und eine Schiefstellung oder ein Abgleiten bewirken kann. Eine solche Veränderung löst im Allgemeinen einen heftigen Schmerz aus, weil nun der Bandapparat und die gesamte Rückenmuskulatur »krampfhaft« versuchen, dieses Verschieben und Abgleiten zu verhindern. Es ist dann so etwas wie ein muskulär-bindegewebiger Dauerkrampf, der diese zum Teil schwer zu ertragenden Schmerzen bedingt.

Noch dramatischer wird es, wenn die Bandscheibe in ihrer Degeneration durch den Druck der Wirbelkörper nach hinten und in der Mitte herausgequetscht wird. Dieser sogenannte Bandscheibenvorfall (Prolaps) birgt die große Gefahr, dass durch diesen Anteil einer vorfallenden Bandscheibe das Rückenmark beengt, eingeengt oder gar gequetscht wird. Das führt dann zu entsprechenden ein- oder auch beidseitigen Schmerzen wie Ischialgien oder anderen in die Beine ausstrahlenden Beschwerden, bei höheren Veränderungen selbstverständlich auch am Rumpf oder bei der Halswirbelsäule in die Arme, und schließlich zu der dann dramatischen Gefahr einer Querschnittslähmung.

Bandscheibenvorfall

Die Diagnose eines solchen Bandscheibenvorfalls in Abgrenzung zur einfachen degenerativen Zerstörung einer Bandscheibe ist heute am sichersten durch die Computertomografie oder Kernspintomografie möglich, und eine solche Untersuchung sollte bei länger bestehenden Beschwerden und Schmerzen besser frühzeitig durchgeführt werden, um eine entsprechende Einschätzung (Prognose) des weiteren Verlaufs machen zu können. Der echte Bandscheibenvorfall muss heute praktisch immer operativ behoben werden, doch gibt es seit einigen Jahren auch ein Vorgehen, bei dem kleinere Vorfälle durch unmittelbares Einspritzen einer das Bandscheibengewebe auflösenden Substanz beseitigt werden können.

Hexenschuss (Lumbago)

degenerative Vorgänge in der Muskulatur

Der Hexenschuss, die Lumbago, ist eine besondere Form degenerativer Vorgänge in der Muskulatur. Wenn der Begriff nicht streng genommen unsinnig wäre, könnte man ihn auch die Arthrose der Muskulatur nennen. Meist durch Unterkühlungen, Überlastungen oder kurzzeitige extreme Bewegungen wie zum Beispiel das Anheben einer schwereren Last kommt es zu plötzlichen akuten Verspannungen größerer Muskelgruppen im Rücken, die sich dann gleich durch heftige Schmerzen bemerkbar machen. Tritt ein solcher Hexenschuss beispielsweise bei einem Menschen ein, der sich gerade bückte, kann es passieren, dass er sich nicht wieder aufrichten kann. Immer ist jede Bewegung zunächst außerordentlich schmerzhaft oder fast unmöglich. Wärme löst diesen Dauerkrampf am besten, je früher angewandt, desto rascher.

Die einfachste, von jedem in Selbsthilfe durchführbare Form der Wärmeanwendung sind die *Heublumen-Packungen,* die heute in der Apotheke als Fertigpackung gekauft werden können, für jede Art von Gelenk in verschiedenen Größen (zum Beispiel *Florapress®*). Man gibt eine solche Packung in kochendes Wasser, drückt sie aus (beispielsweise mithilfe von Handtüchern), lässt sie etwas abkühlen, bis sie – noch immer sehr heiß – aufgelegt werden kann. Dann lässt man die Packung 10 bis 15 Minuten, bei längerer Gewöhnung auch bis zu 30 Minuten liegen.
Es darf im Anschluss daran schon eine stärkere Hautrötung beobachtbar werden, und im Allgemeinen wird die Wärme in den ersten Minuten noch als eher unangenehm und zu heiß empfunden, was aber für die richtige Wirkung notwendig ist.

Wärmewirkungen

Geht man mit seinen Beschwerden, zum Beispiel durch die Überweisung des Arztes, in eine Massage- und Bäderpraxis, können diese Wärmewirkungen durch *Fango* oder *Turbatherm®* noch gesteigert werden. Die intensivste, manchmal bereits aggressive Wärme ist sicher Fango, ein schwefelhaltiger Schlamm, bei dem die eigentliche Wärme noch durch die Substanzwirkung des Schwefels verstärkt wird. Hier ist manchmal sogar Vorsicht geboten, insbesondere wenn ein Patient zur gleichen Zeit bestimmte chronische Organerkrankungen der Niere, der Leber oder der Lungen hat. Bei einer Selbstmedikation sollte man deshalb nur Heublumen-Packungen anwenden, die stärker wirkenden Torfpackungen (*Turbatherm®*) oder Fangopackungen sollten nur auf ärztliche Verordnung gegeben werden.

Ein weiteres Hilfsmittel, das man auch selbst anwenden kann, sind die sogenannten *ABC®-Pflaster*. Sie enthielten ursprünglich eine Mischung von Arnika, Belladonna (Tollkirsche) und Capsicum (Pfeffer), wovon die drei Buchstaben »ABC« abgeleitet sind. Heute wird Capsicum als alleiniger Wirkstoff eingesetzt. ABC®-Pflaster sind allerdings nur bei akuten Schmerzen, die plötzlich eingetreten sind, also vor allem beim Hexenschuss oder Lumbago, sinnvoll, da ihre Wirkung eine vorübergehende ist. Eine länger währende Anwendung von ABC®-Pflastern ist eher sogar ungünstig, da durch das aggressive Capsicum die feinen Nervenendigungen der Schmerzrezeptoren und vielleicht auch Tastkörperchen der Haut angegriffen werden können.

Hilfe bei akuten Schmerzen

Prävention

Was kann man nun gegen eine zu starke Arthroseentwicklung im Alter tun? Eine wirkliche Vorbeugung muss sehr viel früher im Leben erfolgen und hat viel mit der richtigen Art, sich zu bewegen, zu tun.

In der Tat ist die richtig seelisch durchdrungene, durchwärmte, alle Mechanik und Schwerkraft aufhebende menschliche Bewegung das beste Vorbeugemittel gegenüber einer zu frühen oder später auch zu starken Arthrosebildung. Dabei hat diese Bewegung viele Facetten. Eine der stärksten ist die Begeisterung. Es ist ja eine erschreckende Tatsache, dass sich in unserer Zeit immer weniger Menschen für etwas wirklich begeistern können, dass stattdessen eine Seelenhaltung überhandnahm, für die das Wort »Frust« gewählt wurde, was eine nahe Verwandtschaft zum Frost erkennen lässt. Eine gesunde Seele lebt immer aus den Bedingungen der Wärme. Alles seelische Tun durchwärmt uns, während der Leib viel mehr den Kräften aller Kältung oder Kälteprozessen entstammt und dadurch auch erhalten wird, wie das in die Form gegossene, flüssige Metall erstarren muss, um nachher Glocke zu sein und klingen zu können. In dieser Polarität von Wärme und Kälte darf keine moralische Bewertung gesehen werden. Es werden lediglich Elemente

seelisch durchdrungene Bewegung

benannt, die für die jeweilige Situation im Organismus (seelisch bzw. leiblich) das jeweils gesunde Medium darstellen.

Trinken

Ein anderes Element, das etwas von ganz innerer Bewegung zum Ausdruck bringt, ist das *Trinken*. Jede Aufnahme von Flüssigkeit setzt den inneren Bewegungsorganismus in Gang, beflügelt ihn. Deshalb wird auch immer wieder die Beobachtung mitgeteilt, dass Menschen, die zu rheumatischen oder degenerativen Skeletterkrankungen neigen, ganz offensichtlich in ihrem Leben viel zu wenig getrunken haben.

Man wird oft nach der richtigen Flüssigkeitsmenge gefragt, die man täglich zu sich nehmen sollte. Zieht man einmal alle Flüssigkeiten ab, die in der üblichen Nahrung sind wie in Salaten, Gemüsen, aber auch im Brot oder in Suppen, so sollte die reine Trinkmenge mindestens 1,5 Liter, eher mehr betragen. Es möge jeder einmal für einige Tage exakt messen, wie viel er trinkt. Er wird dann möglicherweise mit Erstaunen feststellen, dass es viel weniger ist, als er selbst geschätzt hätte.

Tees

Es gibt eine ganze Reihe von Tees, die im Zusammenhang mit den Ablagerungskrankheiten auch diätetisch-therapeutisch eingesetzt werden können, da sie vor allem die Nierentätigkeit anregende, ausschwemmende Wirkungen haben. Dazu gehört der *Birkenblätter-Tee,* der besonders auch schon im jüngeren Alter für vier bis sechs Wochen im Übergang vom Winter zum Frühjahr getrunken werden sollte, zum Beispiel 1 bis 2 Tassen 3- bis 4-mal wöchentlich. Dazu gehören außerdem der *Grüne-Hafer-Tee,* der *Brennnessel-Tee* und auch viele bereits fertig gemischte sogenannte *Nieren-Blasen-Tees.* Man muss nur darauf achten, dass man solche Tees nicht täglich und über das ganze Jahr zu sich nimmt, da sich der Körper dann daran gewöhnt und nicht mehr darauf reagiert. Im Wechsel und in den eingelegten Pausen liegt die wirkliche Wirksamkeit solcher Tees.[104]

Einreibungen

Ist die Arthrose erst einmal eingetreten und macht sich sowohl durch Schmerzen als auch durch Funktionsbeschränkungen bemerkbar, so helfen *örtliche Einreibungen mit sogenannten Rheuma-Salben,* die vor allem ätherische Öle enthalten. Ein sehr angenehm wirkendes und gut verträgliches Öl heißt *Solum-Öl* (Wala). Ein wichtiger Helfer ist auch die *Alraune (Mandragora),* die sowohl innerlich in homöopathisch-potenzierter Form als auch als Salbe angewendet wird.

Teufelskralle

In der Phytotherapie wurden inzwischen viele Untersuchungen durchgeführt, welche erwiesen haben, dass die aus Afrika stammende *Teufelskralle (Harpagophytum procumbens)* ein sehr gut wirksames Mittel bei Arthrosebeschwerden ist. Extraktpräparate aus Teufelskralle wirken schmerzlindernd und damit die Funktionen der Gelenke verbessernd, und sie haben entzündungshemmende Eigenschaften, wodurch das weitere Fortschreiten der Arthrose gehemmt bzw. zumindest verzögert wird. Man kann bei leichten Formen der Arthrose mit einem *Teufelskrallen-Tee* beginnen, eindeutig wirksamer sind jedoch die Fertigarzneimittel, welche in der Apotheke frei verkäuflich erhältlich sind. Teufelskralle kann allerdings zu Magenschleimhautreizungen führen. Dann muss die Dosis reduziert werden. Immer sollte sie nur intervallmäßig genommen werden, zum Beispiel für zwei Monate mit anschließender entsprechend langer Pause. In der Zwischenzeit trinkt man die genannten Tees.

Weidenrinde

Bei anhaltenden Schmerzen helfen symptomatisch Fertigarzneimittel aus der *Weidenrinde* oder das sehr bewährte Kombinationsarzneimittel *Phytodolor.*® Bei stärkeren Veränderungen und vor allem Funktionseinschränkungen kann durch den Arzt schließlich eine intensivierte Behandlung eingeleitet werden, indem zum Beispiel bestimmte *Mistelpräparate* in konzentrierter Form gelenknah injiziert werden, was zu manchmal recht heftigen und kurzzeitig auch schmerzhaften Entzündungen führt, die aber im Ergebnis eine Verbesserung der Beweglichkeit und ein völliges Nachlassen der Schmerzen zur Folge haben.

frühzeitige Vorbeugung

Man sieht, dass man auch mit einfachen Mitteln vieles dafür tun kann, die Funktion und Beweglichkeit der Gelenke zu erhalten. Dabei wird vor allem auch deutlich, dass man schon früh im Leben etwas unternehmen kann, um im Alter gar nicht erst so schwere Veränderungen eintreten zu lassen. Und vielleicht wird daraus auch erlebbar, dass der zuletzt durchgeführte prothetische Ersatz wirklich nur ein Mittel letzter Wahl sein sollte und nicht die schon frühzeitige stille »Entschuldigung« für alle Ernährungs-, Bewegungs- und sonstigen Lebensfehler, die der moderne Mensch heute macht und dabei den degenerativen, verschleißenden Veränderungen in seinem Organismus Vorschub leistet.

Ehmals und jetzt

In jüngern Tagen war ich des Morgens froh,
des Abends weint ich; jetzt, da ich älter bin,
beginn ich zweifelnd meinen Tag, doch
heilig und heiter ist mir sein Ende.

Friedrich Hölderlin

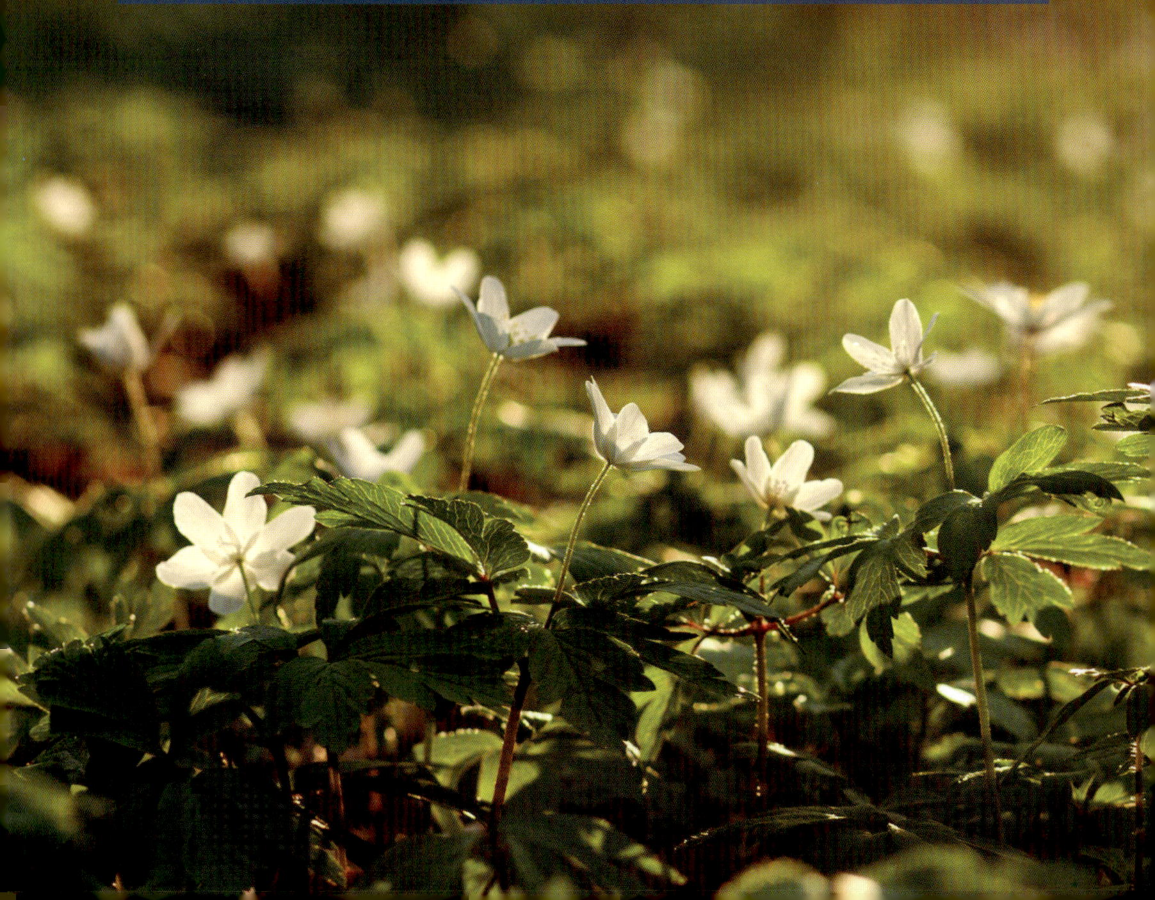

Sterben und Tod

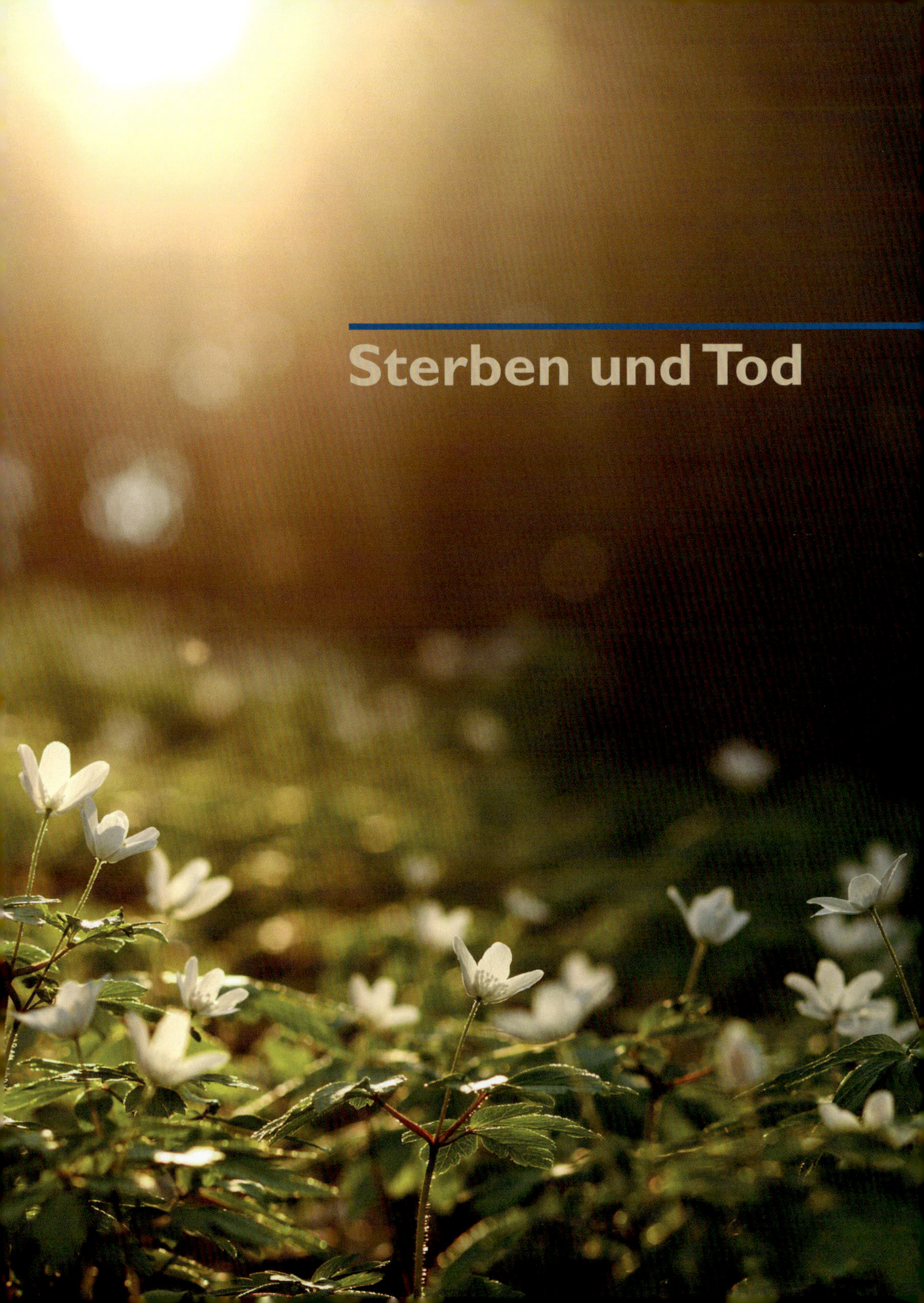

Um das Sterben zu verstehen und wahrzunehmen, muss man zunächst lernen, dieses Geschehen als einen Prozess zu sehen. Rudolf Steiner hat einmal gegenüber Ärzten gesagt, der Tod trete dann ein, wenn der Mensch keinerlei Kraft mehr habe, sich zu ernähren.[105] Ernährungsvorgänge sind immer mit dem Leben verbunden; ihr Versagen bedeutet Sterben und Tod.

Leben und Sterben gehören zusammen

Das alte Wort von Angelus Silesius »Wer nicht stirbt, bevor er stirbt, der verdirbt, wenn er stirbt« zeigt eine weitere Notwendigkeit, Sterben richtig zu erleben. Man muss sich früh mit dem Gedanken auseinandersetzen, dass zum menschlichen Leben Sterben und Tod dazugehören. Wie oft wird heute der ganz banal gesprochene Satz zitiert: »Das einzig Sichere im Leben ist der Tod!« Und doch steckt dahinter die unausweichliche Tatsache, dass jeder Mensch eines Tages sterben muss. Es gehört gerade zu den Rätseln des Sterbens, dass wir nicht wissen, wann dies geschehen wird. Wir wissen, wann wir in die Schule kommen, wir wissen auch meistens, wann etwa wir sie beenden, wir wissen, dass dann eine Berufsausbildung beginnt, kurz, den Zeitpunkt vieler Lebenstatsachen können wir in etwa angeben. Wir wissen auch, dass wir einmal sterben müssen, doch haben wir keine Vorstellung, ob das in jungen, mittleren, alten oder sehr alten Tagen sein wird. Manchmal konfrontiert einen der Tod eines nahestehenden Menschen unvermittelt mit diesen Fragen. Man muss lernen, damit umzugehen.

Sterbeprozesse im Lebendigen

Hilfreich ist zunächst, sich einmal klarzumachen, dass im Organismus täglich gestorben wird. Von früher Kindheit an sterben in uns Zellen. Die weißen Blutkörperchen beispielsweise leben nicht länger als wenige Tage, auch die Blutplättchen sind so kurzlebig. Selbst die roten Blutkörperchen leben selten mehr als hundert Tage. Andere Zellen, vor allem die Nervenzellen, haben eine viel größere Dauer, doch sterben auch sie kontinuierlich im Laufe des Lebens, was beispielsweise beim Gehirn auch an dem Kleinerwerden, der Hirnschrumpfung bzw. Hirnatrophie erkenntlich wird. Ein so regeneratives Organ wie die Leber baut täglich Abertausende von Zellen ab, um sie durch junge zu ersetzen und sich damit auch ständig zu verjüngen.

Doch auch Gedanken sterben in die Begriffe, Vorsätze ersterben in nicht ausgeführte Handlungen, Gefühle für einen anderen Menschen oder für ganz bestimmte Phänomene der Natur erlöschen. Freundschaften des Lebens kommen an ein Ende, neue werden begonnen. So durchwebt ein ständiges »Stirb und werde« unser Leben, organisch und seelisch, und es ist die besondere Ausdrucksform des Christentums, dass in ihm Tod und Auferstehung des Menschensohns das zentrale Mysterium darstellen.

»Stirb und werde«

Es ist für den Arzt faszinierend, dass das Geheimnis von Tod und Auferstehung auch von der medizinischen Grundlagenforschung als eine dem Leib innewohnende Tatsache entdeckt worden ist. Sie nennt es die Apoptose und beschreibt damit eine Gesetzmäßigkeit der Zellen. In jeder Zelle existiert ein Wissen, wann in ihr die Alterung oder die Abnutzung so fortgeschritten ist, dass sie dem Organismus nicht mehr dienen kann. Daraufhin stirbt sie, und an ihre Stelle tritt eine neue, »junge« Zelle, die sie ersetzt. Das ist die Grundlage der ständigen Regeneration des Leibes, einer dauernden leiblichen Erneuerung oder auch Verjüngung. Ihre Intensität ist in Kindheit und Jugend sehr groß und beinhaltet Wachstum. Im Alter lässt sie immer mehr nach. Regeneration stammt aus den Lebensvorgängen (»Ätherleib«) und ist mit dem Wort Stoffwechsel exakt benannt.

Die moderne mechanistische und geistlose Auffassung in der Medizin nennt die Apoptose auch den programmierten Zelltod. Wir kommen der Wirklichkeit des Geschehens jedoch viel näher, wenn wir in ihm das »Stirb und werde« oder Tod und Auferstehung als geistig-kosmische Tatsache entdecken.

Apoptose und Nekrose

Denn es gibt im Leib noch eine zweite Art des Todes. Dieser ist endgültig und unwiderruflich, und wo Zellen auf seine Art sterben, kommen keine neuen Zellen nach, fehlt die Regeneration. Stattdessen wuchert Bindegewebe in diese Lücke und bildet Narben. Diesen Zelltod nennt die Medizin Nekrose. Im Geistigen verfolgt ist dies der Tod, der vor dem Tod und der Auferstehung des Jesus Christus auf Golgatha für die Menschen galt. Ihn erlebte die griechische Welt als den Hades, aus dem es kein Entrinnen gab, in dem ein endloses Warten und eine tiefe Ohnmacht die Verstorbenen umfing. In den Menschen dieser Epoche lebte die Stimmung: »Lieber ein Bettler in der Oberwelt als ein König in der Unterwelt.« Durch die sogenannte Höllenfahrt Christi am Karsamstag wurde dieser Tod überwunden und durch die Apoptose – leiblich gesprochen – ersetzt. Es ist wiederum interessant, dass die Besonderheit der Krebszelle darin liegt, dass sie in sich die Apoptose und damit Tod und Auferstehung »abschaltet« (siehe Seite 51 und 124). Für sie existiert dann nur die Welt des Hades, ohne Zukunft, ohne Verwandlung zu Neuem (»Auferstehung«).

Der plötzliche Tod

Eine tiefergehende Beschäftigung mit der Frage des Todes wird dazu beitragen, diesem Geheimnis mit Ruhe und Gelassenheit entgegenzusehen.

Herzsekundentod

Oft kommt der Tod ganz plötzlich und unvorhersehbar, ohne dass noch ein langes Sterben vorausging. Der berühmte Herzsekundentod tritt wie ein Blitzschlag in das Menschenleben ein und führt augenblicklich zum Tod. In anderen akuten Sterbefällen hat der Betroffene vielleicht noch ein wenig davon gespürt, dass etwas mit ihm geschieht, er spricht von Unwohlsein oder Sich-nicht-gut-Fühlen und stirbt dann oft in ganz kurzer Zeit, ohne wirklich ein Bewusstsein davon zu bekommen.

Dieser von außen angesehen sehr gnädige Tod wird wohl von den meisten Menschen gewünscht, doch an der Fassungslosigkeit der Hinterbliebenen erleben wir, dass dieser Tod nicht nur gnädig ist. Zumindest für die Zurückbleibenden bedeutet er eine Belastung, die häufig nur nach langer Zeit und manchmal auch gar nicht überwunden werden kann. Dann kommen Fragen wie »Warum denn gerade jetzt?« oder »Warum denn gerade sie (oder er)?« zum Vorschein, auf die es zunächst keine Antwort gibt. Wir müssen auch offen halten, ob für den Verstorbenen selbst dieser blitzartige Akt wirklich nur gnädig war oder ob er nicht doch auch in der Welt, in die er nach seinem Tod eintritt, vor Fragen gestellt ist, auf die er keine Antwort hat. Sodass er manchmal erst qualvoll danach suchen muss, um seinen Frieden und Orientierung zu finden. Natürlich setzt eine solche Aussage voraus, dass der Mensch auch nach dem Tod ein Leben und ein Bewusstsein hat, das zwar ein anderes sein muss als in der Verkörperung hier auf der Erde, das aber grundsätzlich existieren kann. Dazu wird in den folgenden Kapiteln noch einiges dargestellt werden.

Der Alterstod

inneren und äußeren Raum schaffen

Im Alter, besonders im Hohen Alter, tritt der Tod im Allgemeinen langsamer, zarter an die Menschen heran, der Sterbeweg ist ein längerer. Wenn man sieht oder wenn der alte Mensch fühlt und vielleicht ausspricht, dass der Tod sich nun nähert, dann sollte man den inneren wie äußeren Rahmen schaffen, in dem sich das Sterben in menschlicher Würde vollziehen kann.

Das wichtigste Element ist zunächst, Ruhe zu schaffen. Das gilt sowohl äußerlich wie innerlich. Der Sterbende sollte einen eigenen Raum haben. In diesem Raum muss alles vermieden werden, was in unserer Zeit als so normal angesehen wird und doch laut ist, wie beispielsweise das Klingeln eines Telefons oder auch »laute« Gerüche durch Parfüm und Ähnliches. »Laut« steht hier für den ganz allgemeinen Lärm der Welt, die Aufdringlichkeit dieser Welt. Hier müssen nun eher Eindringlichkeit, Zurücknahme seiner selbst, Zartheit herrschen.

Der Raum sollte warm genug sein und doch immer wieder auch frische Luft haben, was am besten erreicht wird, wenn man – nachdem man den Sterbenden gut zugedeckt hat – für eine entsprechende Zeit das Fenster öffnet, dann aber auch wieder schließt. Zugluft ist im Zimmer eines Sterbenden auf keinen Fall gut.

Lagerung des Sterbenden

Es kann erleichternd für den Sterbenden sein, wenn wir seinen Oberkörper hochlagern, wobei besonders darauf geachtet werden muss, dass der Kopf gut aufliegt und auch seitlich gestützt wird, denn oft fehlt bereits die Kraft, ihn in seiner Schwere zu halten. Der Sterbende sollte den Raum gut überblicken können, wissen, was in ihm geschieht, sofern er bei Bewusstsein ist. Natürlich wird man auch dafür sorgen müssen, dass bei längeren Sterbeprozessen der Körper immer wieder neu gelagert wird, damit es nicht zum gefürchteten Wundliegen (Dekubitus) kommt. Man wird dabei aber auch nicht starr vorgehen dürfen, da manche Menschen sich nur noch in einer einzigen Lage wirklich wohl fühlen und man dann lieber auch einmal ein Wundliegen in Kauf nehmen sollte, als den Sterbenden durch ständiges Lagern zu quälen.

Der Zeitpunkt des Todes

Loslassen

Es ist auch ganz entscheidend, den Betroffenen oft genug allein zu lassen. Eine besondere Problematik um das Sterben ist das häufig erlebbare Sich-Anklammern, besonders natürlich von Eheleuten oder Lebenspartnern. Der Sterbende holt sich die Hand des noch im Leben Stehenden und saugt von dessen Lebenskräften, klammert sich an diese Welt und mag womöglich den rechten Sterbezeitpunkt sogar verpassen.

Oder aber der im Leben Stehende und Bleibende klammert sich an den Sterbenden, will ihn nicht gehen lassen. Es ist eine häufig gemachte Beobachtung, dass gerade in solchen Situationen der Tod eintritt, wenn der Sterbende auch nur für einen Augenblick allein gelassen werden musste. Wie oft hört man von den Zurückbleibenden, sie könnten überhaupt nicht überwinden, dass der Tod eintrat, als sie gerade aus der Küche ein Glas Milch holen wollten, während sie doch immer darauf bedacht gewesen waren, den Sterbenden keinen Augenblick allein zu lassen. Hier waltet höhere Einsicht für Notwendigkeiten, die aus der vordergründigen Anschauung unseres heutigen Lebens gar nicht erfasst werden.

Die geisteswissenschaftliche Forschung zeigt, dass der Mensch von den Füßen aus stirbt, das heißt, dass sich das Leben von den Füßen nach dem Kopf zu herauszieht, dass Geist und Seele im Augenblick des Todes wie aus dem Haupt des Menschen heraustreten. Das Phänomen der aus dem Haupt des Zeus entsprungenen Athena mag hierfür ein symbolhaftes Bild sein. Deshalb werden beim Sterbenden auch sehr früh die Füße eiskalt, was er – solange noch eine stärkere Verbundenheit mit dem Leib besteht – als sehr unangenehm empfindet. Hier helfen wärmende Einreibungen der Füße, zum Beispiel mit *Lavendelöl* oder auch *Kupfersalbe,* wobei durch solche Einreibungen auch ein stärkeres und schnelleres Lösen erreicht werden kann. Das sehen wir immer daran, dass bei bestimmten Einschlafstörungen solche Fußeinreibungen ganz überraschende Wirkungen zeigen. Natürlich kann das Phänomen der kalt werdenden Füße einmal fehlen, wenn im Zusammenhang des Sterbens eine Erkrankung wie die Lungenentzündung auftritt und hohes Fieber besteht. Aber im Allgemeinen wird man dieses Symptom beim Sterbenden finden.

Einreibungen der Füße

Drei Krankheiten an der Schwelle zum Tod

Krankheiten als »Helfer«

Es gibt nun drei Krankheiten, welche im Hohen Alter für das Einleiten eines Sterbeprozesses und zum Herbeiführen des Todes wichtige »Helfer« sein können. Gemeint sind die Lungenentzündung (Pneumonie), der Schlaganfall (Apoplexie) und die Schenkelhalsfraktur.

Schenkelhalsfraktur

Es gibt das denkwürdige Bild, dass erst der gebrochene Knochen wirklich den Tod herbeiführt, seit der Vorgang der Kreuzigung auf Golgatha vor allen Menschenaugen vollzogen wurde. Nachdem Jesus Christus gestorben war, wurden den mit ihm gekreuzigten Männern die Beine gebrochen, um deren Tod schnell herbeizuführen, weil am Folgetag der heilige Sabbat war. Bis vor noch gar nicht langer Zeit geschah es sehr häufig, dass ein alter Mensch, der sich den Schenkelhals gebrochen hatte, an Folgen der Bettlägerigkeit, zusätzlicher Komplikationen der Atmung oder durch Thrombosebildungen in den Gefäßen schließlich starb. Doch es war vor allem der Bruch des Knochens, der das Sterben einleitete. Es war wie ein Zerreißen des Lebensfadens, das Leben floss aus. Denn der Knochen ist – wie geschildert – unser leiblicher Ort, an dem sich ständig Leben (Blut) und Tod (Knochen) begegnen (siehe Seite 118).

heute übliche Behandlung

Das hat sich grundsätzlich geändert, seit eine solche Fraktur zunächst genagelt und damit befestigt wurde und der Patient dementsprechend schon nach sehr kurzer Zeit wieder auf die Beine gestellt werden konnte, und vor allem, seit solche Frakturen mit dem Einpflanzen einer künstlichen Hüfte, einer Endoprothese, behandelt werden.

Es ist gewiss sehr schwer, in unserer Zeit dafür Verständnis zu erwecken, dass dieser »große Fortschritt« unserer Medizin für den einzelnen Menschen – wenn man seine Entwicklung in einem größeren, über das einzelne Erdenleben hinausgehenden Rahmen betrachtet – gar kein Fortschritt, sondern vielleicht sogar ein Hindernis ist. Denn wer hat heute schon die Vorstellung, dass jedem Menschen nicht nur seine Geburtsstunde, sondern auch die Todesstunde vorbestimmt ist? Wir können bei solchen Überlegungen jedoch zumindest als Hypothese aussprechen, dass in jede menschliche Biografie auch der Augenblick hineingewoben wurde, in dem Geist und Seele wieder aus dem Leib herausschwingen und nun nicht mehr auf der Erde, sondern im Himmel leben. Es ist, als würde sich ein Himmelstor für diese Seele einen Augenblick öffnen. Und wenn man einer solchen Vorstellung folgen will, dann wird einem sicher dramatisch klar, dass ein solcher Augenblick auch verpasst werden kann. Man muss befürchten, dass die Möglichkeiten der modernen Medizin, insbesondere aber die überhaupt nicht differenzierende Haltung im Einzelfall dieses Problem herbeiführen kann und dass dann Menschen über einen solchen Zeitpunkt hinaus leben, an dem sie nach den Gesetzmäßigkeiten ihrer eigenen Biografie – von einer höheren Warte aus gesehen – vielleicht hätten sterben wollen. Wir werden sehen, dass das gleiche Problemfeld auch für die Lungenentzündung und den Schlaganfall existiert, wenn auch nicht in der dramatischen und tief eingreifenden Form, wie es für die Schenkelhalsfraktur gilt.

Gesetzmäßigkeiten der eigenen Biografie

Ein reales Erlebnis sei hier eingefügt. Ein weit über 90 Jahre alt gewordener Mensch versicherte mir immer neu, dass er nicht 100 Jahre alt werden wolle. Die ganzen Festlichkeiten, das öffentliche Aufsehen war ihm zuwider. Er war im Wirtschaftsleben sehr bekannt und angesehen, sodass ihm auch der Besuch des Bürgermeisters der Stadt »drohte«. Der hundertste Geburtstag rückte immer näher. Drei Monate vor diesem Datum stürzte er in seinem Haus und brach sich den Schenkelhals. Er wurde in das nächstgelegene Schwerpunktkrankenhaus gebracht und dort gut versorgt. Der gebrochene Oberschenkelkopf und -hals wurde operativ durch eine Endoprothese ersetzt und er bekam selbstverständlich die Thromboseprophylaxe mit Heparinspritzen. Der behandelnde Professor war sehr stolz auf seinen so alten Patienten, der unter Anleitung der Physiotherapeutin schon wieder erste Schritte machte. In der Nacht zum zehnten Tag nach dem Sturz verstarb der Patient ganz akut an einer Lungenembolie, die er eigentlich nach wissenschaftlicher Überzeugung gar nicht hätte bekommen dürfen. Der Professor war ratlos und enttäuscht zugleich. Der Patient wiederum hatte seinen Willen, den 100. Geburtstag nicht mehr zu erleben, durchgesetzt.

Dieses eine Beispiel, dem ich viele weitere selbst miterlebte anfügen könnte, zeigt anschaulich, wie der Geist, das Ich, das ja willenhafter Natur ist, sich über alle Gesetzmäßigkeiten oder Vorstellungen der physischen Welt, der Materie, hinwegsetzen kann. »Der Geist siegt über das Fleisch«, lautet eine alte Aussage, die sich auch immer wieder im Leben beobachten lässt. Es braucht allerdings ein starkes Ich und einen starken Willen, sich so über die Macht der modernen Medizin hinwegzusetzen.

Es darf nun keineswegs das Missverständnis entstehen, eine Schenkelhalsfraktur solle grundsätzlich unbehandelt bleiben, um dann in abwartender Haltung zu sehen, ob der Mensch daran stirbt oder nicht! Eine solche Haltung wäre im äußersten Sinne unärztlich, unethisch, unmoralisch. Es geht vielmehr darum, dass Ärzte und Pflegende zusammen mit den Angehörigen jeweils in der ganz individuellen Situation die Frage beantworten, was konkret eine solche Schenkelhalsfraktur oder Lungenentzündung oder Apoplexie in der Biografie des betroffenen Menschen bedeutet. Hat der Mensch die Fähigkeit, noch einmal im vollen Sinne Besitz von seinem Leib zu ergreifen, oder aber erlebt man, wie Seele und Geist ganz stark die Flügel ausbreiten, um sich in ihre alte und neue Heimat zu schwingen, die wir geistige Welt oder auch kindlich Himmel nennen? Was ist der Wille dieses Menschen, hat er vorauserkennen lassen, nun gehen zu wollen?

Frage der Bedeutung in der Biografie

Wieder wird man bemerken, wie scheinbar unmöglich eine solche Frage und gar die Vorstellung ist, eine Antwort darauf zu finden. Und doch wird in dem einen oder anderen Leser eine Ahnung davon auftreten, wie eine solche Haltung dem Menschen entsprechend und in der Achtung vor seiner Persönlichkeit und deren Würde denkbar wäre.

Warum, mag nun mancher fragen, ist gerade die Schenkelhalsfraktur eine so besondere Ursache für Sterben und Tod beim alten Menschen gewesen, warum waren es Unterschenkel- oder Oberarmfrakturen nicht in gleicher Weise?

besondere Bedeutung des Oberschenkelknochens

Nun, die Antwort kann nur eine vorläufige sein. Der Oberschenkel, in der Medizin Femur genannt, ist vielleicht der menschlichste Knochen neben der Hand im menschlichen Knochensystem überhaupt. An keiner Stelle ist die Architektur der Knochenbälkchen so einmalig gekonnt und schön wie im Übergang vom Oberschenkelkopf zum -hals, eine grandiose Architektur und unglaubliche Statik, die eigentlich allen mechanistischen Vorstellungen widerspricht. Ich möchte postulieren, ohne dafür Beweise zu geben oder diese zu beanspruchen, dass der Oberschenkelkopf und -hals ein Ort im Skelettsystem ist, an dem der Knochen ein ganz besonderer Ausdruck des Menschseins ist. Wir könnten auch sagen, dass hier das Ich vermittels der Seele in einmaliger Weise im Leiblichen inkarniert ist. Beide Aussagen lassen uns ahnen, warum eine Fraktur an einer solchen Stelle Seelisches und Geistiges rascher freigibt als an anderen.

Lungenentzündung (Pneumonie)

Lunge als Erdorgan

Die Lunge ist unser Erdorgan, das heißt, mit ihr sind wir am stärksten mit der Erde und ihren Gesetzmäßigkeiten verbunden (siehe Seite 165). Lunge und Atmung treten in der Entwicklungsreihe erst dann auf, wenn das Tier an Land geht. Auch der Mensch betritt die Erde mit dem ersten Atemzug, nun nimmt die Lunge ihre Funktion auf, die zuvor im Mutterleib noch nicht geatmet hat. Wenn es also zu einer Entzündung in der Lunge kommt – und Entzündung wiederum bedeutet immer, das Organ in seiner festen Struktur aufzulösen –, dann steht diese Lungenentzündung für die Auflösung des Organs, durch das sich des Menschen Seele und sein Geist mit der Erde verbinden.

Ich kann an dieser Stelle auch das Bild anführen, dass das Schiff den Anker lichtet. Jede Lungenentzündung in ihrer typischen Art bewirkt hohes

Fieber, Bewusstseinstrübung, ja, manchmal auch Bewusstlosigkeit. Es ist so, als ob Gevatter Tod erst seinen Bruder Schlaf zum Menschen schickt, um ihn in sanfter Weise auf das vorzubereiten, was dann im Todesaugenblick geschieht.

Auch hier haben wir heute durch moderne Antibiotika die Möglichkeit, ein solches Geschehen zu unterbinden. Zwar helfen Antibiotika nicht bei jeder Lungenentzündung, zwar können auch sie das Sterben nicht immer verhindern, aber in den meisten Fällen zeigt es sich doch, dass die wichtigsten Krankheitssymptome relativ rasch abklingen und die Menschen wieder auf die Beine kommen.

Und doch wird für die Zukunft auch hier das für die Schenkelhalsfraktur bereits Gesagte mit einbezogen werden müssen. Es gibt Behandlungsformen der Lungenentzündung, zum Beispiel durch eine anthroposophisch ergänzte Medizin, die in gleicher Verantwortlichkeit und Sicherheit durchgeführt werden und auch Heilungen erzielen können, wobei aber die freie Entscheidung des inneren Menschen nicht in dem Maße beeinflusst wird wie durch die zwanghafte Natur von Antibiotika.

freie Entscheidung des inneren Menschen

Es ist dies ein ganz grundsätzlicher Unterschied der Therapie mit modernen, chemisch-synthetischen Arzneimitteln und solchen aus der Natur. Erstere zwingen den Organismus zu bestimmten Reaktionen, Letztere regen ihn dazu an, lassen ihm aber ein Maß der Mitentscheidung. Eine vergleichende Untersuchung über drei Jahre im Krankenhaus Hamburg-Rissen aller mit Lungenentzündung behandelten Patienten zeigte, dass zwischen solchen Patienten, die Antibiotika bekommen hatten, und solchen, die nach den Regeln einer anthroposophisch ergänzten Medizin behandelt wurden, keinerlei wesentliche Unterschiede im Heilungsverlauf und in der Erfolgsstatistik bestanden, außer dass bei Letzteren die Krankenhausverweildauer etwas kürzer war und das Fieber schneller abklang!

individuelles Vorgehen

Auch hier gilt, dass keineswegs darauf hingewirkt werden soll, einen älteren Menschen mit Lungenentzündung ohne Behandlung zu lassen, ja, auch hier wäre dies unärztlich oder unethisch, einen solchen Gedanken auch nur zu erwägen. Doch man kann jeweils für den individuellen Patienten eine ihm gemäße Entscheidung treffen, welche Behandlungsform für ihn die richtige ist, und damit auch eine Offenheit für den Krankheitsverlauf erhalten.

Schlaganfall (Apoplexie)

Dass das Gehirn ein Organ ist, das im besonderen Maße das Menschsein ermöglicht, bedarf wohl keiner Erklärung. Es ist die organische Voraussetzung für das Bewusstwerden des menschlichen Denkens, und kein Organ wird heute so in den Mittelpunkt gerückt wie das Gehirn. Wenn durch den Schlaganfall das Bewusstsein entzogen wird, wenn das Gehirn nicht mehr zur Wahrnehmung der Bewegungen dient und damit Lähmung eintritt, wird eine ganz besondere Instanz des Menschseins unterbunden. Muss es da wundern, wenn eine solche Erkrankung aus einer höheren Anschauung unseres Ichs genutzt wird, das Erdendasein zu beenden, den irdischen Leib zu verlassen?

Organ für das Bewusstwerden des Denkens

Der Schlaganfall ist, wie sein Name schon sagt, ein ganz akutes Ereignis. Es gibt auch Verlaufsformen, bei denen er allmählich, schubweise eintritt, oder solche, bei welchen für eine kurze Zeit, oft wenige Stunden, eine Schlaganfallsymptomatik mit Lähmung oder Bewusstseins- und Sprachausfällen existiert und sich dieses gesamte Symptomenbild dann innerhalb weniger Stunden wieder vollständig und ohne Folgen zurückbildet (dieser Ablauf wird TIA genannt = transitorisch ischämische Attacke).

Das Charakteristikum des Schlaganfalls ist die Lähmung, und in den meisten Fällen tritt eine halbseitige Gesichts- und Gliedmaßenlähmung auf. Besonders tragisch erleben die Patienten und ihre Angehörigen dieses Krankheitsbild, wenn auch die Sprache davon betroffen ist, sowohl in ihrer motorischen Seite, sich mitzuteilen, als auch in ihrem sensorischen Anteil, andere zu verstehen. Wie sehr schmerzt es, dem Bemühen zuschauen zu müssen, Worte oder Sätze zu bilden, zu erleben, wie ein Mensch einen bestimmten Gedanken hat, aber die Fähigkeit verlor, ihn in Sprache zu übertragen. Wie quälend setzt dann ein solcher Mensch immer wieder an, den in seinem Bewusstsein lebendigen Gedanken doch auch dem anderen mitteilen zu können.

Der Schlaganfall hat zwei grundsätzliche Ursachen: die Hirnblutung durch ein geplatztes oder undicht gewordenes arterielles Gefäß oder die akute Mangeldurchblutung eines bestimmten Hirnabschnittes durch Verengung und Verschluss eines solchen Gefäßes. Man kann beide als den roten und den weißen Apoplex unterscheiden, wobei Ersterer immer die dramatischere, Letzterer immer die schleichendere Form darstellt.

Hirnblutung oder Mangeldurchblutung

Die Therapie des Schlaganfalls ist in der konventionellen Medizin eine intensive und möglichst akut-zeitnahe. Deshalb wurden an Krankenhäusern

möglichst früh behandeln

sogenannte »Stroke-Units« eingerichtet. Die Erfahrung hat gezeigt, dass die Rehabilitation umso besser gelingt, je früher die Behandlung erfolgt. Diese richtet sich nach den Ursachen, denn natürlich muss die große Blutung anders behandelt werden als die sogenannte Malazie (Erweichung) durch eine Mangeldurchblutung bestimmter Areale des Gehirns. Und hierbei bedeutet es wieder einen großen Unterschied, ob es sich um ein durch Arteriosklerose allmählich oder durch ein Blutgerinnsel akut verschlossenes Gefäß handelt. Diese Entscheidungen einer Differenzialtherapie werden durch moderne bildgebende Verfahren (CT, MRT) sehr erleichtert.

anthroposophisch ergänzte Therapie

In der anthroposophisch ergänzten Therapie gibt es ein Behandlungskonzept des Schlaganfalls, wobei hier nur ein – allerdings zentrales – Mittel genannt werden soll, weil es nicht Aufgabe dieses Buches sein kann, in die jeweils individuelle ärztliche Verordnung für einen bestimmten Erkrankten einzugreifen. Es kann aber in diesem Zusammenhang der Blick auf eine Heilpflanze gerichtet werden, die zu den großen und gewaltigen ihrer Zunft rechnet. Gemeint ist die *Arnika (Arnica montana)*. Diese heute unter Naturschutz stehende alpine Bergpflanze kann allem traumatischen Verletztsein im Menschen heilend und helfend entgegentreten. Ob nun Sportverletzungen, Operationswunden, Prellungen und Stauchungen durch Unfälle oder eben die Besonderheit des Traumas eines Schlaganfalls, immer ist Arnika, äußerlich wie innerlich gegeben, ein grandioses Heilmittel. Beim Schlaganfall wird sie innerlich zum Beispiel als *Arnica radix D3,* stündlich 10 Tropfen für die ersten Tage, gegeben, was natürlich voraussetzt, dass der Erkrankte schlucken kann. Ist das nicht möglich, wird man Arnica radix D3 subkutan 2-mal täglich injizieren. Es ist dies nicht die einzige Behandlungsmöglichkeit des Schlaganfalls aus der Ratio einer anthroposophisch ergänzten Medizin, aber doch eine ganz zentrale, die in besonderen Fällen auch einmal angewandt werden kann, wenn kein Arzt zur Verfügung steht oder dieser sich auf ein solches Arzneimittel aus seiner Gesinnung heraus nicht einlassen will.

Sinnhaftigkeit der Erkrankungen

Wir sehen, wie man in geisteswissenschaftlicher Ergänzung der heutigen medizinischen Tatsachenwelt zu neuem Verständnis, zur Horizonterweiterung auch der Anschauung von Krankheiten kommen kann. Und wie die scheinbare Sinnlosigkeit von Krankheiten in einer solchen Betrachtung erhöht wird zur Sinnhaftigkeit, ja, zum Medium eines besonderen Augenblicks in jedem Menschendasein, dem Augenblick des Todes, der ja zugleich Geburt des geistigen Menschen in eine neue, geistige Dimension seines Seins ist.

Wenn dabei auf drei besondere, wieder »typisch« zu nennende Krankheiten geblickt wird, dann auch in Beziehung zu drei grundsätzlichen Fähigkeiten des Menschseins, die jeder sich in den ersten drei Lebensjahren als Kind mühsam aneignen muss. Es sind dies das Aufrichten- und Gehenlernen, dann das Erlernen des Sprechens und sich Mitteilens und schließlich das immer eigenständigere Denken, welches sich mit der Entwicklungszeit verbindet, in der das Kind das Wort »Ich« für sich entdeckt.

Beziehung der Krankheiten zu grundsätzlichen Fähigkeiten

Diese drei Fähigkeiten legen wir im Sterbeprozess und Tod wieder ab. Der Sterbende verliert die Aufrichte, er liegt; er verliert zunehmend das klare, vom Denken bestimmte Bewusstsein; und er verliert das Sprechen. Jede der drei genannten Krankheiten umfasst dieses Verlieren oder Loslassen der drei Fähigkeiten, jede betont in ihrer Symptomatik eine der drei: die Schenkelhalsfraktur den Verlust der Aufrichte und des Gehens, der Schlaganfall den des Sprechens, die Lungenentzündung trübt das Bewusstsein bis zum vollständigen Verlust. Immer sollte im Hohen Alter und im Blick auf die Biografie geschaut werden, ob eine dieser Krankheiten das Tor zur nachtodlichen Welt öffnet und Seele und Ich hindurchschreiten wollen, doch auch, ob diese Öffnung eine vorläufig-augenblickliche ist, Seele und Ich dennoch den Leib ganz wieder ergreifen und das Erdenleben fortsetzen wollen. Da ist immer neu und individuell eine Entscheidung erforderlich, die dann auch die therapeutischen Schritte bestimmt. Um hier urteilen und Entscheidungen treffen zu können, braucht es genaue Beobachtung, ein spirituelles Menschenverständnis und eine sich immer mehr vertiefende Erfahrung, die zur Intuition werden kann.

Vom Leben nach dem Tod

So weit wir in die Geschichte zurückblicken können, war es in allen Weltanschauungen oder Religionen eine gesicherte Überzeugung, dass die Menschen bzw. ihre Seelen auch über den Tod hinaus fortbestehen, ob es das Schattenreich im alten Griechenland war, ob wir auf asiatische Vorstellungen einschließlich der Reinkarnation stoßen, ob wir schließlich auf das Christentum blicken. Erst der Materialismus als Weltanschauung hat in unserer Zeit immer mehr die Vorstellung aufkommen lassen, dass mit dem Tod alles menschliche Leben zu Ende sei. Das ist bei einer ausschließlichen Sicht auf den menschlichen Körper, der nur noch als eine komplizierte chemisch-physikalische Zusammensetzung angeschaut wird, auch gar nicht verwunderlich.

alte Überzeugung vom Fortbestand der Seelen

Und doch ist gerade auch in den letzten Jahrzehnten die Frage nach einer den Tod überdauernden Existenz, einem Leben nach dem Tod, wieder sehr aktuell geworden.

Vorstellung vom »Jüngsten Gericht«

Im Christentum wird von den Konfessionen im Wesentlichen das ewige Leben verkündigt, das in fernster Zukunft in einem »Jüngsten Gericht« mündet. Die verstorbenen Menschen müssen sich bei einer solchen Vorstellung wie in einem überdimensionalen Wartesaal fühlen, in dem sie mehr oder minder tatenlos darauf warten müssen, was dann zum Zeitpunkt des Gerichts – wenn die Seelen gewogen werden – über sie entschieden wird. Eine solche Vision eines Lebens nach dem Tod mag von vielen mehr als Strafe denn als Gnade angesehen werden. So finden sich in Dantes *Göttlicher Komödie* entsprechende Schreckensvisionen, die als Hölle dem himmlischen Leben gegenübergestellt werden. Denn natürlich sterben gerechte wie ungerechte, gute wie böse Menschen, Heilige wie Verbrecher. Und man wird sich in der geschilderten Weise wohl vorstellen müssen, dass es offensichtlich Wartesäle unterschiedlicher Klasse gibt.

Durch die anthroposophische Geisteswissenschaft ist die Frage des Lebens nach dem Tod in einer Weise beantwortet worden, die heute durch zahlreiche Erfahrungsberichte von für einige Zeit klinisch Toten bestätigt wird. Rudolf Steiner hat aufgrund seiner geisteswissenschaftlichen Forschungen den Weg des Menschen nach dem Tod bis hin zu einer neuen Geburt in einem neuen Erdenleben beschrieben.[106] Denn es ist eine der zentralen Aussagen der Anthroposophie, dass der Mensch als Ich-Wesen sich nicht nur einmal auf der Erde verkörpert, sondern dies im Sinne der uralten Reinkarnationslehre im Zusammenhang mit der Welt-, Erden- und Menschheitsentwicklung in regelmäßigen Zeitabläufen immer wieder tut. Jeder von uns ist, legt man diese Anschauung zugrunde, an der Evolution von Kosmos, Erde und Mensch beteiligt. Wir waren schon in Urzeiten der Vergangenheit da, wenn auch sicher in anderer äußerer Form und Gestalt und mit anderem Bewusstsein, und wir werden auch in zukünftigen Entwicklungszeiten diese mitgestalten. Wir sind Mitgestalter dieser Evolution, weil eines ihrer Ziele der sich zur Freiheit entwickelnde Mensch ist. Das kann in der Gottgleichheit gesehen werden, die dem Menschen durch den Schöpfer als Ziel seiner Entwicklung mitgeteilt wurde. Das kann auch Gottesdienst genannt werden.

Gedanke der Wiederverkörperung

Für viele Menschen ist die Idee der Wiederverkörperung oder Reinkarnation eher befremdlich, für andere schließt sie ein Verständnis auf, das dem Leben und seinen vielen Fragen erst einen Sinn gibt. Jeder Einzelne wird wohl für sich entscheiden müssen, wie er mit einem solchen Gedanken umgehen will. Es kann deshalb in diesem Buch gar nicht darum gehen, dem Leser diesen Gedanken aufzwingen zu wollen. Er soll ihm vielmehr in freier Weise begegnen, um ihm die Möglichkeit zu geben, sich damit auseinanderzusetzen.

Reinkarnation und Karma

Rudolf Steiner hat es geradezu als seine zentrale Aufgabe bezeichnet, der Menschheit das Wissen von Reinkarnation (Wiederverkörperung) und Karma (Schicksalsgesetz) neu und rational nachvollziehbar zu vermitteln. Durch sein ganzes Werk zieht sich das Thema des Evolutionsgeschehens des Menschen und der Welt, immer neu von anderer Seite betrachtet, mehr und mehr auch an konkreten Beispielen aufgezeigt.[107] Er hat es auch als Aufgabe des modernen, von der Bewusstseinsseele getragenen Ich-Menschen beschrieben, sich die Fragen nach früheren Verkörperungen konkret zu stellen und zu lauschen, ob und in welcher Form Antworten kommen. Er hat bestimmte geistige Strömungen beschrieben wie die der Aristoteliker und der Platoniker, die – sehr vereinfacht – mehr vom Denken bzw. vom Willen geführt wurden. Er hat von jungen und von alten Seelen gesprochen, die erst wenige oder schon zahlreiche Verkörperungen durchlebt haben. Er hat den grundsätzlichen Wechsel von weiblicher und männlicher Verkörperung erwähnt, von dem es individuelle Abweichungen geben könne. Steiner sprach von Seelen, die Christusmüde wiederkommen, und von anderen voller Sehnsucht, Christus in dem diesmaligen Leben zu begegnen.[108]

höhere, ausgleichende Gerechtigkeit

Im Schicksalsgesetz (Karma) findet alles seinen Ausgleich. In ihm entdecken wir eine Weltengerechtigkeit, die ich auch eine göttliche nennen kann. Vieles, was vor unseren irdischen Augen und Empfindungen zutiefst ungerecht ist, wird durch diese höhere Gerechtigkeit aufgehoben und ausgeglichen. Wir entdecken das Gleichnis vom armen Lazarus, der im Himmel ein Reicher ist; vom Reichen, bei dem eher das Kamel durch das kleinste Stadttor des alten Jerusalems, das Nadelöhr hieß, hindurchkommt als eben der Reiche, der äußerlich durchaus leicht hindurchtreten könnte. Wir lesen den nachhaltigen Satz Rudolf Steiners: »Wir sind die Sklaven der Vergangenheit, aber die Herren der Zukunft.«[109] Wir verstehen, dass die Fähigkeiten oder Talente, die ein Mensch mitbringt, nicht ungleich (und damit ungerecht) verteilt sind, sondern in früheren Erdenleben vorbereitet wurden. Wobei sie nicht Anerkennung für frühere Verdienste sind, sondern Verpflichtung, sie im neuen Leben zum Vorteil aller, zum Voranbringen der Evolution einzusetzen. Das meint das Bild der Evangelien vom »Wuchern mit seinen Pfunden«. Es gibt im Geistigen keinen gleichmachenden Sozialismus, doch es gibt das Gesetz, dass der Fortgeschrittenere sich immer in den Dienst des Zurückgebliebenen stellt, das »Höhere« stets dem »Niederen« dient. Das ist das Bild von Christi Fußwaschung der Jünger am Gründonnerstag (Johannes 13,2–20).

zukünftiges Karma

Für das Alter und Hohe Alter ist es bedeutsam, dass es nicht nur ein aus der Vergangenheit wirkendes Karma gibt, sondern auch ein zukünftiges. Der Titel eines Buchs von Robert Jungk (1913–1994) spricht das damit zusammenhängende wirklichkeitsgemäße Paradoxon aus: *Die Zukunft hat schon begonnen.*

Rudolf Steiner benannte sogar die leiblichen Eintrittsorte für vergangenes und zukünftiges Karma. Er bezeichnete das Nervensystem als Bahnen, an denen entlang vergangenes Karma in uns hineinstrahlt, und die Lymphe als Bahnen für das zukünftige Karma.[110] Und er erläuterte auch für seine Zuhörer (Ärzte und Priester) gleich: »Was ist Lymphe? Blut ohne rote Blutkörperchen«![111]

Die Nerven, das ganze Nervengewebe, ist – richtig angeschaut – ein Vergangenes. Ich kann auch »absterbend« sagen, auf dem Weg zur Knochenbildung, wie Steiner es ausdrückte. Und der Knochen, das wurde bei der Osteoporose geschildert, ist im geistigen Sinne bereits gestorben, ein Bild des Todes (siehe Seite 118). Im Leben werden die Nerven durch den Lebensleib immerfort am Sterben gehindert, doch ist ihre Regenerationskraft viel geringer als zum Beispiel die des Lebergewebes oder gar des Bluts. So ist es auch aus dem Verständnis der Physiologie nachvollziehbar, wenn das vergangene (alte) Karma diese Wege in den Organismus sucht. Und es sind besonders die Nervenbahnen, die sich mit den Sinnen verbinden, Sehnerv, Hörnerv usw. Sie verbinden uns am stärksten mit der irdischen Welt, in der wir zwischen Geburt und Tod leben.

Bedeutung der Lymphe

Ganz anders die Lymphe. Wenn die wissenschaftliche Medizin nicht ausschließlich die Tatsachenwelt des Leibes registrieren würde, ohne irgendwelche Empfindungen mit ihr zu verknüpfen, würde sie aufmerksam auf die Besonderheit dessen, was sie Lymphe nennt – die ja Lymphflüssigkeit ist, auch Plasma genannt, angereichert mit Zellen, die »weiße Blutkörperchen« (Leukozyten, Lymphozyten) heißen. Ihr Quellort sind die Gewebsspalten, der interstitielle Raum der Gewebe, der im materialistischen Verständnis ein Nichts ist. Man denke an Christian Morgensterns Gedicht vom Architekten und dem Lattenzaun, aus dessen Zwischenräumen er das Haus baut![112] Die Lymphe entsteht aus einem »Nichts«, in allen Geweben des Organismus, strömt aus der Peripherie zu einem Zentrum, der großen zum Herzen führenden Vene, in die sie sich ergießt – und damit wieder im »Nichts« verschwindet! Ein Nichts, in welchem Faust auf seinem Gang zu den Müttern das All zu finden hofft.[113]

Dieses Geschehen ist ein treffendes Bild für die Zukunft, die rechnerisch noch nicht existiert und doch da ist, »schon begonnen hat«.

> ***Es ist ein ganz wichtiger Gedanke,*** Zukunftswirken gegenwärtig zu denken, zu erkennen, dass Kräfte aus der Zukunft, dass Karma oder Schicksal auch von dort auf uns wirkt.

Gesundheit und Krankheit als Ausdruck des Karma

Letztlich erfolgt auch der Hinweis auf Gesundheit und Krankheit als Ausdruck des Karma.[114] Ich hatte schon am Beispiel der Parkinson-Krankheit gezeigt, wie stark an ihr Kräfte für ein künftiges Leben gebildet werden (siehe Seite 110). Ich hatte auch auf das Meditationswort verwiesen, dass der Vatergott die Krankheiten zum Ausgleich des Karma schickt, ich könnte jetzt auch sagen: sie uns »schenkt«. Und wir können den Gehalt des wunderbaren Satzes aus dem Kurs für junge Ärzte und Medizinstudenten ganz neu und tief verstehen: denn »die Krankheit [erreicht] erst dann ihren Sinn [...], wenn sie geheilt wird«.[115] Deshalb ist es so unerlässlich, das Heilen neu zu entdecken, es für die Medizin wiederzuentdecken, es nicht verloren zu geben, wie es der international wirkende Herzspezialist Prof. Dr. Bernard Lown in seinem Buch *Die verlorene Kunst des Heilens* bedauerte.[116]

Der Mensch im Alter sollte sein »Karma-Konto« der Vergangenheit ausgeglichen haben, wenn er zum Hohen Alter übergeht. Und sollte nun zukünftiges Karma bilden, für sich, mehr noch für die Welt, die Menschheit, Erde und Kosmos, für alle Kreatur. Dann kann sich eine Aussage Rudolf Steiners erfüllen: Der Todesaugenblick ist höchstes Ich-Erleben.[117] Wie viele Menschen dürfen das heute erfahren?

Todeserlebnisse

Die schon kurz erwähnte Literatur über die Erfahrungen unmittelbar nach dem Tod ist entstanden, nachdem der amerikanische Arzt Raymond Moody durch die Schilderung des Nahtoderlebnisses eines Kollegen angeregt wurde, solche Nahtoderlebnisse zu erforschen. In seinem Buch *Leben nach dem Tod* berichten Menschen im Zusammenhang mit Operationen, Unfällen oder akuten Erkrankungen in immer wieder ähnlicher Art, dass sie sich nach

Tunnelerlebnis und Lichtgestalt

dem »Tod« wie in einem dunklen Gang oder Tunnel erlebten, an deren Ende eine Lichtgestalt stand oder auch auf sie zuschritt, die Frieden, Ruhe und ein

Gefühl von Glück und Geborgenheit in ihnen hervorrief.[118] Immer wieder wird auch betont, dass sich der »Verstorbene« ganz frei und ungebunden fühlt. Viele erleben noch den zurückgelassenen Leib in der Situation auf dem Operationstisch oder am Unfallort, sehen quasi von außen als Betrachter zu, wie andere sich um diesen Leib kümmern, und empfinden es dann als außerordentlich schmerzvoll, wie sie in diesen Leib zurückbeordert werden, was in den meisten Erfahrungen ein zunächst überhaupt nicht gewollter Vorgang ist. Viele dieser Menschen, die solche intensiven Erlebnisse hatten, sagten übereinstimmend aus, dass ihnen von diesem Augenblick an jede Todesangst fremd war.

keinerlei Todesangst

Jüngst sind zwei Bücher zu diesem Thema hinzugekommen, deren Inhalte in höchstem Maße dem entsprechen, was Rudolf Steiner über das nachtodliche Leben schilderte, zum einen die Erfahrungen des US-amerikanischen Neurologen und Neurochirurgen Eben Alexander, bei dem auch interessant ist, welche Konsequenzen er aus seinem Erleben zog.[119] Anderer Art und doch ebenso eindrücklich sind die Erlebnisse von Anita Moorjani.[120]

Man kann also zunächst einmal davon ausgehen, dass die unmittelbaren Erlebnisse nach dem Tod nicht anders als schön genannt werden können und als Befreiung empfunden werden. Friedrich Doldinger hat dies in einem Gedicht so formuliert:

Tod als Befreiung

Schön ist der Tod,
wenn die Seele ein Falke wird,
der alles von oben anschaut.
Helfen die Raben,
Gericht zu halten!
Alter Knorrst
wird nun zerdaddert.
Helfen die Tannen,
immergrün
ragen sie auf,
jugendfrisch
aus den Schneemulden!
Ich hörte einen Zweig rascheln,
der gerade der Schneelast entsprang,
die ihn herabgedrückt.
Schön ist der Tod,

wenn der Harsch der Erde
abschmilzt!

Zurückschwung!
Jugendgrün!
Aufrichtung!
Falkenflug!

Das nachtodliche Dasein

Während der ersten drei Tage des nachtodlichen Lebens kommt es durch das Lösen aller Lebensprozesse, die sich im Lebens- oder Ätherleib organisiert hatten, zu einer panoramaartigen Überschau des gesamten Lebens. Das ganze Leben in seiner Vollständigkeit steht zeitlos »gleichzeitig« vor dem inneren Blick und enthält dennoch alle Einzelheiten. Hier haben Raum und Zeit bereits keine Gültigkeit mehr. Durch die Menschen, die Moody befragte, wissen wir, dass ein solches Lebenspanorama auch bei ihnen auftrat. Sie schildern es als ein faszinierendes Geschehen, das außerordentlich farbig und bewegt ist.

Lebenspanorama

Nimmt man nun die anthroposophische Forschung hinzu, so treffen wir in ihr ebenfalls auf die Benennung einer Lichtgestalt, die dort als »Hüter der Schwelle« zur geistigen Welt wacht. Keiner wird hindurchgelassen, der nicht für diese Welt vorbereitet ist. Und so wird auch das strenge Antlitz dieses Hüters geschildert wie das eines Richters, in der Hand die Waage, die Menschenseelen und das Menschen-Ich wägend und richtend. Und er prüft, ob und wie sie für das nun vor ihnen liegende Leben in der rein geistigen Existenz durch ihr Erdenleben vorbereitet sind, ob er ihnen Einlass gewährt oder sie zurückweisen muss.[121]

»Hüter der Schwelle«

Es gehört zu den tragischen Aussagen Rudolf Steiners für unsere Zeit, dass der Hüter der Schwelle immer mehr Menschen, die sich in ihrem Erdenleben auf diesen Augenblick und die nun vor ihnen liegende Lebenszeit nicht vorbereitet haben, zurückweist. Auf diesen Aspekt wird noch eingegangen werden (siehe Seite 203 f.).[122]

Im Übrigen zeigt sich auch hier die brüderliche Verwandtschaft von Schlaf und Tod, denn jede Nacht gehen Seele und Ich des Menschen bereits an diese Schwelle heran, den eigenen Leib in den irdischen Bedingungen schlafend zurücklassend, selbst hellwach und mit dem Impuls, sich an den geistigen

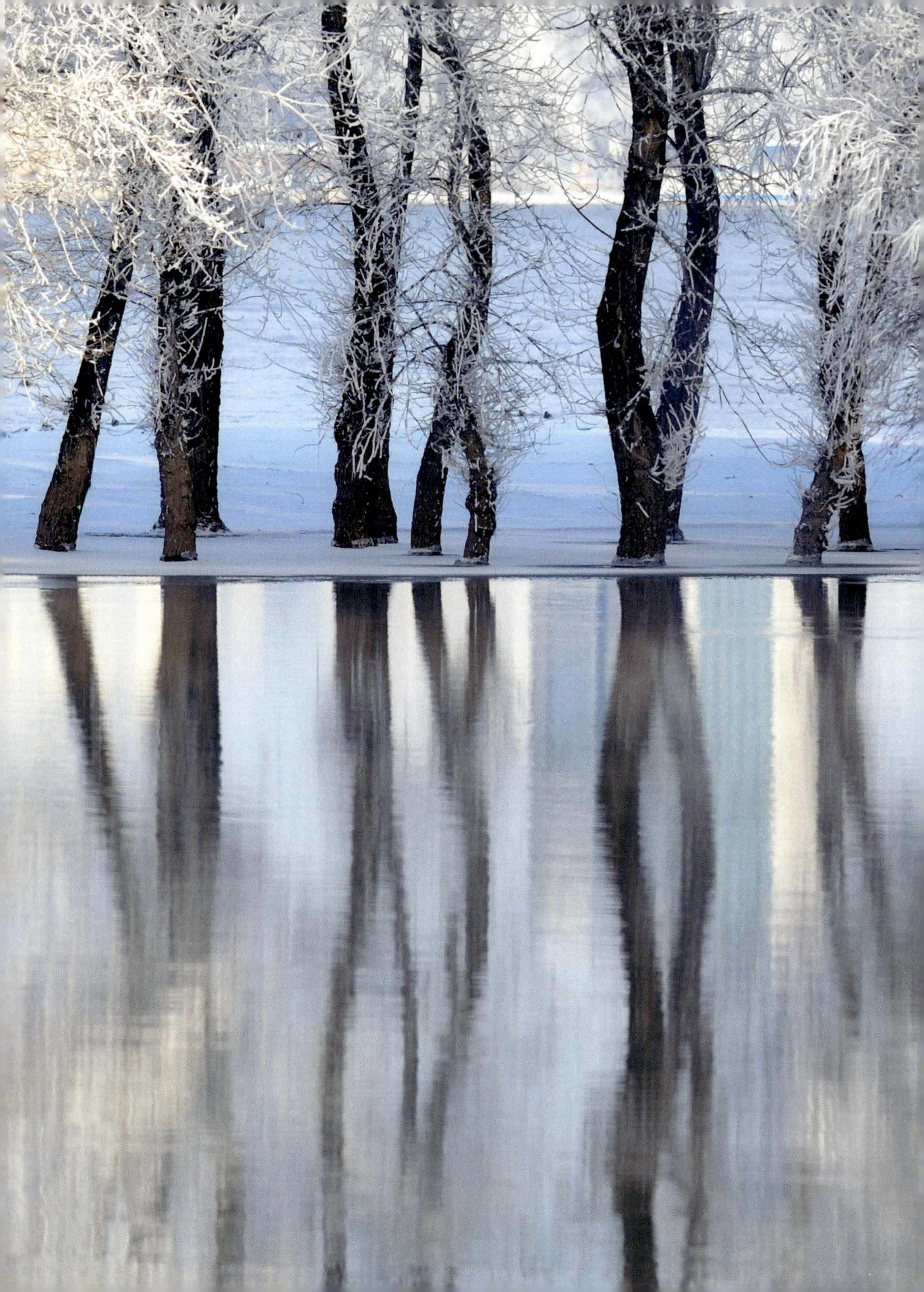

Quellen zu laben, frische Kraft für dieses Erdenleben und den folgenden Tag zu gewinnen. Doch auch hier herrscht zunehmend die Situation, dass der Hüter der Schwelle Menschenseelen zurückweisen muss, weil sie im Laufe des Tages nicht einen einzigen wirklich geisterfüllten Gedanken gedacht haben, der ihr Schlüssel zum Betreten der geistigen Welt wäre. Hier liegt eine tiefere Ursache für das Phänomen vielfältiger Schlafstörungen und besonders für die häufig geäußerte Klage, dass der Schlaf nicht mehr erfrischt.

Läuterungszeit

Sind diese ersten drei Tage nach dem Tod im Anschauen des Lebenspanoramas durchschritten, beginnt für die Seele nun ihre Läuterungszeit, die Rudolf Steiner mit einem alten orientalischen Begriff Kamaloka nannte. Im christlichen Glauben wird sie auch als Fegefeuer bezeichnet. Die Seele betritt nun die reine Seelenwelt. Hatte die christliche Kirche diese Zeit als furchtbar und leidensvoll beschrieben, schildert Rudolf Steiner das Kamaloka, das etwa ein Drittel der Lebensdauer auf Erden beträgt – bei einem 60-Jährigen also beispielsweise 20 Jahre –, dagegen ganz nüchtern und sachlich. Es ist ein geistiges Gesetz, dass eine Menschenseele nichts mehr von den Leidenschaften, Trieben, Wünschen, Zwängen und Süchten des Erdenlebens an sich tragen darf, wenn sie die rein geistige Welt betritt. Das gilt besonders für alles, was die Seele nur durch den Leib erleben konnte, der ihr jetzt fehlt und den sie vermisst. Und den sie je nach der Vorbereitung im irdischen Leben mehr oder weniger begehrt. Doch auch das Seelenleben selbst bedarf der Läuterung, um alles das zurückzulassen, was während der Erdenzeit nicht bereinigt wurde.

Alter als Vorbereitungszeit

Wir sehen an dieser Stelle, welche Bedeutung im Sinne einer Vorbereitungszeit das Alter für diese nachtodliche Phase hat und wie sehr die in den vorausgegangenen Kapiteln vor allem zur Biografie geschilderten Inhalte in sich die Voraussetzungen tragen, das Kamaloka leichter zu durchschreiten.

Doch wird es keinen Menschen geben, der im höchsten Sinne wirklich geläutert in diese Phase eintreten kann. Es ist gerade auch das Allzumenschliche, was dies zur Folge hat.

Die »Technik der Läuterung« sieht so aus, dass die menschliche Seele alles, was sie im Leben getan hat oder was ihr angetan wurde, nun in objektiver und von außen herantretender Weise noch einmal erlebt. Habe ich einen Menschen geschlagen oder durch Worte verletzt, so erlebe ich dies nun in der Form, wie es der Geschlagene oder Verletzte erlebte. Seine Empfindungen, Gefühle und Schmerzen sind nun meine Empfindungen, Gefühle und Schmerzen. Ich erlebe seine Liebe zu mir, seinen Hass, die Missverständnisse, die gemeinsamen Ziele. Alles Gute wie Böse wird in dieser Zeit noch einmal intensiv durchlebt, und es entsteht dann in jedem Menschen eine große Sehnsucht, Begonnenes miteinander fortzusetzen, noch nicht Geleistetes zu vollenden, Fehler zu berichtigen, Schuld wiedergutzumachen. Diese Sehnsucht der geläuterten Seele wird am Ende der Kamalokazeit wie eine Essenz vom Ich mitgenommen, wie dieses auch einen Extrakt unseres Erinnerungsleibes (Lebens- oder Ätherleib) und auch einen Extrakt unserer physischen Gestalt in sich trägt, die dann später eingebracht werden, wenn nach einem gewissen Wendepunkt – der in der Anthroposophie auch Weltenmitternacht genannt wird – das Ich sich wieder zu einer neuen Verkörperung entschließt und auf den Weg macht.

Betreten der eigentlichen Geisteswelt

Nach der Läuterungs- oder Kamalokazeit betritt der Mensch die eigentliche Geisteswelt, die auch als in eine untere und obere geteilt beschrieben wird. Hier bewegt sich nun das Menschen-Ich als Geist unter Geistern. Es erlebt etwas von der Weltenharmonie, von der unendlichen Schöpfungsmelodie, aber auch von den Evolutionsgeheimnissen der Vergangenheit und Zukunft.

An seinem persönlichen Wendepunkt in der Weltenmitternacht steht das Ich vor dem Urschöpfungsbild des Menschen, welches den Römer Pontius Pilatus einmal in seiner geistigen Erschütterung durch das Gegenüber des Jesus Christus »Ecce homo« aussprechen ließ, dieses »Sehet her, das ist der Mensch«. Dieses Urbild gibt immer wieder Orientierung für das Ziel, auf das jeder von uns zulebt: die weit in der Zukunft liegende »Gottähnlichkeit«.

Niederstieg zu einer neuen Inkarnation

Dann folgt der Niederstieg zu einer neuen Inkarnation, zu einem neuen Erdenleben. Dieser Weg wird nun nicht in diesem Buch geschildert, weil es den Blick auf das Alter gerichtet hält und den Zugang auf Geburt, Kindheit und ein neues Leben nicht zum Inhalt hat.

Beziehung zwischen Lebenden und Verstorbenen

Es sollen noch einige Gedanken zu der Beziehung hinzugefügt werden, die der Verstorbene zu den Lebenden hat und wiederum die Lebenden zu den Verstorbenen. Aus der Sicht des Verstorbenen ist dieser zunächst für lange Zeit ganz mit sich selbst beschäftigt, was aus der Darstellung des nachtodlichen Lebenspanoramas und der Kamalokazeit verständlich wird (siehe Seite 199 ff.). Die Verstorbenen leben in einer ganz seelisch-geistigen Durchdringung, weil Raum und Zeit für sie nicht mehr existieren. Sie können dann in unsere Gedanken, unsere Empfindungen, Gefühle und unsere Handlungen hineinwirken, meist ohne dass wir dies bemerken. Jean Cocteau hat in seinem Film *Orpheus* etwas davon ahnen lassen, wie die Verstorbenen in das Diesseits hineintreten und -wirken, ohne dass die Lebenden es bemerken. Viele Menschen sprechen jedoch davon, dass sie nach dem Tod lieber Angehöriger deren »Gegenwart« deutlich spüren.

Nach dem Dargestellten wird es einleuchten, dass es eine der wichtigsten Aufgaben für die Hinterbliebenen sein sollte, einen gerade Verstorbenen mit den eigenen schmerzlichen Gefühlen und Gedanken nicht zu intensiv zu verfolgen, insbesondere nicht mit der eigenen Trauer. Wir dürfen ihn nicht zurückhalten wollen. Das Bechstein-Märchen vom *Tränenkrüglein* ist hierfür ein wahres Bild.

nicht zurückhalten wollen

Wenn wir uns in dieser frühen Zeit dem Verstorbenen zuwenden wollen, so sollten wir es in einer ganz freilassenden Weise tun. Wir dürfen nichts von ihm verlangen oder erwarten, wir können ihm vielmehr helfend unsere Liebe, unsere Zuneigung, unser erinnerndes Wissen nachsenden. Das hilft dem Verstorbenen in seiner »Wanderung«, kann Orientierung schaffen, Kraft geben. Je mehr wir in dieser Zeit für den Verstorbenen »investieren«, umso mehr wird er uns seinen Dank später zurückgeben können. Sein Geschenk wird sein, was der Kultus der Christengemeinschaft die »schützende Kraft« nennt.

Nun haben wir in der obigen Darstellung ein als tragisch bezeichnetes Geschehen angesprochen, das besonders in der Neuzeit immer relevanter geworden ist. Gemeint ist die Situation, dass verstorbene Menschen als Seele und Ich von dem Hüter der Schwelle nicht in die Seelen- und Geisteswelt hineingelassen, sondern an dieser Schwelle zurückgewiesen werden (siehe Seite 199). Es wurde gesagt, dass dies mit dem Mangel an der rechten Vorbereitung auf die geistige Welt zusammenhängt. Der Verstorbene verbleibt dann – meist ohne Orientierung – in einer Zwischenwelt, im Dunstkreis der Erde. Diese Welt nennt die Anthroposophie eine elementare. Sie ist bevölkert von vielerlei Geist- und Seelenwesen, die auch Elementarwesen genannt werden und die sich intensiv mit der Natur verbinden. Doch auch die mehrfach angesprochenen Gegenkräfte der schöpferischen Evolution, die Widersacher, wirken hier.

Mangel an Vorbereitung auf die geistige Welt

Es ist nicht als Strafe zu verstehen, wenn der Hüter der Schwelle Seele und Ich eines Menschen am Tor zur geistigen Welt zurückweist. Dies geschieht vielmehr zu seinem Schutz. Denn betritt der Mensch zum Beispiel im Schlaf unvorbereitet die Seelen- und Geisteswelt, wird er dort »seelisch paralysiert«.[123] Das ist eine Reaktion auf das Eingehen in diese so andere Welt mit der Begrifflichkeit und den Ideen, die der sinnlich wahrnehmbaren Welt entspringen. Würde der Hüter den Menschen nicht davor bewahren, würde er – seelisch paralysiert – beim Aufwachen erleben: »Ich kann ja nicht denken, meine Gedanken ergreifen mein Gehirn nicht, ich muss gedankenlos durch die Welt gehen.«[124] Und das gilt auch für das Leben nach dem Tod. Über lange Dimensionen so fortgesetzt, würde die Menschheit die Fähigkeit zur Wiederverkörperung verlieren. Das streben die Gegenmächte an. Ein bloß instinktives Menschengeschlecht würde die Erde bevölkern, auf die Stufe eines Tierseins, einer Ichlosigkeit zurückfallend.

Bedeutung des Morgen- und Abendgebets

Vielleicht können die Leserin und der Leser mit ihrem Verständnis daran anknüpfen, dass bis in unsere Zeit hinein das Morgen- und Abendgebet für die Menschen unerlässlich war. Das war die (notwendige) Vorbereitung für den Schlaf, da wurde die Seele nicht paralysiert. Es hat mich – wie bereits erwähnt – schon als junger Mensch erstaunt, dass Othello in seinem rasenden Eifersuchtswahn Desdemona fragt: »Hast du schon zur Nacht gebetet?«[125] Ihm ist trotz seines Ausnahmezustands bewusst, dass das Nachtgebet für ein gesundes Betreten der Geisteswelt unverzichtbar ist. Welche Genialität Shakespeares – oder einfach nur normales Wissen seiner Zeit?

Es gibt einen »Zuchtmeister« im Leben, der in diese Situation, die ja ganz unbewusst heraufbeschworen wird, schon im Leben korrigierend eingreift und damit die Gefahr, im Dunstkreis der Erde verbleiben zu müssen, überwinden hilft. Gemeint ist hier – und das mag den Leser zunächst schockieren – die Krebskrankheit, die bereits dargestellt wurde (siehe Seite 122 ff.). In ihrer Überwindung befreit sich die Seele von den Fesseln des Leibes, wendet sich zum Geist, entdeckt ihn als das schöpferische Prinzip allen Seins. Es gibt aber auch die Kraft der göttlichen Gnade, welche Menschen zuteil werden kann, die eher unwissend die richtige Vorbereitung versäumt haben. Und es sind besonders die Kräfte der uns vorausgegangenen Verstorbenen, die dann Führer für uns werden, die notwendigen Wege der Läuterung und Vorbereitung für ein neues Leben dennoch richtig beschreiten zu können.

Meditation

Was von alters her die Kraft des Gebetes war, kann heute ergänzt werden durch die Meditation. Rudolf Steiner hat viele Arten der Meditation unterschiedlichster Inhalte vermittelt, zum Teil auch berufsspezifische, zum Beispiel für Ärzte und therapeutische Berufe. Sie sind zusammen mit dem Gebet, beispielsweise dem christlichen Urgebet des Vaterunsers, eine grundlegende Hilfe zum gesunden Überschreiten der Schwelle zur geistigen Welt.[126]

Zur Vorbereitung dieses Schrittes zum Tod dient das Sakrament der Letzten Ölung, das verständlicher die Heilige Ölung heißen sollte. Denn sie ist nicht zwingend, sie ist eine Entscheidungshilfe für den wesentlichen Schritt, die Schwelle zu überschreiten. Sie kann durchaus auch zur Entscheidung führen, noch einmal in das Leben zurückzukehren, wie ich es nicht selten in der Zusammenarbeit mit Priestern der Christengemeinschaft als praktizierte Pastoralmedizin erlebte. Manche Menschen haben nach dem Sakrament noch viele Jahre gelebt.

Letzte Ölung

Eines sollte durch das Geschilderte klar werden: Der Mensch, wir, müssen den Tod nicht fürchten. Er ist nichts anderes als die Polarität zu Empfängnis und Geburt. Und so sehr wir diese freudig begrüßen, können wir das auch mit dem Tod tun. Wie Novalis schrieb: »Wenn ein Geist stirbt, wird er Mensch. Wenn der Mensch stirbt, wird er Geist.«[127] So sind Geburt und Tod Wechselerlebnisse des Ichs. Sie gehören zum Menschsein und sollten alle Schrecknisse verlieren.

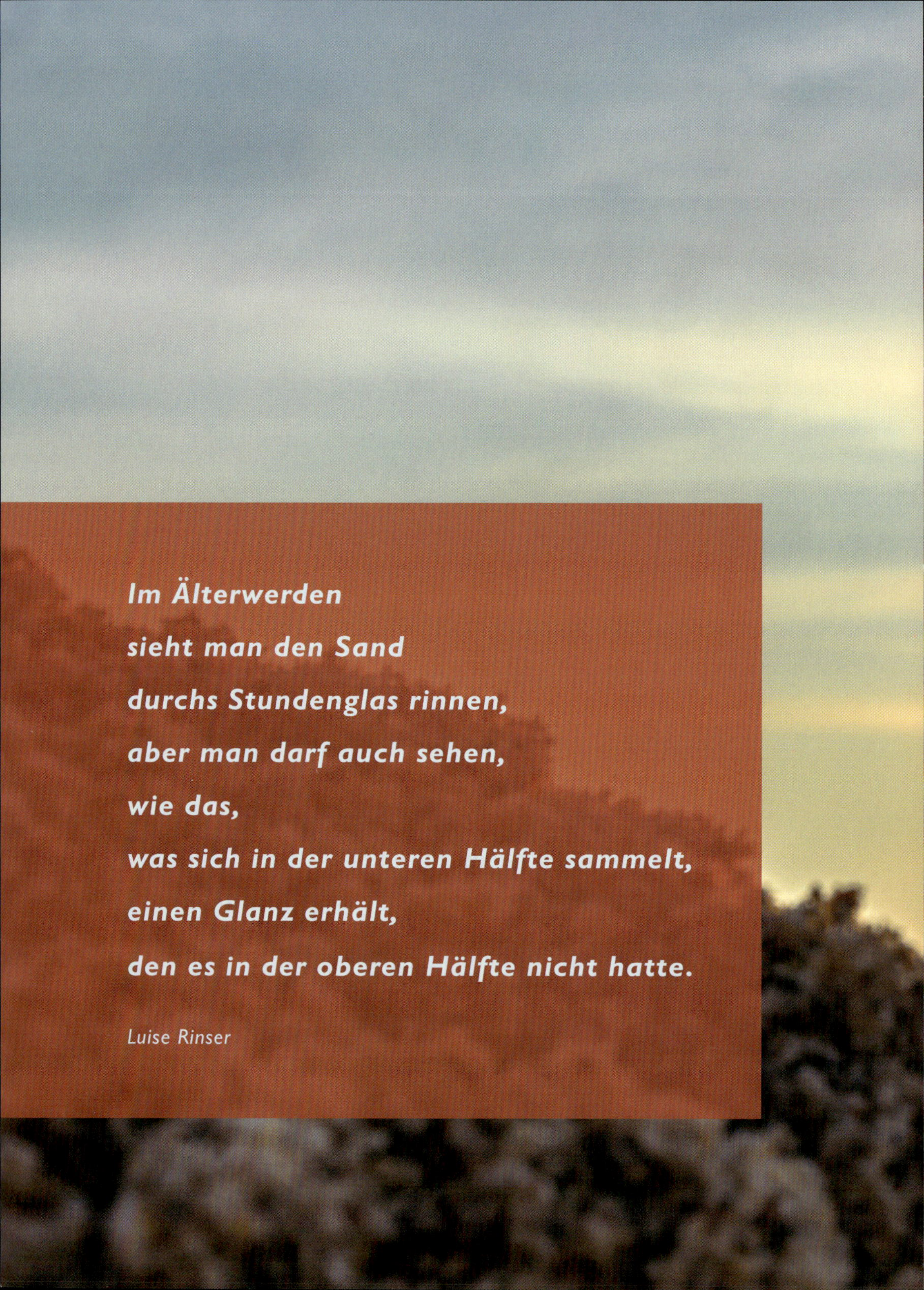

Im Älterwerden
sieht man den Sand
durchs Stundenglas rinnen,
aber man darf auch sehen,
wie das,
was sich in der unteren Hälfte sammelt,
einen Glanz erhält,
den es in der oberen Hälfte nicht hatte.

Luise Rinser

Einige spezielle Themen

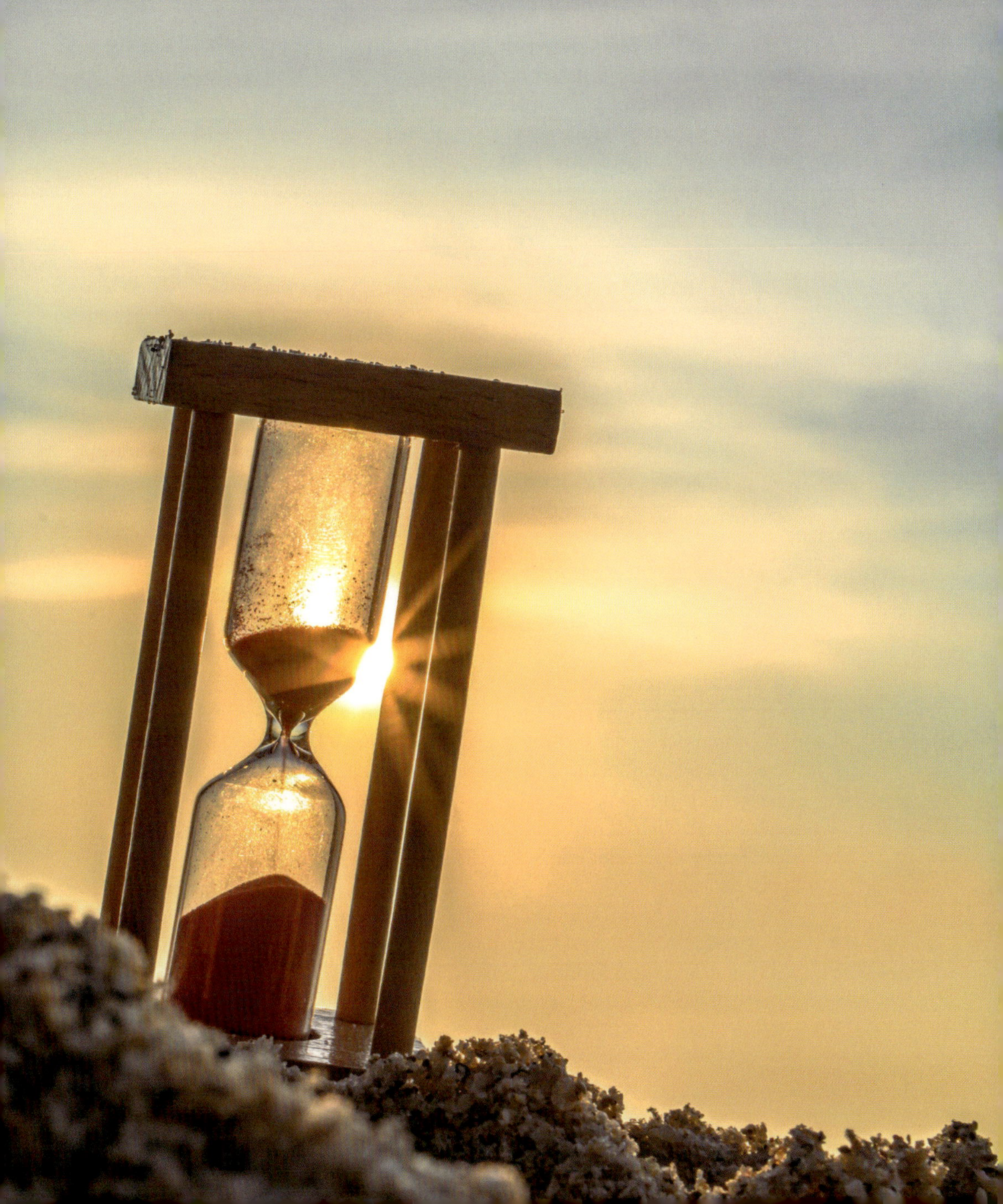

Es sollen im Folgenden noch einige Themen oder Fragen dargestellt werden, die ihren Schwerpunkt im Hohen Alter haben. Doch fangen sie schon in der Zeit relevant zu werden an, die das eigentliche Alter betrifft, also in der Zeit etwa zwischen dem 40. und dem 70. Lebensjahr. Wir können nie früh genug mit dem Erüben von Fähigkeiten beginnen, deren Früchte wir erst zu viel späteren Zeiten ernten werden.

Ernährung

Dies ist ein schwieriges Thema, weil Fragen der Ernährung heute kaum mit dem Lebensalter verbunden werden und weil die Nahrung ganz unabhängig von ihrer jeweiligen Besonderheit gesehen wird, eigentlich nur als Baustoff für den Leib. In der Entwicklungsgeschichte der Menschheit begann die Ernährung mit Urnahrungsmitteln, die von Tieren stammten, wie Milch und Honig. In alten Sagen oder Märchen wird mit dem Land, in welchem Milch und Honig fließen, noch daran erinnert. Damals hatte der Mensch noch keinen so mineralisierten, festen Leib wie heute. Er war mehr »lebendig-flüssiger« Art und hätte eine so feste Nahrung, wie wir sie heute essen, gar nicht in sich aufnehmen können.[128] Je fester und mineralisch-stofflicher der Leib wurde, umso mehr wurden die Pflanzen oder zunächst Teile von ihnen zur Nahrung. Zuerst waren es die Früchte, die gegessen wurden (Symbol hierfür der Paradies-Apfel), allmählich das Blatt als Gemüse und Salate, ganz spät dann auch die Stängel in Form der Knollen und erst zum Schluss die Wurzeln, die schon dicht an das Mineralische heranreichen. Das reine Mineral als Salze folgte zuletzt, was man auch daran ablesen kann, dass das Speisesalz noch vor wenigen hundert Jahren so kostbar war, dass es den Reichen vorbehalten blieb, ähnlich dem Zucker. Zu dem Mineralischen müssen wir auch die Fleischnahrung zählen, die ebenfalls spät in der Menschheitsentwicklung zur Speise wurde.

Urnahrungsmittel

Wenn diese Entwicklung zur Grundlage unserer heutigen Nahrung gemacht würde, könnte man entdecken, dass sie in den einander folgenden Perioden des Lebenslaufs von Kindheit, Jugend, Erwachsensein, Alter und Hohem Alter gespiegelt wird. Von der Urnahrung ist die Milch für den Kindheitspol, der weit

Perioden des Lebenslaufs

ins Leben hineinreichen kann, wichtig; der Honig hat eine besondere Aufgabe für das Alter (siehe Seite 215 f.). Vegetarismus gehört auch zum Kindheitspol, besonders als Früchte und Gemüse, die Wurzel kann im Alter eine besondere Bedeutung haben. Das ist nicht absolut gemeint, sondern tendenziell, wobei hier keine vollständige Ernährungslehre dargestellt werden soll, sondern der Blick auf das Alter gerichtet wird.

Unsere Ernährung hat noch einen zweiten Strom, von dem die Wissenschaft als Ernährungslehre und damit auch die Mehrheit der Menschen nichts wissen. Diesen zweiten Strom lehrt uns ein Christuswort, das ganz am Anfang der drei Jahre der Vereinigung des Jesus von Nazareth mit dem göttlich-kosmischen Christuswesen ausgesprochen wird. In der sogenannten Versuchungserzählung fordert Satan den Christus Jesus auf, aus Steinen Brot zu machen. Die Antwort lautet: »Der Mensch lebt nicht vom Brot allein, sondern von jedem Wort, das aus Gottes Munde kommt« (Matthäus 4,3–4). Brot ist da Symbolum der Erdennahrung, das Gotteswort Symbolum des zweiten Nahrungsstroms, den Rudolf Steiner einen kosmischen nannte.[129] Ein ganz feiner Substanzstrom der Luft wird über die Haut, die Lunge und auch die Sinnesorgane aufgenommen. Dabei spielt das Licht eine große Rolle. Dieser Substanzstrom in quasi homöopathischer, hochpotenzierter Dosis muss vom Organismus zu messbaren Stoffen verdichtet werden, so wie die irdische Nahrung von der Verdauung »entdichtet« wird. Wie für Letzteres die Leber das Zentralorgan darstellt, ist es für die kosmische Stoffaufnahme die Lunge.

Erdennahrung und kosmische Nahrung

Verdauung

Die Fähigkeit zur Verdauung ist eine Hauptstütze unserer Gesundheit. Das hat auch die medizinische Wissenschaft durch ihre Immunologie entdeckt. In der Erhaltung der Einzigartigkeit jedes menschlichen Leibes, der Integrität des Organismus, ist die Verdauung ein elementarer Vorgang. Sie wird als Grundlage der natürlichen oder angeborenen Abwehr gesehen und in diesem Zusammenhang Phagozytose genannt. Ihre zellulären Hauptträger sind die Makrophagen, die etwas frei und populär übersetzt auch Groß- oder Vielfresser genannt werden können. Mit diesen Verdauungsvorgängen verbindet sich eine logisch-konsequente Erkenntnis: Der fremde Stoff aus Natur oder Kosmos kann in unserem Organismus nicht der bleiben, der er geworden ist, er muss sich ändern, um Menschenstoff zu werden.[130] Das wird mit dem Wort

Verdauung als Hauptstütze unserer Gesundheit

»Stoffwechsel« exakt so bezeichnet. Er muss in seiner Funktion so zubereitet werden, dass er den höheren Seelenfähigkeiten, allen voran dem Denken, dienen kann. Gegenüber der irdischen Nahrung aus Mineral, Pflanze und Tier heißt das, er muss zerstört und abgebaut werden.

Analyse und Abbau

Diesem Abbau geht das Analysieren voraus, in welcher Weise der komplexe Stoff zum Beispiel eines Apfels, eines Kohlblatts oder von Milch chemisch-physikalisch strukturiert ist. Hier waltet hohe Intelligenz, die uns natürlich nicht bewusst wird und die sich mit der Willenstätigkeit verbindet. Denn Stoffwechsel ist Willenstätigkeit. Folgen wir Rudolf Steiners Darstellungen zur Ernährung, wie es Karl König[131] und viele andere gemacht haben, so wird der Erdenstoff im Darm bis zu seinen Elementarstoffen abgebaut, entdichtet. Er muss dann nach seiner Aufnahme in den Organismus durch die Stufen des Lebens und der Empfindung bis zu einer Wärme-(Ich-)Stufe verwandelt werden,[132] was über die Leber mithilfe vieler Organe geschieht. In der Wärmestufe, die keine Materialität mehr hat und doch spezifische Substanz ist, verbindet er sich mit der ebenso feinen kosmischen Substanz, die Licht- und Wärmestufe in sich verbindet. Beide werden unter Führung der Lunge stofflich verdichtet, um daraus die Grundsubstanzen unserer Gewebestoffe zu bilden. In der Gestaltung von Eiweißsubstanzen wirken zum Beispiel die vier großen Organe Lunge, Leber, Niere und Herz zusammen. Für die Fette und Kohlenhydrate gibt es andere Formen organischen Zusammenwirkens. Nur die reinen Salze bleiben ihrer Natur entsprechend weitgehend unverändert, obwohl auch sie den stufenweisen Prozess der Entdichtung (»Potenzierung«) und Verdichtung durchlaufen, um Menschensalze werden zu können. Hat man diese grundlegenden Prozesse von Verdauung und Stoffwechsel begriffen, wird deutlich, dass sie für die Aneignung, das Zu-eigen-Machen irdischer und kosmischer Stoffe und Substanzen verantwortlich sind.

Zu-eigen-Machen irdischer und kosmischer Stoffe

Qualität und Quantität

Ein weiteres Dilemma der heutigen Ernährungslehre besteht darin, dass sie die Nahrung ausschließlich quantitativ betrachtet. Wie viel Eiweiß, Fette, Kohlenhydrate, Salze oder Vitamine und sogenannte Spurenelemente enthalten sie, sind Fette vorwiegend gesättigt oder ungesättigt, Kohlenhydrate hoch- oder niedrigmolekular? Nicht dass das unwichtig zu wissen wäre, doch es ist nur eine Seite der Wirklichkeit. Die andere ist der jeweilige Bauplan als

Ausdruck der schöpferischen Idee, die dem spezifischen Nahrungsmittel zugrunde liegt. Paracelsus' Satz, dass gegen jede Krankheit ein Kraut gewachsen sei, kann weitergeführt werden zu dem Wissen, dass alle Natur ein entsprechendes Abbild im menschlichen Organismus hat. Das meinten die Alten, wenn sie den Menschen als Mikrokosmos im Verhältnis zum Makrokosmos betrachteten. Da ordneten sie beispielsweise die Artischocke der Leber zu, das Lungenkraut der Lunge, Weißdorn dem Herzen und vieles mehr. Sie sahen Nahrungs- und Arzneimittel in einem fließenden Übergang. Es ist für den menschlichen Organismus ein wichtiges Element, die Baupläne oder Strukturen der Nahrungsmittel zu studieren, sie zu entziffern und daraus die eigene Fähigkeit zu schulen, nun körpereigene Stoffe und Gewebe aufzubauen. Dem Analysieren folgt ein Synthetisieren. So ist Ernährung ein großer Lehrmeister für unser Ich, sich immer neu den eigenen Leib so aufzubauen, dass er als Werkzeug optimal hilfreich oder dienend ist.

Mensch als Mikrokosmos

Qualität ist immer mit Leben verbunden. Deshalb ist es so wichtig, Nahrung auch qualitativ zu verstehen und darauf zu achten, sie nicht ganz auf eine mineralische Stufe zu reduzieren, wie es in der Astronauten- oder Elementarkost im Extrem geschieht. Damit kann man dem Menschen Stoffnachschub vermitteln, ihn jedoch nicht ernähren. Das zeigt sich überall, wo über längere Zeit wegen der Unfähigkeit zu aktiver Ernährung Sondenkost verabreicht wird. Zur Qualität gehört auch das seelische Empfinden, mit Lust und Freude zu essen, auch das Genießen. Das äußert sich in unserem Appetit, der etwas anderes ist als Hunger, wie sicher jeder weiß. Denn der ganze Mensch isst und trinkt. Der Leib braucht Stoff zum eigenen Bilden, die Seele die Lust der Begegnung mit der Welt der Nahrung und das Ich die Erkenntnistätigkeit, wer das andere ist.

Ernährung im Alter

Die nun folgenden Darstellungen setzen voraus, dass sie die Freiheit des Lesenden nicht einschränken wollen. Sie sind kein Diktat, sondern eine Anregung, über die Inhalte nachzudenken und sich zu fragen, ob etwas davon so überzeugt, dass es für die Pflege von Seele und Leib akzeptiert und praktiziert werden kann. Jeder Mensch ist so individuell, dass er für sich herausfinden und entscheiden muss, welche Ernährung er für sich wählt. Er sollte als Zeitgenosse des 21. Jahrhunderts und mit der Erkenntniskraft der Bewusstseins-

freier Umgang mit Anregungen

seele jedoch kritisch reflektieren, was von Menschen, die sich damit befasst haben, ausgesagt wird.

Ernährung als Bindeglied von Leib und Seele

Der Gedanke »Essen und Trinken halten Leib und Seele zusammen« ist wahr und von großer Bedeutung für alle Lebensalter. Ernährung ist ein Bindeglied beider, wofür Hunger und Durst leiblich-seelische Ausdrücke sind. Beide vermitteln ein Begehren, das pathologisch Begierde werden kann. Vor allem die Seele begehrt den Leib, sie drängt an ihn heran, wie es in Goethes Gedicht vom Atemholen und seinen zwei Gnaden heißt (siehe Seite 123). Doch auch der Leib braucht die Seele, setzt sie ihn doch in Bewegung, wird er durch sie wahrgenommen. Alle Dinge dieser Welt brauchen für ihre gesunde Existenz ein Wahrgenommenwerden, auch die Natur, jede Pflanze, die Tiere. Ein Waldsterben wird weniger stark von äußeren Giften bewirkt als vom Desinteresse der Menschen, die »den Wald vor Bäumen nicht sehen«, eine Eiche nicht von einer Buche unterscheiden können, um ein grobes Beispiel zu wählen. Der Leib ist ja Spiegel für die Seele, ermöglicht ihr ein Selbsterleben und die Wahrnehmung und Kommunikation mit der Welt.

Um den Bogen zum Alter zu schlagen, sei daran erinnert, dass es der Lebensabschnitt ist, in dem die Seele sich ganz zart von ihrer starken Leiborientiertheit löst und die Verbindung zum Geist intensiviert. Die Nahrung darf dem nicht im Wege stehen, indem sie die Verbindung von Leib und Seele zu stark festigt.

Fleisch

Und das geschieht am intensivsten durch das Essen von *Fleisch*. Das Wesen Tier steht dem Menschen in seiner Entwicklung am nächsten. In der Gesamtevolution waren Tier und Mensch lange Zeiten noch eins, Tiermenschen, wie Rudolf Steiner sie in seiner *Geheimwissenschaft im Umriss* schildert.[133]

Damit der Mensch ein Ich in Seele und Leib aufnehmen konnte, musste er von der Tiernatur getrennt werden, sie in einem Entwicklungsschritt zurücklassen. Der Menschenleib musste geistdurchlässiger werden, als er es im Tiermenschen war. Bei der Trennung verdichtete sich der Tierleib und band die Seele stark an sich, wodurch das Tier ganz aus seinen Begierden und Instinkten lebt. Der geistzugewandte Teil der Seele wurde abgesondert und sammelte sich als Art- oder Gruppenseele, die für jedes Tier einer besonderen Art übergreifend wirksam ist. Der Mensch dagegen wurde durch die Aufnahme des Ichs jeder eine Art für sich. Die Tierheit hat so durch ihr Zurückbleiben ein Opfer für den Entwicklungsschritt des Menschen gebracht. Wir haben uns insofern gegenüber den Tieren verschuldet. Sie warten auf die Erlösung durch den Menschen in späteren Zeiten, in denen sich Mensch und Tier wieder verbinden werden. In unserer Seele tragen wir noch einen Abglanz der Tierwesen, was im lateinischen Wort *anima* für »Seele« und *animal* im Englischen für »Tier« nachklingt. Christian Morgenstern hat diese Verbindung des Menschen zu den Naturreichen auf wunderbare Weise in dem bereits zitierten Gedicht *Die Fußwaschung* zum Ausdruck gebracht (siehe Seite 88 f.).[134]

Warum fesselt die Fleischnahrung uns Menschen seelisch so stark an den Leib? Gedanken Rudolf Steiners sollen dazu überleiten: Die »Fleischnahrung fesselt den Menschen speziell an die Erde, macht ihn zum Erdengeschöpf so, dass man sagen muss: So viel der Mensch seinen eigenen Organismus durchdringt mit den Wirkungen der Fleischnahrung, so viel entzieht er sich an Kräften, um überhaupt von der Erde loszukommen. [...] Der Wille zur Fleischnahrung bedeutet: Mir sagt das Erdendasein so zu, dass ich auf alle Himmel verzichte und am liebsten ganz und gar aufgehen würde in den Verhältnissen des Erdendaseins.«[135] Das gilt ganz ähnlich auch für Fischfleisch. Warum ist das so?

Fesselung an den Leib

Aus dem Dargestellten kann verstehbar werden, dass Tierfleisch Ausdruck einer starken Verbindung von Leib und Seele mit Dominanz des Leibes ist. Mit der Fleischnahrung »verleiblichen« wir. Und das sollte ja gerade im Alter verhindert werden, damit die Seele nicht mit dem Leib altert (degeneriert), nicht in seine Sterblichkeit gerät. Das sollte ganz sachlich genommen werden, auf keinen Fall als moralischer Appell. Jüngeren Menschen, die es schwer haben, erdentüchtig zu werden, sich richtig seelisch »in das Fleisch« (den Körper) zu inkarnieren, kann diätetisch durch Fleischkost sogar geholfen werden. Es geht nicht um ein Für und Wider als Ideologie, sondern um richtige Entscheidungen mit Blick auf die gesunde Entwicklung des individuellen Menschen.

Noch vor zwei bis drei Generationen gab es auch in gut situierten Familien den Sonntagsbraten, was nichts anderes aussagt, als dass einmal in der Woche Fleisch gegessen wurde. Fleisch war etwas Besonderes, nichts Alltägliches wie in unserer Zeit. Mit der Vorstellung, ein Tag ohne Fleisch sei ein verlorener Tag, die ihren Ursprung besonders in Nordamerika, den USA, hatte, ging die weltweit umgreifende Ausbildung des Materialismus einher: Alles wird nur noch leiblich gedacht, Seele und Geist haben demnach keine eigenständige Existenz mehr. Die Wirklichkeit des Menschen ist der Leib, der als rein stofflich gedacht wird.

Fleisch als nicht alltägliche Nahrung

Fleisch ist deshalb eine Nahrungsquelle, die im Alter immer kritischer gesehen, deren Konsum sehr bedacht und bewusst gehandhabt werden sollte.

Es gibt dazu keine wissenschaftlich haltbaren Untersuchungen, doch lassen mich die ärztliche Erfahrung und der hier dargestellte Aspekt durchaus begründet sagen: Übermäßiger Fleischkonsum und Demenz lassen einen gemeinsamen Nenner erkennen. Wobei »übermäßig« eben ganz individuell verstanden werden muss.

Was belastet das Alter noch außer Fleisch; was hingegen hilft, gesund und beweglich alt zu werden?

Milch

Milch wurde als Urnahrung bezeichnet. Mit der Milch von Tieren (auch von der menschlichen Amme) nehmen wir nichts von dem Tier selbst auf wie beim Essen von Fleisch. Die Milch ist ein Absonderungsprodukt und frei von allem, was das Tier selber ist, vor allem von seinem seelisch-empfindenden Wesen. Sie ist frei von jeder Begierdennatur, ja sie ist Ausdruck von Selbstlosigkeit. Denn das Tier produziert die Milch nicht für sich selbst, ebenso wenig wie die stillende Mutter, sondern für einen anderen: das Kälbchen, das Zicklein, den Säugling. Es führt diese in ihr Erdendasein. Noch einmal Rudolf Steiner: »Alles das, was durch die Milchnahrung dem menschlichen Organismus zugeführt wird, das bereitet ihn dazu, ein menschliches Erdengeschöpf zu sein, bringt ihn zusammen mit den Verhältnissen der Erde, aber es fesselt ihn nicht eigentlich an die Erde. Es macht ihn zum Erdenbürger und hindert ihn nicht, ein Bürger des ganzen Sonnensystems zu sein. [...] Damit wir nicht gar zu sehr seelische Entwicklung anstrebende Sonderlinge werden, damit wir nicht entfremdet werden menschlichem Fühlen, menschlichem Treiben auf der Erde, ist es gut, wenn wir uns als Wanderer auf der Erde in einer gewissen Weise beschweren lassen durch den Milchgenuss und durch den Genuss von Milchprodukten.«[136] Diese Vermittlung von Erdenschwere hängt wohl vom Milcheiweiß ab. Milch ist eine Nahrung für das ganze Leben, wenn auch mit einem Schwerpunkt für das erste Lebensdrittel. Im Alter sollte die Milch mit Bedacht zur Nahrung gemacht werden, denn sie »beschwert«, betont den Erdenmenschen, wenn auch als Angehörigen des ganzen Sonnensystems. Vor allem milchsaure Produkte können nun von Vorteil sein, weil durch den Säuerungsprozess bereits eine Vorverdauung stattfindet und die Milch auf diese Weise auch im Hohen Alter die Verdauung weniger fordert. Dabei ist immer auf die Qualität zu achten, weil viele Prozesse der Molkereien die Milch degenerieren, mineralisieren. Man merkt das auch daran, dass sie nicht mehr sauer wird. Hier ist eine biologische Qualität von wirklicher Bedeutung.

Vermittlung von Erdenschwere

Sehr geeignet für den älteren Menschen ist der *Bienenhonig*. Die Biene ist ein Tierwesen, das dem Menschen-Ich sehr nahesteht. Damit ist der ganze Bienenstock gemeint, dieses unglaublich organisierte Volkswesen, das auch der Bien genannt wird. Im Stock herrscht ein Wärmezustand, der der menschlichen Körpertemperatur sehr ähnlich ist. Mit großartiger Präzision wird diese Wärme so reguliert, dass sie durch äußere Einwirkungen kaum beeinflusst wird. Wir können – wie beim Menschen – von einem geregelten Wärmeorganismus sprechen. Wärme ist die Vermittlerin des Geistigen ins Irdische, die Trägerin unseres Ichs im Organismus. Wenn man bedenkt, wie sinnvoll im Alter das Bemühen ist, sich mehr und mehr dem Weltengeist in seiner Differenzierung aufzuschließen und mit ihm zu kommunizieren, kann man verstehen, dass Honig eine Altersnahrung darstellt.

Bienenhonig

Doch er hat noch eine weitere Wirkung für den Menschen. Er hält den Ätherleib geschmeidig, diesen Bildekräfteleib, der ein Ort der ständigen Gesundungskräfte, der Wiederherstellung von körperlicher Kraft ist. Honig vermittelt zwischen den Tätigkeiten von Lebensleib und Empfindungsleib, gleicht Einseitigkeiten aus, rhythmisiert. Es ist das meist übersehene Wunder menschlicher Bewegungen, dass sie eine Geschmeidigkeit erleben lassen, die allen Vergleichen mit einer Mechanik Hohn spricht. Das gilt vor allem für die Verdauungsorgane, den Säftestrom, die Peristaltik des Darms. Doch auch die Gliedmaßen verfügen über diese Geschmeidigkeit, was sich zum Beispiel im Handwerk oder beim Musizieren zeigt. Die Spezifizierung beim Tier, wie man sie bei der Bewegung einer springenden Antilope, eines Elefantenrüssels oder eines Hundeschwanzes erkennen kann, erreicht der Mensch nicht. Doch er übertrifft alle Tiere durch seine Universalität. Man denke an eine Weberin, einen Möbeltischler, auch an einen Operateur.

hält den Ätherleib geschmeidig

Diese Fähigkeiten auch im Alter aufrechtzuerhalten fördert die Honignahrung. Und das mit erstaunlich kleinen Mengen. Ein Teelöffel täglich, auf einem Brot, in einem Tee oder auch direkt genossen, reicht völlig aus. Wobei einmal mehr auf die Qualität aufmerksam gemacht werden muss. Viel zu oft wird – um große Mengen zu gewinnen – die Honigproduktion der Bienen durch Zuckerzugabe erzwungen. In einem kleinen Maß ist das tolerabel, doch nicht, wenn die Bienen zu fabrikationsmäßiger Massenproduktion missbraucht werden. Ein echter Imkerhonig mit entsprechendem Siegel ist seinen Preis wert, er übertrifft den im Supermarkt als Billigprodukt angepriesenen Honig in der helfenden Wirkung bei Weitem und ist deshalb in Wirklichkeit preiswerter. Honig ist – ebenso wie die Milch – ein Produkt der Selbstlosigkeit.

auf Qualität achten

Er fördert neben den beschriebenen Tätigkeiten im Organismus auch einen seelischen Altruismus.

Pflanzen Die wichtigste Quelle unserer Nahrung sind die *Pflanzen*. Sie haben als Naturwesen eine andere Beziehung zum Menschen als die Tiere. Denen sind wir ähnlicher, die Pflanzen jedoch stehen uns näher. Sie haben die gleiche Dreigliedrigkeit wie der Mensch, wenn wir auf das Funktionssystem unseres Bildekräfte- oder Lebensleibs schauen, nur in einer umgekehrten Weise, was die Raumesrichtungen betrifft. Was bei der Pflanze die Wurzel, ist beim Menschen sein Kopf- oder eben Sinnes-Nerven-System. Blüte und Frucht der Pflanze spiegeln das Stoffwechsel-Bewegungs-System. Nur das Rhythmische System von Atmung und Zirkulation findet sein pflanzliches Gegenüber auch in der Mitte: Stängel und Blatt. Für die Nahrung ist das von Bedeutung: Wurzelgemüse nähren unsere Kopf- und Sinnesorgane, Blatt- und Stängelgemüse unsere Atmung und die Blutzirkulation, und die Früchte regen alle Stoffwechselvorgänge an. Und rasch kann davon abgelesen werden, wie die Pflanzennahrung uns das ganze Leben begleitet. Sie ist das Zentrale aller Ernährung, und ihre Vielfalt kann nur schwer erfasst werden, füllt auch ganze Bücher. Für unser Thema wird deshalb nur herausgegriffen, und das auch in verkürzter Form, was für das Alter besondere Bedeutung hat.

Getreide Ähnlich wie der Honig der Biene hat in der Pflanzennahrung das *Getreide* eine herausgehobene Bedeutung. Denn ihm in seiner Vielfalt von Weizen, Roggen, Hafer, Gerste oder Dinkel verdanken wir das Brot. Es kann doch unmöglich ein Zufall sein, dass Brot ein Anteil des tiefsten christlichen Sakraments, der Kommunion, ist, das Christus beim Abendmahl am ersten Gründonnerstag der Weltgeschichte den Jüngern zur Speise gab, nachdem das Osterlamm gegessen war. Und er bezeichnete das Brot als seinen Leib. Das Sonnenwesen Christus verbindet sich durch den Tod mit uns und der Erde, die er nun durch alle Zukunft zu seinem Leib macht. So ist Brot der Ausdruck reiner Erde. Einer Erde, die ein lebendiges Wesen ist, die ihren Anteil an unserem Kosmos hat. Sie hat sich mit und durch Christus auf den Weg begeben, auch Sonne zu werden. Christian Morgenstern hat das in seinem Gedicht *Licht ist Liebe* seelenbewegend beschrieben (siehe Seite 269 f.).[137]

Es ist ein tiefes Missverständnis, wenn verschiedenste Diätvorstellungen immer neu dazu raten, Brot und Kohlenhydrate zu vermeiden. Diese erzeugen »Feuer« in uns, Wärme, in der unser Ich seine Wege in Leib und Seele findet. Sie sind unverzichtbare Grundnahrungsmittel, gerade auch im Alter. Nur muss für das Brot auf dem Weg über das Mehl immer darauf geachtet werden, dass diese befeuernde Eigenschaft erhalten bleibt. Die moderne Tendenz zum weißen oder hellen Brot ist besonders für den alten Menschen wenig hilfreich, ein geschrotetes Vollkorn- oder Mischbrot geeigneter. Das gilt auch für alle Arten von Teigwaren und Kuchen. Manche Menschen erleben vielleicht noch den hohen Genuss eines frischen Vollkornbrotes mit leicht gesalzener Butter. In diesem Moment braucht es keine Sterneküche.

Blattgemüse

Bei den *Blattgemüsen* sind die Kohlsorten weniger geeignet als zum Beispiel Artischocke und Chicorée. Große Bedeutung gewinnen Wurzelgemüse, weil sie die Kopfkräfte stärken, was den Abbauprozessen (Demenzen) entgegenwirkt. Die Kartoffel ist keine Wurzel, sondern eine Knolle. Ihre Verdauung nimmt die Kopftätigkeit sehr in Anspruch und sollte deshalb im Alter portioniert werden. Was auf ein weiteres Phänomen hinweist: das richtige Maß. Neben dem, *was* man zu sich nimmt, ist es wichtig, *wie wiel* man davon isst. Wer sich im Alter gut beobachtet, wird schnell herausfinden, dass er gegenüber früheren Zeiten schon mit kleineren Mengen satt wird, insgesamt weniger braucht. Das erfordert Selbstdisziplin, weil der Appetit oft noch lange anhält, wenn der Hunger längst gestillt ist. Und manchmal hat sich der Appetit bis zur Gier gesteigert; dann muss man sich tüchtig anstrengen, um auf ein gesundes Maß zu reduzieren.

Rohkost

Ein Wort zur *Rohkost,* zum Beispiel Salaten. Rohkost ist so gesund, weil sich die Verdauungstätigkeit sehr anstrengen muss, sie so zu verdauen, dass der Organismus bereit ist, sie aufzunehmen. Jedes Kochen, Dünsten oder Garen ist nichts anderes, als der Verdauung zuzuarbeiten, ihr die Arbeit zu erleichtern. In Jugend und Erwachsenenzeit ist Rohkost sehr gesund, trainiert die Verdauung. Im Alter muss man darauf achten, in welchem Maße und wie oft diese Anstrengung noch sinnvoll ist oder ob man lieber reduziert.

Nie sollten für alle angesprochenen Fragen Dogmen entstehen, gar Zwänge. Immer ist eine gute Selbstwahrnehmung und individuelle Entscheidung gefragt. Hatte die Medizin noch vor 50 Jahren strenge Diätvorstellungen für viele Erkrankungen, ist an deren Stelle heute eine sehr individuelle Beratung getreten. So sind auch die Aussagen in diesem Buch gemeint.

Eiweiß

Eiweiß ist der Grundbaustoff für alle Gewebe. Interessanterweise muss seine Bildung im Organismus immer von außen angeregt werden. Kohlenhydrate und Fette kann sich dieser auch selber bilden, zum Beispiel aus abgebauten Eiweißen. Eiweiß dagegen muss von außen aufgenommen und verdaut werden. Fehlt die Anregung, kommt es rasch zu Eiweißmangelzuständen, wie wir sie aus schweren Hungerzeiten kennen und die zu Unterernährung mit den typischen Wasserbäuchen (Ascites) führen. Denn Eiweiß ist der Stoff des Lebens, und Leben verbindet sich immer mit Wasser.

Ein für den Menschen sehr geeignetes Eiweiß bildet die Milch, besonders in Form milchsaurer Produkte. Als die Medizin noch weniger abstrakt war, galt Quark als eine der wichtigsten Eiweißquellen bei schweren Leber- oder Lungenerkrankungen mit Unterernährung (Kachexien). Er ist es auch für den Gesunden bei allen Aufbauvorgängen beispielsweise der Muskulatur. Es muss nicht grundsätzlich das Steak sein, was hier hilft. Das Milcheiweiß gibt außer dem Stoffaufbau auch Kraft, was das Fleisch viel weniger kann.

Ein großartiges Eiweiß liefert auch das Getreide, das keineswegs nur Kohlenhydrate vermittelt. Eines – das Weizengluten – hat sogar eine gewisse Bekanntheit bekommen, weil nicht wenige Menschen darauf allergisch reagieren. Und auch Blattgemüse, speziell die schon erwähnte Artischocke, sind gute Eiweißspender. Es muss nicht immer nur Fleisch sein. Ja, ein vernünftiger, nicht einseitiger Vegetarismus kann im Alter sehr sinnvoll sein.

Nahrungsfette

Auch die für den Menschen geeignetsten *Nahrungsfette* stammen von Pflanzen oder der Milch. Butter bleibt eines der besten Nahrungsfette für den Menschen, auch wenn die margarineproduzierende Industrie immer wieder versucht, sie schlechtzureden. Ein Zuviel an Cholesterin kann durch Butter nie verursacht sein, weil nur 10 bis 20 % der Nahrungsfette überhaupt in den Cholesterinstoffwechsel gelangen. Zu viel Cholesterin entsteht fast ausschließlich durch eine zu hohe Produktion im Organismus oder gestörte Abbauprozesse. Deshalb sind sogenannte cholesterinreduzierende Diäten überwiegend sinnlos, und nicht umsonst hat die medizinische Wissenschaft cholesterinsenkende Arzneimittel synthetisiert. Diese hemmen nicht die Aufnahme zu viel gegessenen Cholesterins (also Butter!), sondern reduzieren die körpereigene Herstellung (Biosynthese) durch Blockade bestimmter Enzyme in der Leberzelle.

Pflanzenfette, die zur Nahrung geeignet sind, kommen vor allem in hochwertigen Ölen vor. Bekannt sind Oliven-, Sonnenblumen- oder auch Rapsöl, um einige wenige zu nennen. Gehärtete Fette wie beispielsweise Palmfett oder tierischer Talg sind dagegen wenig geeignet. Chemisch unterscheidet man auch ungesättigte (eher »weiche«) und gesättigte (eher »harte«) Fette. Letztere fordern eine sehr starke Verdauungstätigkeit und können diese auch überfordern. Tierische Fette sind überwiegend »hart«.

Salze

Salze braucht der Mensch sein ganzes Leben. Und er braucht sie aus der Natur. Salze oder Mineralien finden sich in allen Pflanzen, mal mehr, mal weniger. Gerade auch die Getreide haben sie in sich und sind gute Nahrungsvermittler. Das Kochsalz wird einseitig überschätzt und in unserer Zeit oft auch zu hoch dosiert. Für viele ist es eher ein »Gewürz«. Für sie schmeckt das Essen ohne Salz eher fade. Es ist gar nicht so lange her, vielleicht für den Großteil der Menschheit einige hundert Jahre, da aßen die Menschen alles ohne Zusatz von Kochsalz. Denn das war selten und teuer. Erst in der Zeit der Fabrikproduktion wurde es allen Menschen zugänglich und hat eine Stellung in unserer Nahrung bekommen, die es nicht verdient. Dafür haben wir mit der exponentiellen Zunahme des Bluthochdrucks und dementsprechend auch von Herzerkrankungen einen hohen Preis bezahlt. Wieder: Vor etwa 50 Jahren wurden beide primär mit Salzentzug (erfolgreich!) behandelt, bevor Medikamente zum Einsatz kamen.

Es geht hier nicht um das Salz, es geht um das Kochsalz. Seine Struktur ist der Würfel, seine Vierflächigkeit ist ein Symbolum der Erde. Und das führt auch zum Verständnis seiner Wirkung: Es erdet, fördert den physischen Menschen. Das aber heißt, im Älterwerden eher vorsichtig mit ihm umzugehen, ohne es ganz zu meiden. Denn es ist ja nicht schlecht, nur einseitig in seiner Wirkung. Es fiel schon der Begriff »Gewürze«. Diese sind die eigentliche Würze unserer Nahrung, daher auch der Name. Und sie sind in großer Vielzahl vorhanden, ohne sie im Einzelnen jetzt aufzählen zu wollen. Sie sind vorwiegend pflanzlicher Natur und so – wie grundsätzlich für die Pflanzen dargestellt – für die menschliche Ernährung ideal.

Trinken

Ein letzter Gedanke zum *Trinken,* das zur Ernährung dazugehört. Unser Grundgetränk war das Wasser, und es könnte das wieder werden. Früher waren es die Brunnen, die es für uns aus der Erde spendeten, für manche auch eine Quelle. Mehr und mehr wurde das Trinkwasser Leitungswasser, das in jeden Haushalt reichlich aus Wasserleitungen fließt. Doch es war oder ist nicht mehr originäres Brunnen- oder Quellwasser. Denn aus nachvollziehbaren hygienischen Gründen wurden Wasserzubereitungen zwischengeschaltet, die das Wasser ähnlich stark veränderten wie die Molkereien die Milch. Vor allem verlor es seine Lebendigkeit, die gerade die wichtigste Eigenschaft des Wassers ist. Es wurde schon gesagt: Leben und Wasser sind eins. Dennoch ist es die Basis der meisten Getränke und unverändert Grundnahrungsmittel.

Trinkmenge

Für unsere Gesundheit brauchen wir eine tägliche Aufnahme von 1,5 bis 2 Litern Flüssigkeit, ernährungsmäßig ideal zwischen morgens und abends bis 20 Uhr getrunken. Das ist vor allem für den alten Menschen wichtig, damit die Nachtruhe nur wenig durch das Entleeren der Harnblase gestört wird.

Rudolf Steiner soll 1905 in einem nicht nachgeschriebenen Vortrag gesagt haben, Wasser sei das Getränk für die Menschen, die in die höchsten Welten hinaufschauen wollen. Das vermittelt uns, dass Wasser nicht so der Erdenschwere ausgesetzt ist. Sein Element ist ja das »Leichten«, was jeder beim Schwimmen erlebt und was zu dem berühmten »Heureka« (»Ich habe es gefunden«) des Archimedes und dem von ihm entdeckten Gesetz vom Auftrieb führte. Wasser der Erde erhebt sich immer zum Himmel, verdunstet, wird Wolke. Und darf dann wieder zur Erde als Regen zurückkehren. Auch wir Menschen verdunsten Wasser, jeden Tag 1 bis 1,5 Liter. Wir schwitzen es aus, ohne es zu merken. Die Physiologie nennt das Transpiratio insensibilis, das nicht gespürte Schwitzen. Was wir als solches merken, ist seine Steigerung, zum Beispiel bei Anstrengungen, äußerer Hitze, manchmal auch Angst. Auch atmen wir Wasser aus.

Wasser als Grundgetränk

Wasser sollte auch für den alten Menschen sein Grundgetränk sein, am besten in einer besonderen Form: als Tee. Tees sind ideale Altersgetränke. Sie können sogar therapeutische Bedeutung haben.[138] Zum einen wird Tee warm getrunken. Das ist für die Aufnahme in den Organismus eine Hilfe, denn jede Flüssigkeit, die der Körper aufnimmt, muss von seinem eigenen Wärmeorganismus auf die Körpertemperatur von etwa 37 °C erwärmt bzw. abgekühlt werden. Das ist also die ideale Trinktemperatur für den gesunden Organismus. Kalte, gar eiskalte Getränke belasten ihn, strengen die Wärmeregulation an, können sie allmählich überfordern. Ist das auch ein Grund dafür, dass immer mehr Menschen Schwierigkeiten haben, zu fiebern, dass viele heute ständig eine niedrige Basaltemperatur, nicht selten sogar unter 36 °C haben?

Das andere Gute am Tee ist das Kraut, das mit ihm überbrüht und ausgezogen wurde. Kamille und Pfefferminze für den Magen, grüner Hafer oder Goldrute für die Nieren, Weißdorn für das Herz, um wieder nur Beispiele zu nennen. Und wieder ganz besonders intensiviert durch eine kleine Dosis Honig.

Ein Wort noch zum schwarzen Tee. Durch seinen Gehalt an Tein ist er anregend, durch seine Gerbstoffe jedoch trocknend. Er ist deshalb kein nährendes Getränk und wird zu den Genussmitteln ebenso wie Kaffee oder Kakao gezählt. Diese können auch zur Ernährung gerechnet werden, denn Anregung ist doch etwas Schönes. Nur muss man aufpassen, sich diese nicht nur vom Tee oder Kaffee vermitteln zu lassen, sondern auch vom eigenen Willen. Für grünen Tee gilt dasselbe, auch wenn er von manchen als gesünder eingestuft wird.

schwarzer Tee

Besonders für die Genussmittel, auch die alkoholischen Getränke, gilt es, das für sich geeignete Maß zu finden. Dann sind sie nahrhaft. Im Übermaß werden sie Verursacher von leiblichen und seelischen Erkrankungen, zum Beispiel einer Sucht.

Alkohol

Die soziale Seite der Ernährung

»Es ist nicht gut, wenn der Mensch allein ist« (1. Moses 2,18). Der Mensch ist ein soziales Wesen. Er ist auf Gemeinschaft veranlagt, schon weil er ein zweigeteiltes Wesen ist, eigentlich nur eine »Hälfte« Mensch: Frau oder Mann. Deshalb ist die Familie von Mutter und Vater mit ihren Kindern die Keimzelle der Gemeinschaft. Früher sprachen Eheleute vom anderen noch als von ihrer besseren Hälfte. Durch die Verbindung der Christuswesenheit nicht nur mit der Erde, sondern mit jedem Menschen hat Gemeinschaft eine neue Bedeutung bekommen. Er hat das so zu seinen Jüngern gesagt: »Denn wo zwei oder drei in meinem Namen beisammen sind, da bin ich in ihrer Mitte« (Matthäus 18,20).

der Mensch ist auf Gemeinschaft veranlagt

In seinem ersten Kurs für Ärzte, Zahnärzte und Medizinstudenten 1920 in Dornach sprach Rudolf Steiner über die soziale Bedeutung der Ernährung: »Je mehr wir darauf angewiesen sind, für uns etwas extra haben zu wollen in Bezug auf unsere Ernährung, überhaupt in Bezug auf die Einwirkung der äußeren Welt, je mehr werden wir unsoziale Wesen. Die Bedeutung des Abendmahles beruht ja nicht darauf, dass der Christus jedem Jünger extra etwas gegeben hat, sondern dass er allen das Gleiche gegeben hat. Das Herbeiführen der Möglichkeit, dass man zusammen sein kann als Menschen im Essen oder im Trinken, das hat eine große soziale Bedeutung. Und alles, was darauf hinausläuft, diese gesunde Natur des Menschen zu unterbinden, das muss, möchte ich sagen, doch mit einiger Vorsicht behandelt werden.«[139]

gemeinsame Mahlzeiten

Es ist nicht so lange her, dass die Mahlzeiten grundsätzlich von den Familienmitgliedern gemeinsam eingenommen wurden. Und bei vielen gehörte auch das gemeinsame Tischgebet dazu. Da hat sich vieles verändert. Jeder frühstückt zu verschiedenen Zeiten, und auch Mittag- und Abendessen führen selten alle zusammen. Man darf durchaus darin eine Möglichkeit sehen, warum die sozialen Verhältnisse heute so schwierig geworden sind, von Ich-AG gesprochen wird, das Singletum ständig zunimmt.

achtsam essen

Das Soziale des Essens ist jedoch nicht nur die Gemeinsamkeit, sondern auch die Art, welche Bedeutung wir dem Essen geben. Nehmen wir uns die Zeit, den Tisch für das Essen herzurichten, achtsam zu essen in dem Bewusstsein, wer alles uns diese Nahrung bereitet hat, angefangen mit der Natur, dem Kosmos mit Liebe und Wärme, Sternenkonstellationen? Denken wir daran, wer in der Landwirtschaft seine ganze Liebe und Aufmerksamkeit dem Wachsen und Gedeihen gewidmet hat, dass das, was wir nun essen (dürfen), zu uns kommen konnte? Und – wenn nicht wir selber – wer das Essen liebevoll vor- und zubereitet hat, es abgeschmeckt und schön dekoriert hat? Wir können entdecken, dass Ernährung ein Teil menschlicher Kultur ist und sich manches von einem Menschen erkennen lässt, wenn man wahrnimmt, was und wie er isst.

sorgsamer Umgang mit Lebensmitteln

Zur sozialen Seite der Ernährung gehört auch, dass ich mir Gedanken darüber mache, ob die anderen Menschen auch genug zu essen haben, ob ich sorgsam mit den Nahrungsmitteln umgehe, die ich für mich und meine Familie benötige. Dass ich nicht mehr kaufe, als ich brauche, und dann vielleicht Lebensmittel wegwerfe, wie es wohl jeden Tag tonnenweise geschieht. Wo doch wahrnehmbar viele Menschen nicht genügend zu essen haben, Hunger leiden, auch Mangel an Wasser, weshalb es sogar die Welthungerhilfe und viele ähnlich arbeitende Hilfsorganisationen gibt. Es gehört auch zur sozialen Bedeutung der Ernährung, dafür Sorge zu tragen, dass besonders die Menschen das Bestmögliche zu essen bekommen, die es mehr brauchen als andere: Kinder, Aufwachsende, Kranke. Das könnte ein Aspekt für das Alter werden, vielleicht sogar eine Aufgabe: Gemeinschaften zu bilden, die Sorge dafür tragen, dass zunehmend in der Welt kein Hunger mehr herrscht, weil die Nahrung gleichmäßig (»für alle gleich«) verteilt wird, Völlerei aufhört und alle genug zu essen haben. Heute noch Utopie, morgen oder übermorgen vielleicht Realität?

Pflege von Leib, Seele und Geist

Es ist doch eigenartig: Der moderne Mensch kümmert sich um die Funktion seiner technischen Geräte, kleiner und großer Maschinen, vor allem der Automobile. Die werden geputzt, gewaschen, liebevoll angeschaut, zur Inspektion gebracht. Geschieht das in gleicher Weise mit dem eigenen Körper oder gar der Seele? Sind nicht beide für das Leben viel wichtiger als jedes technische Hilfsmittel? Ich nannte sie Werkzeuge (Leib) oder Instrumente (Seele) des eigentlichen Menschen, seines geistigen, ewigen Kerns, dem Ich, das unsere Einzigartigkeit als Individualität bewirkt. Kein Handwerker geht so gedankenlos mit seinen Werkzeugen um wie die meisten von uns mit ihrem Leib. Er schleift seine Schnitzmesser und Hobel, reinigt sie regelmäßig, weiß von jedem die besondere Funktion. Und wieder: Wer kennt seine Organe, ihre Tätigkeit, ihren Rhythmus, was sie für die Funktionen benötigen, welche Ruhezeiten sie haben usw.? Was ließe sich hier alles aufzählen. Und Gleiches kann von jedem Musiker gesagt werden, der sein Instrument wertschätzt, es mit Rücksicht behandelt, es nicht überfordert. Und auch weiß, wie welcher Ton, welcher Klang entsteht.

Werkzeug und Instrument des eigentlichen Menschen

In der Medizin wird heute viel von Prävention gesprochen, von Vorbeugung, doch wird dies kaum praktiziert. Weil es nur selten eine vergütbare Leistung der Krankenversicherung ist? Weil es eigene Aktivität erfordert? Immer mal wieder taucht der alte Satz auf: »Vorbeugen ist besser als Heilen.« Der wirklich überholt zu sein scheint, weil beides heute nicht angestrebt wird. Dabei ließe sich ganz viel Krankheit vermeiden, wenn Prävention gelebt würde oder wenn Krankheiten in ihrer Entstehung, ihren Vorformen erfasst und behandelt würden, sodass ihre Manifestation gar nicht erst erfolgen kann. Und das alles gilt auch für das Alter. Als Teil des Lebens lässt es sich nicht abschaffen – auch wenn Silicon Valley daran arbeitet –, doch *wie* wir alt werden, das können wir beeinflussen. Und dabei kommt es ganz besonders auf den pfleglichen Umgang mit Leib und Seele an. Auch den Geist können wir pflegen, wenn auch für ihn das Wort »fördern« vielleicht richtiger wäre.

Krankheit vermeiden

Pflege des Leibes

Es ist nicht einfach, den Leib in seiner unfassbaren Komplexität zu verstehen. Das bewirkt heute selbst ein mindestens sechs Jahre dauerndes Medizinstudium nicht. Dazu braucht es weitere viele Jahre praktischen Umgangs mit Menschen und ihrem Leib und die allmählich entstandene Erfahrung. Es wäre eine wesentliche Aufgabe des Arztberufes, aus dieser Erfahrung die Menschen zu lehren, was sie über ihren Leib wissen müssten. Da ist es einmal mehr faszinierend, dem großen Überblick Rudolf Steiners zu begegnen. In der von ihm inaugurierten Pädagogik, die heute Waldorfpädagogik genannt wird, war der Arzt ein unverzichtbarer Teil des Lehrerkollegiums. Nicht, um zu untersuchen, ob die Kinder gesund waren, reif für die Einschulung oder ob sie besonderen Förderbedarf hatten. Sondern als Speziallehrer für das Fach »Leibeskunde«. Vielleicht ist das so nie ausgesprochen oder dokumentiert worden, doch bin ich mir dessen ganz sicher. Schon in der Kindheit sollte jeder Mensch lernen, welchen Schatz an Werkzeugen der Leib für ihn bereithält und selbstlos zur täglichen Verfügung stellt. Und er sollte deren Gesetzmäßigkeiten und den richtigen Umgang mit ihnen lernen. Später, für den Jugendlichen, kommt dann auch die Seele hinzu. Es wären ganz eigene, Bücher füllende Darstellungen nötig, die von Ärzten zusammen mit Pädagogen erarbeitet werden müssten, um dieser Forderung gerecht zu werden. Das muss zukünftigen Impulsen und Zeiten übergeben werden. Hier wird ein erster Versuch ausschließlich für das Alter angestrebt, verkürzt und unvollkommen, doch mit der Überzeugung, für den gesamten Inhalt dieses Buches darauf nicht verzichten zu dürfen. Ich werde das auch nur beispielhaft tun, für die vier Leibesglieder und einige der großen Organe. Und ich verbinde damit die Hoffnung, einen Anfang zu machen, der viele Fortsetzungen von immer mehr Wissenden findet.

Wissen über den Leib vermitteln

Ich beginne in scheinbar umgekehrter Reihenfolge mit dem Ich-Leib. Es folgen dann Empfindungs-, Lebens- und physischer oder Stoffleib.

Ich-Leib

reine organisierte Wärme

Den Ich-Leib hat Steiner meistens Ich-Organisation genannt, denn er hat weder stoffliche noch räumliche Prägung. Er ist reine organisierte Wärme. Das Ich selber ist rein geistig. Es wird künstlerisch oft als Flamme dargestellt, doch kann man die Qualität von Feuer oder Wärme auf es selbst nicht anwenden. Es ist aus einer Substanz, die es im Irdischen nicht gibt. Ich kann sie reinen Willen nennen, ein Wille, der schöpferisch ist und hoher hierarchischer Natur. Dieser Ich-Wille *vermittelt* sich dem Leib ausschließlich durch die Wärme. Sie stammt aus der Seele, exakter aus dem Seelenglied, das Steiner Gemütsseele nennt. Der Quell der Seelenwärme ist die Weltenliebe, die ihren Ursprung in der göttlichen Trinität hat. Deren Vateraspekt hat den Sohn liebend den Menschen und der Erde geschickt, nicht um sie zu richten, sondern zu heilen (Johannes 3,17). Christus wird zum Träger einer Liebe, die den Menschen mit dem Göttlichen verbindet. So gibt er seinen Jüngern nur ein einziges Gebot: »Liebet einander, so wie ich euch geliebt habe« (Johannes 15,12). Und das gilt auch heute und bis an das Ende aller Zeiten.

Die Seelenliebe vermittelt die ihr eigene Wärme dem Leib. Der organische Ort dafür ist das Herz, das Steiner Mittelpunktsorgan nennt und das planetarisch die Sonne in uns repräsentiert.[140] Die Körper- oder Leibeswärme quillt so immer neu aus dem Herzen und strömt mit dem Blut durch den ganzen Organismus, diesen wärmend. So können wir auch das Blut einen Ich-Träger nennen.

Herz als Quelle der Körperwärme

Mephistopheles wusste, dass Blut ein »ganz besonderer Saft« ist, worüber sich der moderne Wissenschaftler Doktor Faustus lustig macht. Die Wärme ist durch das Blutorgan organisiert und differenziert. Sie folgt keinem starren Thermostat, als der das Wärmezentrum im Gehirn gesehen wird, sondern ist in ständiger Bewegung und wechselnder Verteilung. Deshalb konnte sich eine mechanisch registrierende Thermografie nicht wirklich etablieren. Das Herz steuert die Wärme und bahnt so die Wege des Ichs, das sich im Tagesverlauf ganz unterschiedlich mit den verschiedenen Organen verbindet. Dabei treffen wir auf ein weiteres Wärmeelement, welches Rudolf Steiner Wärmeäther nannte. Er gehört dem Lebensleib an und kann als Übertragungsmittel seelischer in körperliche Wärme verstanden werden. Seine Intensivierung durch eine verstärkte Ich-Tätigkeit im Organismus, zum Beispiel um fremde Strukturen wie Bakterien oder Viren zu eliminieren, nennen wir Fieber. Es ist einer der größten, tiefgreifenden und auch tragischen Irrtümer der modernen Medizin, Fieber als ein Krankheitssymptom zu erklären und überwiegend zu bekämpfen. Fieber ist fast immer Ausdruck eines eingeleiteten Heilungsimpulses. Es gilt nicht, das Fieber zu bekämpfen, sondern sich ihm zu verbünden.

Wärmeregulation

Ein staunenswertes Wunder ist auch die Wärmeregulation. Es gelingt dem Organismus, die körpereigene Wärme unabhängig von Außentemperaturen auch unter extremen Bedingungen (Wüste, Hochofenarbeit) stabil zu halten. Auch das ist eine Leistung des Wärmeäthers und der Ich-Tätigkeit. Ein Element dabei ist das Schwitzen.

Wie pflegen wir nun den Wärmeorganismus? Ein erster Schritt ist, ihn überhaupt wahrzunehmen, seine Tätigkeiten zu kennen. Ihn als Teil des ganzen

Wahrnehmen der Wärmeorganisation

Organismus zu sehen und in seiner Abhängigkeit von diesem. Von außen kommende Wärme ist ebenso ein Fremdes wie ein Nahrungsstoff, muss genauso wie dieser »verdaut«, das heißt zu eigen gemacht werden. Gerade im Alter muss überlegt werden, wie viel Außenwärme, zum Beispiel Sonne an einem südlichen Strand, verdaut werden kann, ohne sich zu überfordern. Ist Sauna noch sinnvoll, und wenn ja, wie oft und wie lange?

Gleiches gilt für Kälte, die vom Wärmeorganismus in eine dem Körper zuträgliche Wärme verwandelt werden muss. Da müssen eisgekühlte Getränke überdacht und vielleicht besser durch Warmgetränke ersetzt werden.

Was in der Nahrung wärmt, was kältet? Für Ersteres wurden die Kohlenhydrate genannt, für Letzteres Fleisch (siehe Seite 212 ff.). Wie wohltuend ist eine warme Suppe!

Kleidung

Und wie ist es mit der Kleidung? Ganz sicher sollten Naturfasern bevorzugt werden, Wollstoffe und Baumwolle statt Kunstfasern wie früher Nylon und heute Polyester oder Ähnliches, auch wenn diese scheinbar so nützlich sind. Auskühlung ist immer schlecht, besonders in der Kindheit und im Alter. Wir kühlen vorwiegend von der unteren Körperhälfte aus. Ganz wichtig sind da die Füße und Unterschenkel und der ganze Beckenbereich. Und wenn einmal die Unterkühlung unvermeidbar war, kann man an ein warmes Fußbad denken, einfach mit 40 °C warmem Wasser, eventuell auch mit Zusatz eines Pflanzenöls. Keiner sollte sich genieren oder als unmännlich erleben bzw. sich am Aussehen stören, wenn er für die Nacht zu Bettsocken greift.

Bewegung

Natürlich ist körperliche Bewegung, die Regelmäßigkeit hat und Freude macht, wichtig. Es gibt kaum eine gesündere Bewegung für den alten Menschen als der Spaziergang in freier Natur.

Das sind alles nur Beispiele und Anregungen, der Phantasie des Einzelnen sind keine Grenzen gesetzt. Denn auch über den Umgang mit seinem Wärmeorganismus sollte jeder individuell entscheiden.

Manchmal hilft sich der Organismus auch selbst entgegen der Unvernunft des Menschen. Dann kommt eine Entzündungskrankheit, vielleicht sogar mit Fieber, und »kocht« einen einmal richtig durch. Es muss auch nachdenklich stimmen, dass viele Menschen heute kaum noch Fieber entwickeln und schon bei geringfügig erhöhter Temperatur zum fiebersenkenden Medikament greifen. Ausdruck für dieses Fehlverhalten der letzten 50 Jahre ist die Zunahme und Dominanz der Kältungskrankheiten, der Sklerose- und Geschwulstkrankheiten bis hin zum Karzinom.

Kommen wir noch zum Herzen als Zentrum der Wärmeorganisation. Bei der sklerotischen Herzkrankheit wurde bereits viel von ihm berichtet (siehe Seite 101ff.). Was braucht das Herz an Pflege? Es ist so unermüdlich, arbeitet ohne erkennbare Pausen, Tag und Nacht, Jahre, ein ganzes Leben lang. Und doch kann es ermüden, wenn von ihm nur gefordert wird und es nicht erlebt, dass man sich ihm auch zuwendet. Das Herz pflegt das rhythmische Leben. Nichts ermüdet das Herz so und kann es auch kränken wie die Arrhythmie der modernen Zeit. Im Groben die wechselnden Schichtdienste, Akkordarbeit möglichst ohne Pausen, Interkontinentalflüge vor allem gegen die Zeitzonen seien genannt. Doch eben auch die persönlich verantworteten Arrhythmien. Immer andere Essenszeiten, unterschiedliches Aufstehen am Wochenende, keine Regelmäßigkeit beim Schlafengehen. Keine bewussten Pausen, schon gar nicht zur kurzen Einkehr einer Kontemplation. Prüfe sich jeder selbst, wie rhythmisch sein Tageslauf ist. Im Alter hat man die Freiheit, dem Tag einen Rhythmus zu geben und auch auf dessen Einhaltung zu achten. Was nicht bedeutet, das zwanghaft zu tun, weil dann der Rhythmus eher ein starrer Takt wird. Abweichungen und auch Änderungen sind nicht schädlich, wenn dann wieder ein Rhythmus entsteht. Herzpflege heißt erst einmal rhythmisch zu leben.

Pflege des Herzens

rhythmisch leben

Ein weiteres wichtiges Element, das das Herz kränken und ermüden kann, sind die leisen, oft unbewussten Schocks, die zum Atemstocken und zur Blutdrucksteigerung, manchmal auch -senkung führen. Typisch dafür ist (wieder als ein Beispiel) das Autofahren. Studien haben gezeigt, dass genau das ständig geschieht: stockender Atem, Blutdruckspitzen. Schon vor über 50 Jahren ist wissenschaftlich nachgewiesen worden, dass diese negativen Einflüsse beim Autofahren existieren, bei gewöhnlichen Autofahrern ebenso wie bei Berufsfahrern oder auch Motorsportlern. Lange nahmen Formel-1-Rennfahrer Betablocker, um ihr Herz abzuschotten, ehe diese Medikamente als Doping eingestuft und verboten wurden. Eine Studie besagt, dass die negativen Einflüsse geringer ausfielen, wenn mit einem Automatikgetriebe statt eines Schaltgetriebes gefahren wurde. Nach einer längeren Autofahrt sollte man immer einen Spaziergang machen, um die schädlichen Wirkungen abzumildern. Und man sollte wissen: Herzrhythmus und Atmung sind im Verhältnis von 4:1 streng miteinander verbunden. Jede Störung in diesem sogenannten Puls-Atem-Quotienten ist von kränkender Bedeutung.

unbewusste Schocks

Als drittes Element sei noch der Tabak genannt. Wenn er geraucht wird, ob Zigarette, Zigarre oder Pfeife, schadet er langfristig dem Herzen. Gerauchter Tabak ist ein richtiges Kältungsmittel. Untersuchungen haben gezeigt, dass schon eine Zigarette die Körpertemperatur kurzfristig und reversibel um bis

Tabak

zu 1 °C senkt. Belastend wird das nicht bei der Genusszigarette, in jedem Fall jedoch, wenn regelmäßig und viel geraucht wird. Wieder ist es ein individuelles Maß, wie weit das Rauchen vom Leib toleriert wird oder ab wann es krankmachend wirkt.

Der sorgsame Umgang mit Wärme und Kälte und ein Achtsamwerden auf die Funktion des eigenen Wärmeorganismus bedeutet Pflege für das Herz, ebenso wie das Achten auf Rhythmus und Bewegung, das Ausgleichen von Schocks oder der individuell angemessene Umgang mit Tabak.

Weißdorn

Es gibt auch eine Arznei aus einer Pflanze, die hier sinnvoll eingesetzt werden kann. Das ist der *Weißdorn (Crataegus)*, über den ich schon berichtet habe (siehe Seite 105 f.). Er hilft dem ermüdenden oder schon geschwächten Herzmuskel, dem eigentlichen Herzorgan, sich zu regenerieren und neue Kraft zu gewinnen. Ab dem 40. Lebensjahr kann es sinnvoll sein, zweimal im Jahr 4 bis 6 Wochen lang 1- bis 2-mal täglich modernen Weißdornextrakt einzunehmen, auf 450 mg standardisiert. Ich selber habe als Arzt die besten Erfahrungen machen können, wenn ich das ursprüngliche *Crataegutt®* (450 mg) verordnete. Doch auch andere Weißdornpräparate sind gut und sinnvoll.

Seelenleib

Verbundenheit von Leib und Seele

Der Begriff »Seelenleib« umschreibt die leibliche Fähigkeit, die Seele in sich aufzunehmen, sodass der Leib für sie Instrument der Wahrnehmung und Spiegel ihrer selbst sein kann. Das braucht Empfindsamkeit, weshalb dieses Leibesglied auch Empfindungsleib heißt. Rudolf Steiner benutzte überwiegend einen alten Begriff, den des Astralleibs, und meinte damit die innige Verbundenheit von Leib und Seele als Empfindungsleib und Empfindungsseele. Diese sind lebenslang eine Einheit, die sich rhythmisch nähert und wieder entfernt, wie wir es vom Meer als Brandung oder auch Flut und Ebbe kennen. Im Menschen nennen wir dieses An- und Abfluten »Atmung«, die den ganzen Leib erfasst, nicht nur die Lungen. Das lässt erkennen, dass die in den Jahren 2020/2021 die Menschheit beutelnde Pandemie mit dem Coronavirus SARS-CoV-2 nicht eine Erkrankung der Lungen ist, sondern die menschliche Atmung ergriff, um damit weit über die Lungen hinaus alle Organe zu erreichen. Der wichtigste Ort unserer Gesundungskräfte wurde auf diese Weise angegriffen.

Ist die Substanz des Ich-Leibs Wärme, so die des Seelen- oder Empfindungsleibs das Licht. Nicht als reines Licht, wie wir es vielleicht von der Venus am Nachthimmel wahrnehmen, sondern in seiner Farbigkeit. Rudolf Steiner sprach auch von einer Luftorganisation. Das meint, dass der Begriff »Luft« vermitteln soll, von welcher feinsten Substanzialität dieser Leib ist, eher noch im Sinne edler Gase wie Wasserstoff oder Helium.[141] Er berührte mit dem Begriff auch die Lehre der vier Elemente von Feuer (Wärme), Luft, Wasser und Erde. Doch auch diese Begriffe standen nie für Materialität, sie drücken geistig-seelische Elemente aus, übersetzt in Begriffe aus der sinnlich erfahrbaren Welt.

Licht als Substanz des Seelenleibs

Der Empfindungsleib ist ein ganz »farbiger«, und die Farbigkeit entspricht den Seelentätigkeiten, die wir heute Emotionen nennen. Es mag allgemein zugänglich sein, dass Zorn sich mit Rot verbindet und nicht mit Grün, mit dem wir Hoffnung assoziieren, oder dass Schwarz mit Trauer, Gelb mit Neid korreliert. Die Emotionalität »färbt« unsere Organe, gibt dem ganzen Organismus seine differenzierte Farbigkeit. Und damit auch einen Aspekt seiner Schönheit. Denn der Leib ist schön, auch ohne die Eingriffe einer kosmetischen Chirurgie. Ist es nicht treffend, dass im klassischen Griechentum dieser Empfindungsleib Ästhetikon hieß? Er ist Träger unserer Immunität und der hormonal-endokrinen Systeme. Die Botenstoffe des Immunsystems ebenso wie die Hormone der Schilddrüse, Nebennieren oder das Insulin der Bauchspeicheldrüse, alle sind feinstofflicher Natur, hochwirksam im millionstel oder milliardstel Grammbereich. Auch die Feinheiten von Aromen gehören zu dieser Welt. So hat jeder Mensch seinen ganz eigenen Geruch, haben die Ausscheidungen charakteristische Düfte, die frühere Ärzte auch diagnostisch nutzten.

Emotionalität

Das führt uns zu dem leiblichen Ort, dem dieses aus der Seele stammende Licht zuströmt. Es sind – das mag durchaus überraschen – unsere Nieren, die wir auch als Nierensystem bezeichnen können, weil Harnleiter und Harnblase ebenso dazugehören wie die ihnen kappenartig aufsitzenden Nebennieren. Es gibt ein Hormon, das von der Niere gebildet wird und unmittelbar mit der angesprochenen Farbigkeit zusammenhängt. Es wird Erythropoetin genannt und stimuliert die Bildung der roten Blutkörperchen (Erythrozyten). Deren roter Farbstoff Hämoglobin gibt nicht nur dem Blut das Rot, sondern allen Schleimhäuten und der Haut. An ihr bildet es das Inkarnat, diese besondere Farbe des menschlichen Antlitzes, von dem es immer heißt, kein Maler könne es wirklichkeitsgemäß malen – was weniger am Maler oder an der Farbe an sich liegt als vielmehr daran, dass sie anders als auf dem Gemälde im Leben

Nieren als leiblicher Ort für das Seelenlicht

ständig wechselt, intensiver wird, wieder abblasst. In der Schamesröte und der Furchtblässe haben wir extreme Ausschläge.

Und es gibt noch einen Bezug zur Farbigkeit des Empfindungsleibes und der Nieren: Bei schweren, chronischen Nierenkrankheiten sehen die Menschen ganz fahl, richtig grau aus. Auch das erkannte früher der geübte Arzt und war schon auf dem Weg zur Diagnose. Grau ist aber keine Farbe, es bezeichnet den Zustand der Farblosigkeit. In der Natur entspricht das der Dämmerung, ehe es dunkel wird und keine Farben mehr zu sehen sind.

Lichtäther

Die Nieren nehmen das Seelenlicht auf und verwandeln es in ein Licht, für das Rudolf Steiner den Begriff »Lichtäther« verwendet hat. Er ist nun ein lebendiges Licht, das den ganzen Organismus durchleuchtet. Ein großartiges Bild: Von beiden Nieren strahlt fächerförmig originäres »Menschenlicht« bis in jeden noch so versteckten Winkel des Leibes und färbt ihn. Zugleich erleuchtet es ihn, auf dass das Ich vermittels des Herzens den ganzen Leib wahrnimmt und bis in die einzelne Zelle erreicht, sie und alle Gewebe Ichprägend. Daher auch diese so individuelle Leibstruktur, die der an sich dafür blinden naturwissenschaftlichen Medizin durch die Transplantationschirurgie hätte sichtbar werden können. Lichtäther ist ein kreatives Element, alles Schöpferische im Organismus verbindet sich mit ihm.

Ein besonderer Lichtort ist das Auge, nicht nur wegen der farbigen Regenbogenhaut, sondern durch den Blick. In welche Tiefen lässt er uns den anderen erleben, wie kann er hell strahlen oder sich dunkelnd verbergen. Ist es nicht sprechend, dass in der Filmwelt Gangster gerne durch sehr dunkle Sonnenbrillen charakterisiert werden? Weil sie wissen, dass ihr Blick ihre bösen Absichten verrät? Wie konnte es modern und schick werden, auch ohne strahlende Sonne eine dunkle Brille zu tragen, auch wenn man kein Gangster ist?

Licht und Finsternis

Licht existiert nie ohne Finsternis, sie sind Geschwister. In der Schöpfung schied der Schöpfer das Licht von der Finsternis (1. Moses 1,3–5). Seit der Zeitenwende will das Licht die Finsternis wieder durchdringen, sich ihr verbinden, wie es im Prolog des Johannes-Evangeliums heißt: »Und das Licht schien in die Finsternis, doch die Finsternis hat es nicht ergriffen« (Johannes 1,5). Sie ist noch nicht zur neuen Vereinigung bereit.

Finsternis ist der Ursprung aller Schwere, wie das Licht alles leicht macht. Organische Träger dieser Finsterniskräfte im Menschen sind die Nebennieren, am stärksten repräsentiert durch das Hormon Kortisol oder Kortison. Es ist mit Zucker verbunden (Glukokortikoide), was seine Beziehung zum Ich zeigt. Es macht uns intensiv zum Erdenmenschen, mineralisiert den Leib und gibt ihm die nötige Schwere. So wie das Licht zu den Nieren, gehört die Finsternis zu den Nebennieren. Beide bilden eine organische Einheit.

Können wir den Lichtorganismus und seinen leiblich-seelischen Träger, den Empfindungsleib, ebenso pflegen, wie es für den Wärmeorganismus dargestellt wurde? Wieder gilt als erster Schritt, ihn und alle seine Bedingungen zu kennen.

Bewegung

Ein erstes Element, auf das wir stoßen, ist die Bewegung. Sie ist aller Luft eigen, doch auch dem Licht, man denke an die physikalische Vorstellung von Lichtgeschwindigkeit. Wenn es hieß, alle auch leibliche Bewegung stamme aus der Seele, so finden wir darin den Zusammenhang. Begriffe wie Gedankenfluss, Sturm der Gefühle oder Willensstau deuten auf die Verbindung von Seele und Licht bzw. Bewegung. Der Mensch ist immer in Bewegung, auch im Schlaf, auch wenn er glaubt, zu ruhen. Weder Magen noch Darm dürfen bewegungslos werden, das würde schnell ein hochakutes Kranksein bedeuten. Ein Herz schlägt immer, das Blut strömt ununterbrochen. Die scheinbar so ruhigen Organe Leber oder Nieren sind durchzogen von Säfteströmen. Alles Leben ist Bewegung, Stillstand ist Tod. Den ganz und gar bewegungslosen Menschen finden wir nur als Leichnam.

Auch bei diesem Gedanken wird bemerkbar: Ist es nicht ein eigenartiger Zusammenhang, dass die moderne Medizin ihre Wissenschaftlichkeit als Naturwissenschaft ganz durch das Studium des Leichnams, der »Pathologischen Anatomie« des berühmten Rudolf Virchow in Berlin, entwickelte? Und deshalb bis heute vom lebendigen und empfindenden Menschen wenig weiß?

Die Pflege des Empfindungsleibs heißt zunächst also Bewegung. Bewegung von Seele und Leib. Hier schauen wir auf ihren leiblichen Aspekt. Und darüber ließen sich viele Bücher schreiben, sind auch geschrieben worden. Aus dieser Erkenntnis entstand die moderne Sportbewegung. Bei Turnvater Jahn hießen sie noch Leibesübungen! Er konnte nicht ahnen, wie der Sport kommerzialisiert und auch zu einem Zwang wurde. Denn viele sportliche Übungen haben einen zwanghaften Charakter bekommen, für mich beispielsweise das aus den USA stammende Jogging-Programm mit Puls- und Zeitkontrolle, oder die im Jargon »Muckibuden« genannten Fitnesscenter, die allerdings keineswegs nur negativ gesehen werden können. Leibesübungen sind etwas anderes als Leibestraining zur Leistungssteigerung. Das führt zum Leistungssportler, was zum Beruf werden kann und dessen Wettkämpfe Millionen von Menschen im Fernsehen mitverfolgen. Zur Pflege des Leibes und

Leibesübungen und Leistungssport

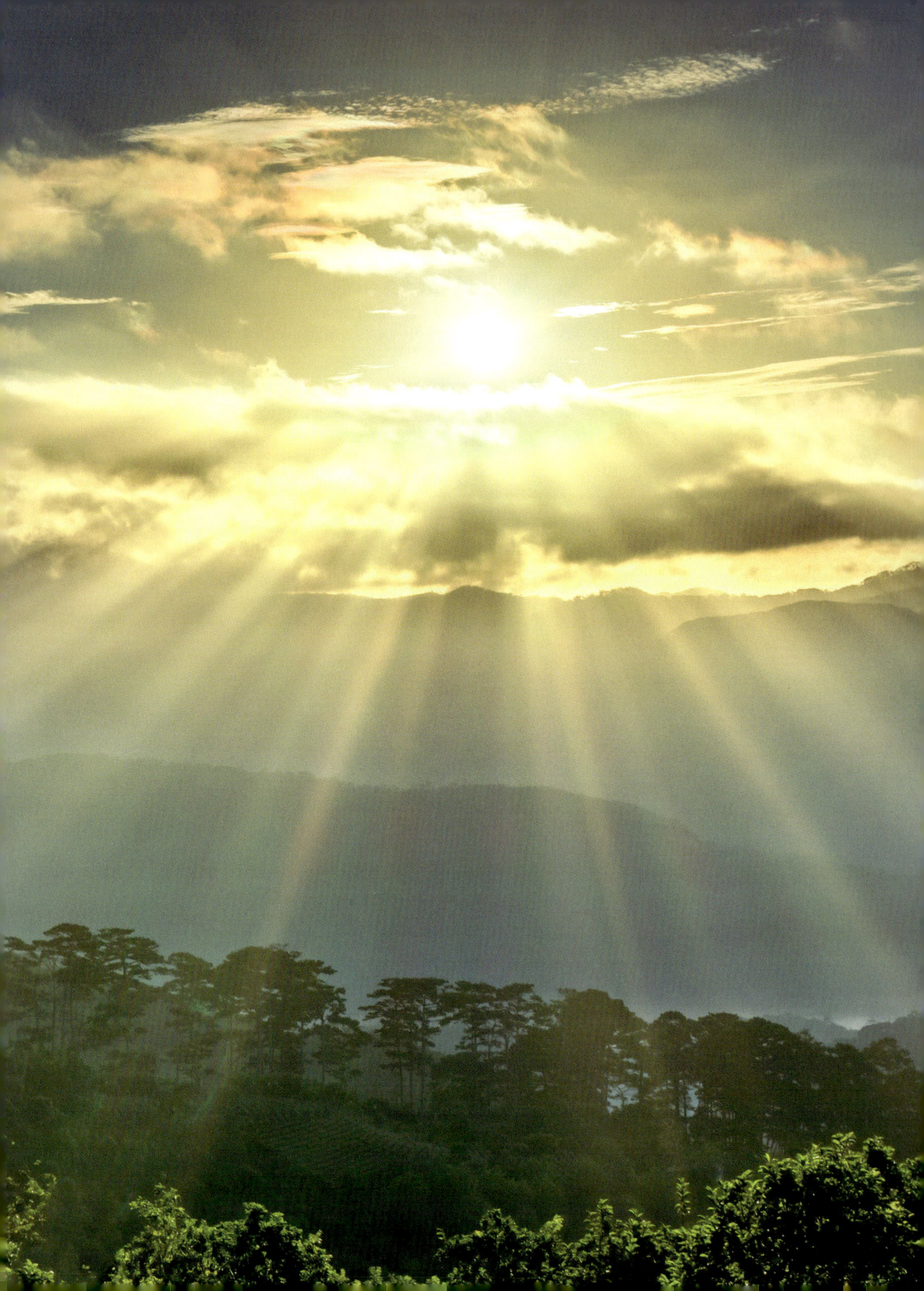

seiner Bewegungslust ist Leistungssport nicht geeignet, was sich auch in den vielfachen Manipulationen zeigt, die wir Doping nennen, und ebenso in der immer offensichtlicheren Verletzungsanfälligkeit.

die Beweglichkeit stärken

Leibesübung soll den Leib pflegen, ihn in seiner Beweglichkeit stärken, die Bewegungen fließend halten. Dazu müssen sich mit den Bewegungen Freude und Spaß verbinden, und es muss auch ein rechtes Maß beachtet werden. Als Beispiele solcher Bewegungen seien verschiedene Formen von Gymnastik genannt (Feldenkrais, Yoga, Pilates), Schwimmen und der ganz normale Spaziergang oder auch aller Freizeitsport. Eine besondere, ganz dem Leib abgelauschte Bewegungsform schuf Rudolf Steiner mit der Eurythmie. Abgesehen davon kann auch die Ernährung die Bewegung des Leibes anregen, beginnend beim Kauen, Schlucken, den walkenden Bewegungen des Magens, dem Säftestrom.

Diese vielen Formen bewusster Bewegung sollten zu einem festen Bestandteil des alltäglichen Lebens werden, vor allem für die Menschen, die das moderne Berufsleben zum Sitzen zwingt oder die sich bewegen lassen im »Auto-mobil« (Selbstbeweger), im Flugzeug, mit der Eisenbahn. Wie anders ist dagegen das Fahrradfahren, in der Kindheit das Fahren mit dem Tretroller (der heute als E-Roller missbraucht wird).

Begegnung mit dem Licht in der Natur

Und wie kann unsere Verbindung zum Licht aktiv gepflegt werden? Das ist nicht so offenkundig wie bei der Bewegung. Intensiv begegnen wir dem Licht in der Natur, nicht nur äußerlich, indem wir in die Natur gehen, sondern innerlich, indem wir sie wahrnehmen. Die Pflanzen sind aus dem Licht gebildet, das Blattgrün in der Photosynthese, die herrliche Farbigkeit ihrer Blüten und deren Duft (Aroma!) sind Geschöpfe des Lichts. Die Menschen haben heute einen instinktiven Lichthunger, streben in licht- und sonnenscheinreiche Regionen. Und lassen dann die Haut bräunen als scheinbaren Ausdruck starken Gesundseins. Das dazu notwendige ultraviolette Licht ist jedoch außerhalb des Farbspektrums des Regenbogens, in welchem unser Empfindungsleib lebt.

Obwohl viele Menschen »in die Sonne« reisen, finden wir heute erstaunlich niedrige Vitamin-D-Spiegel. Vitamin D ist ein Lichtstoff, den wir selber in der Begegnung mit dem Licht der Welt in uns erzeugen, so wie die Eiweiße der Organe in der Begegnung mit dem Nahrungseiweiß. Dem Licht sollen wir jedoch mit unserer Empfindung begegnen, damit es die eigene Lichtbildung anregt. Dazu brauchen wir Freude, Staunen, Ehrfurcht oder auch Dankbarkeit, wie es sich an den Wundern der Natur leicht ausbilden lässt.

Licht können wir auch in unserer Seele erleben. Dort ist es beispielsweise Positivität. Eine täglich geübte Positivität gegenüber den Ereignissen der Welt pflegt und stärkt unseren Empfindungsleib. Viele Leserinnen und Leser werden mir zustimmen, dass die meisten Medien davon allerdings wenig vermitteln.

Positivität

Ein modernes Problem ist das elektronische Licht der Bildschirme. Sein Spektrum ist so auf Blautöne hin eingeschränkt, dass es der inneren Lichtbildung schadet, sie sogar verunreinigt. Wenn man das ernst nimmt, wird man begreifen, warum immer mehr psychische Störungen Ursache für den Arbeitsausfall vieler Menschen sind.

Ein letztes Beispiel für unseren Umgang mit dem Licht: das Denken. Im Allgemeinen überlassen sich heute die meisten Menschen einem Denken, das passiv in ihnen existiert und in einem nur durch den Schlaf unterbrochenen Strom durch sie hindurchzieht. Eine einfache Übung kann das bewusst machen: Versuchen Sie einmal, das Denken für eine kurze Zeit ganz anzuhalten oder zum Schweigen zu bringen, so wie wir es mit dem Atem können, zum Beispiel wenn wir im Wasser tauchen wollen. Jeder, der hier nicht schon geübt hat, wird erleben, dass es ihm kaum gelingt, auch nur eine Minute nicht zu denken!

aktives logisches Denken

Wir können aber auch aktiv denken, nur das, was wir wollen, sodass ein Gedanke mit Konsequenz dem vorausgegangenen folgt. Wir nennen es dann logisches Denken. Und dieses stützt sich auf das Licht, leiblich gesprochen auf den Lichtäther. Er ist die lebendige Substanz des Denkens, das dadurch eine Klarheit gewinnt, wie ich sie im Licht des Planeten Venus schon einmal angesprochen habe (siehe Seite 229). Das Licht im Denken »klärt«. Ich möchte hier Worte Rudolf Steiners aus seinem *Anthroposophischen Seelenkalender* einfügen, die das Gesagte so wunderbar stärken.[142]

> Ich fühle Wesen meines Wesens:
> So spricht Empfindung,
> die in der sonnerhellten Welt
> mit Lichtesfluten sich vereint;
> sie will dem Denken
> zur Klarheit Wärme schenken
> und Mensch und Welt
> in Einheit fest verbinden.

Kommen wir zu dem Organ, das leiblich diesen ganzen Geschehnissen die Grundlage gibt: den Nieren oder eben der Niere, wenn dieser Ausdruck das ganze Nierensystem umfasst. In der Physiologie der modernen Medizin finden wir sowohl die Verbindung zum Licht und seiner Farbigkeit im Erythropoetin als auch die Klarheit des Lichtes. Denn die Niere ist ein das Blut »klärendes« Organ. Früher nannte man diese Funktion Entgiftung, doch die Sprache der Medizin ist immer abstrakt-theoretischer geworden und mag solche anschaulichen Begriffe nicht. Dabei führt eine tiefgreifende Störung dieser Funktion tatsächlich zu einer schweren, lebensbedrohlichen Vergiftung, die Urämie heißt. Sie fordert heute die Anwendung einer Dialyse oder gar – wenn durch schwere Schädigung beider Nieren irreversibel – eine Organtransplantation.

die Niere »klärt« das Blut

Diese klärende Funktion der Nieren erfolgt als Filtration in winzigen Gefäßschleifen, die Glomerula heißen. Sie trennen Gutes von Schlechtem im Blut und scheiden Letzteres als Harn oder Urin aus. Das Gute (= Nützliche) verbleibt im Blut. Aus dem die Nieren durchströmenden Blut werden im Laufe von 24 Stunden mehr als 100 Liter Harn gebildet. Er wird Primärharn genannt, denn in den Schlauchsystemen, die ihn nun aufnehmen, den Tubuli, wird noch einmal genau hingeschaut, was vielleicht an Brauchbarem, vor allem an Mineralien, noch enthalten ist. Dieses wird dann dem Blut zusammen mit der Flüssigkeit wieder zurückgegeben. Der Vorgang wird Rückresorption genannt, was nicht ganz exakt ist, denn die Aktivität geht von den Nieren, nicht vom Blut aus. Der auszuscheidende Teil, der Sekundärharn, beträgt dann nur noch 1 bis 1,5 Liter pro 24 Stunden. Welche großartige Leistung, und das Tag für Tag.

reichliches Trinken

Unsere Nieren können wir unterstützen durch reichliches Trinken. Je nach Konstitution und Alter beträgt die gesunde Trinkmenge etwa 2 Liter pro Tag, die am besten von morgens bis abends 20 Uhr getrunken wird. In der Nacht brauchen die Nieren keine entsprechende Unterstützung.

achtsames Trinken

Pflege der Nieren bedeutet auch Achtsamkeit, was ich trinke. Im Alter sollten die Getränke vorwiegend warm sein, 30 bis 40 °C, und sie sollten kontinuierlich schluckweise getrunken werden, mit immer wieder zwischengeschobenen Pausen. Das Pflegende kann unterstützt werden durch Pflanzen, die dann meist Kräuter heißen. Im Alter sollten weniger Mischungen vieler solcher Kräuter gewählt werden, sondern besser immer nur eines. Geeignet ist beispielsweise das *Goldrutenkraut* oder auch das *Orthosiphonkraut*, das keine europäische Pflanze ist, es stammt vom australischen Kontinent. Eine ganz besondere Beziehung hat der *Schachtelhalm (Equisetum arvense)* zur Niere, worauf ich noch eingehen werde (siehe die folgende Seite).

So ungewohnt der Gedanke auch ist: Klares (logisches) und positives Denken pflegt die Nieren, denn es stärkt den Lichtäther und seine Funktion. Hier ein Übender zu werden bringt dem eigenen Leben viel Kraft, eben auch Lebensklarheit, dient aber auch den Nieren. Und da stoßen wir auf eine Substanz, die hier grundlegend hilft: der *Kiesel* oder auch *Quarz*.

Kiesel, Quarz

Im Bergkristall wird neben der Formkraft die Klarheit unmittelbar anschaulich. Steiner nennt ihn geistdurchlässig.[143] Kiesel ist deshalb für das Ich eine Substanz, die ihm als rein geistigem Wesen das Betreten der Erde und ihrer Gesetzmäßigkeiten ermöglicht. Deshalb ist der ganze Organismus von einer Kieselorganisation durchzogen, die in erster Linie aller Wahrnehmungstätigkeit dient. Es sind besonders die bindegewebigen Organstrukturen, in denen wir den Kiesel finden, stofflich oder auch nur prozessual. Und die Kieselpflanze schlechthin ist der *Schachtelhalm*. Als Tee ist er allerdings schwierig zu verwenden, wenn der Kiesel wirklich wirksam werden soll. Dazu müsste man das Kraut stundenlang kochen, da reicht ein Aufguss nicht aus. Dennoch hat die »normale« Rezeptur eines Schachtelhalmtees durchaus einen Sinn, weil die Pflanze als solche in sich eine Kieselorganisation und ein »Kieselgedächtnis« hat, die sie weitergeben kann.

Schachtelhalm

Will man die »Kieselpflege« jedoch intensivieren, kann zum Arzneimittel gegriffen werden. Da gibt es viele Siliceapräparate, auch als Schüsslersalz. Einmalig ist jedoch *Equisetum Silicea cultum* aus der anthroposophisch orientierten Pharmazie (Weleda). In seiner nicht alkoholischen, rhythmisierten Form (Rh) kann es ähnlich wie der Weißdorn für das Herz Pflegemittel für die Niere sein, in Abständen genommen, 1- bis 2-mal täglich 10 Tropfen *Equisetum arvense Silicea cultum Rh D3* über vier Wochen.

Lebensleib

In einer Ganzheit ist eigentlich kein Teil wichtiger als ein anderer. Ein fehlendes kleines Rädchen kann einen großen Mechanismus außer Betrieb setzen. Unser Leib ist ein Ganzes, auch wenn er vielfach gegliedert ist. Und jedes Glied ist wichtig und unverzichtbar. Dennoch will ich sagen, dass die Pflege des Lebensleibs von besonderer Bedeutung ist. Denn er ist Träger unserer leiblichen Gesundheit. Die ja nicht ist, sondern immer neu hergestellt wird. Ständig droht in dem großen Organismus etwas außer Tritt zu geraten, einseitig dominant zu werden oder zu schwach. Es geschehen Vorgänge an falschen Orten oder zu falscher Zeit. Die Lebensorganisation nimmt das wahr

Träger der leiblichen Gesundheit

und gleicht es immer wieder aus – solange sie dazu die Kräfte hat und wir sie nicht überfordern. Der Lebens- oder Ätherleib hat viel Kraft, er ist stark, und er arbeitet gerne. »Nun ist das Wesen des Ätherleibes das des Tätigseins, des Hervorbringens, des Wachstumförderns.«[144] Dieser Satz Rudolf Steiners nennt Tätigsein als wesentlich für die Lebensvorgänge. Das wirft ein Licht auf den tiefen Sinn von Arbeit. Ich muss sagen: »sinnvolle Arbeit«.

Wesen des Tätigseins

Der Lebensleib steckt voller Baupläne und Kreativität. Er ist schöpferisch tätig, und wenn er das nicht mehr sein kann, sprechen wir von Erschöpfung. Unermüdlich baut er die Organe auf und lässt sich davon auch nicht abbringen, wenn andere Kräfte, vor allem das Bewusstsein, sie wieder abbauen. Sein Wesen ist strömend, alles wird in Fluss gehalten, nirgends soll Stillstand sein. Das verbindet ihn mit dem Wasser als dem ihm zugehörigen Element. Es ist Lebenswasser, welches kein H_2O und auch keinen physikalischen Gesetzen unterworfen ist. Im Organismus finden wir dafür den Begriff der Säfte, die in Vielzahl alles durchströmen. Jedes Gewebe ist durchsaftet, mal mehr messbar, mal weniger, auch der Knochen, am wenigsten der Zahnschmelz. Dieses Wasser kann auch im Munde zusammenlaufen, wenn wir Appetit haben. Der damit gemeinte Speichel ist ein ganz wichtiger Lebenssaft, es ist ein Unding, ihn dauernd auszuspucken, wie es heute vielfach geschieht. Es erstaunt immer wieder, wie hoch der Anteil an Flüssigkeiten am Gesamtgewicht des Leibes ist, mindestens 80 %. Dieser Wasser genannte Anteil ist Träger des Lebens. Das Leben selber ist nicht sichtbar, auch nicht mess- oder wägbar. Es ist ein Kräftespiel, das zentrifugal wirkt, sich ausbreitend und zur Kugelform tendierend. Dass es leiblich eingefangen wird, liegt am physischen Leib, der dem Lebensleib Grenze und Form gibt. So bilden sie auch eine lebenslange Gemeinschaft, die erst der Tod löst.

Wasser als zugehöriges Element

Das Hauptorgan aller Lebenskräfte und damit das »Herz« des Lebensleibs ist die Leber. Das wird nicht so überraschen wie zuvor die Nieren für den Astralleib. Schon ihr Name im Deutschen kommt dem Leben ganz nahe, auch im Englischen: »life« und »liver«. Sie ist ein fast flüssiges Organ, von einer feinen und durchsichtigen Kapsel ganz fest in ihrer Form gehalten. Sie ist auch ein massiges Organ, etwa eineinhalb Kilogramm schwer. Und sie hängt sich mit zwei schmalen Bändern an der Unterseite des Zwerchfells auf, ständig dessen von der Atmung bestimmten Bewegungen folgend. Wir merken das überhaupt nicht. Würde ich an ihrer Stelle ein gleich schweres Eisengewicht aufhängen, könnte der Mensch das nicht aushalten. Das lässt erleben, wie die Leber Leichte vermittelt, anders als die Niere und ihr Licht. Diese leichtet in

Leber als Hauptorgan aller Lebenskräfte

die Seele, die Leber leichtet den Leib. Wer macht sich schon das tägliche Wunder klar, dass wir Menschen einen Leib von 60, 70, 80 Kilogramm oder mehr bewegen, Treppen steigen, Berge erklimmen, ohne diese Last oder Schwere normalerweise zu empfinden. Man denke doch nur einmal an das Gewicht eines Gepäckstücks von 20 Kilogramm, wie es gewöhnlich als Fluggepäck aufgegeben wird. Und dann drei oder vier auf einmal davon!

Aufheben der Schwere

Das Aufheben der Schwere ist die Kraft des Lebenswassers, das seinen Quell in der Leber hat. Der Arzt wusste früher, dass für den chronisch Leberkranken ein Symptom sehr typisch ist: Er fühlt sich leiblich schwer, jede Bewegung ist mühevoll. Wir nannten das Lehmigkeit, weil das Wandern durch feuchten Lehm und sein Haften an den Schuhsohlen ein ähnliches Gefühl auslöst. Das Weltenleben, das unsere gesamte Schöpfung durchströmt und eine geistige Kraft ist, wird von der Leber aufgegriffen und in einen chemischen Äther oder Klangäther transformiert. Er ist das Lebenselement des ganzen Organismus. Er ist der große Chemiker in uns, er wandelt die Stoffe, baut sie auf und wieder ab, nimmt den Nahrungsstoffen ihr Leben (»tötet sie«) und entfacht damit das Leben in uns als spezifisch menschliches Leben. Dafür existiert seit langen Zeiten der Begriff Stoffwechsel, der wörtlich genommen werden sollte.

chemischer Äther

Es ist trotz aller wissenschaftlichen Kenntnis der unzähligen Stoffwechselprozesse unvorstellbar, was dieser chemische Äther in uns alles bewirkt. Seiner Kreativität sind keine Grenzen gesetzt, und er scheint unermüdbar zu sein. Ein Ausdruck dafür ist die Regenerationsfähigkeit. Es ist beispielsweise unfassbar und staunenswert, dass bei einem über 70-jährigen Menschen, dem ein Drittel seiner Leber wegen eines Tumors operativ entfernt wurde, nach einem Jahr bei einer Ultraschalluntersuchung nachgewiesen wurde, dass die Leber fast wieder ihre vorige Größe hatte. Was auch im Zusammenhang mit einer Therapie gesehen werden konnte, die diese Regeneration unterstützte.

Regenerationsfähigkeit

Dieser Äther ist ein doppelter, denn er ist chemischer und Klangäther. Er bringt die Organe zum »Klingen« und schließt sie an die Weltenharmonie oder auch Sphärenklänge an. Es muss dann nicht wundern, welche harmonische Architektur die Grundstruktur der Leber, das Leberläppchen, hat. Aus diesem Klingen entsteht auch die Sprache, der Sprachstrom. Eine gesunde Sprache ist flüssig, fließend. Wie oft erlebt man heute Menschen, die eine eher stockende, zerhackte Sprechweise haben, was selbst professionelle Sprecher betreffen kann, weil sie – übrigens ähnlich wie Universitätslehrer – vorlesen, ob vom Prompter oder vom Blatt. Wie oft habe ich erlebt, dass der Sprechfluss ein Gestammel wurde, weil eine Seite vertauscht war, die Reihenfolge der Diapositive nicht stimmte (was heute bei modernen PowerPoint-Präsentationen wohl seltener erfolgt). Es muss noch entdeckt werden, dass in unserem Leib wichtige Funktionen musikalisch geordnet sind – wie zum Beispiel das Immunsystem –, dass die Leber ein ganz musikalisches Organ ist. Davon spricht Eichendorff in seinem Gedicht *Wünschelrute:*[145]

musikalische Ordnung

> Schläft ein Lied in allen Dingen,
> die da träumen fort und fort,
> und die Welt hebt an zu singen,
> triffst du nur das Zauberwort.

Wir treffen auf Wesen, die dem Wasser Leben geben, die ein träumendes Bewusstsein haben, von denen frühere Zeiten erlebten, dass sie bezaubernd sangen und den Menschen damit zu sich lockten. Man nannte diese Wasserwesen Undinen oder auch Nixen, als männliche Wesen Nöcks. Der Klangäther ermöglicht den Organen auch, sich untereinander »sprachlich« zu verständigen. Es ist eine Realität, kein kindliches Märchendenken, dass sich Nieren und Leber verständigen, in welcher Menge das Abbauprodukt des Eiweißstoffwechsels, der Harnstoff, von der Leber zubereitet dann von der Niere ausgeschieden werden kann. Die Niere sagt es der Leber, wenn sie sich überfordert fühlt, und eine gesunde Leber reagiert darauf. Das Herz spricht am wenigsten, doch es hört und lauscht am intensivsten, was die anderen Organe sprechen. Um dann, wenn nötig, helfend und vermittelnd einzugreifen. Das ist Leben, kein Automatismus.

Verständigung der Organe untereinander

Die Leber hat eine besondere Nähe zum Ich. Sie ist ja auch fast Blut. In ihr wurzelt die Selbstbewusstseinsseele, die dem Ich die Grundlage gibt, sich selbst wahrzunehmen und zu erleben. Das Ich erlebt sich an der Leber existenziell, es kann sich sagen: »Ich bin!« Das zeigt sich leiblich in der Besonderheit, dass die Leber ein eigenes Immunsystem hat, das vom übrigen unabhängig ist. Das Leberimmunsystem wird auf der zellulären Ebene von sogenannten Kupffer'schen Sternzellen gebildet, wobei von Kupffer der Name des Entdeckers dieser Zellen ist. Es sind mikroskopisch zauberhaft anzuschauende eisenverbundene, sternförmige Zellen, die zu den Makrophagen gehören, das heißt bestimmte Strukturen verdauen können, und so die natürliche oder angeborene Abwehrtätigkeit des Immunsystems erfüllen.

Nähe zum Ich

Gehen wir von der äußeren Anschauung weiter zu einer seelisch-geistigen, so erleben wir die Leber auch als das Organ, in dem der Christus, das Ich-Bin der Welt, in großer Nähe zu unserem Ich ist, und mit ihm sein Diener Michael, worauf die Eisenstruktur der Sternzellen aufmerksam macht. Das ist schon ein sehr besonderes Organ, diese Leber. Planetarisch wirken in ihr die Kräfte des Jupiter, des majestätischen Riesenplaneten unseres Weltensystems. Durch das der Leber innenliegende Gallensystem ist sie auch dem Mars verbunden. Über dieses bzw. durch die ausscheidende Funktion steht sie wiederum in einer Beziehung mit der Niere als Venusorgan. Ergeben sich da nicht großartige Bilder und Konstellationen?

Kräfte von Jupiter, Mars und Venus

Kommen wir nun zur Pflege des Lebensleibs und der Leber, wie schon für Ich- und Seelenleib. Das Leben unmittelbar können wir nicht pflegen! Es ist ein Geschenk kosmischer Kräfte in den ersten 28 Jahren des Lebens. Sonne, Mond, alle anderen Planeten schenken uns diese Lebenskräfte, zuletzt auch noch bestimmte Fixsternkonstellationen. Und wenn der Mensch dann 28 Jahre, also 4 x 7 Jahre alt wird, dann schließt sich der Himmel bildlich gesprochen, dann strömen uns keine neuen Kräfte mehr zu, wie Rudolf Steiner in Vorträgen für Ärzte und Seelsorger dargestellt hat.[146] Aristoteles sprach zu seinem Schüler Alexander (dem Großen) davon, dass der Mensch dann an den Kristallhimmel anstoße.[147] Von diesem Zeitpunkt an müssen wir aus den Kräften, die wir bis dahin aufgenommen haben, unsere eigene Erneuerung besorgen und sparsam mit ihnen haushalten. Nun überwiegen, wenn auch ganz zart, die Abbau-, ich kann auch sagen Todeskräfte. Doch wir gewinnen dadurch die Möglichkeit zur Freiheit und damit verbunden der eigenen Verantwortlichkeit.

Das erste und wohl wichtigste Element der Pflege des Lebensleibs heißt deshalb Sparsamkeit. Das mag eigenartig anmuten. Doch heißt Sparsamkeit nicht im heute üblichen und missverstandenen Sinne Sparen, sondern mit vorhandenen Ressourcen verantwortlich umzugehen. Jeder, der aufmerksam mit sich selbst ist, wird bemerken, dass man etwa ab dem 30. Lebensjahr nicht mehr so unbeschadet »die Nacht zum Tage machen kann«, dass Nachtdienste anstrengender werden, im Leistungssport erste Grenzen aufgezeigt werden. Bei vielen Männern kommt es nun rasch zum Haarausfall. Das Haar oder im Bilde das Fell waren immer Ausdruck von Lebenskräften, man denke an die Erzählung von Simson und Delila im Alten Testament (Richter 16,4–21). Man schaue auch auf den fellgewandeten Johannes den Täufer, der einen ganz besonderen Lebensleib hatte und mit diesem über seinen frühen Tod durch Herodes hinaus weiterwirken konnte.

mit Ressourcen sparsam umgehen

Der Lebensleib speist sich aus den drei anderen Leibesgliedern, weshalb deren Pflege auch ihm zugute kommt. Wir können uns – wie dargestellt – der Wärme und dem Licht verbinden, wir können außerdem aus uns selbst mit der planetarischen Welt kommunizieren. Ein Weg führt uns dazu in die Natur, zum Beispiel zu den Bäumen, die ganz besondere Kräfte der sieben Hauptplaneten vermitteln. Johannes Hemleben, Biologe und Priester der Christengemeinschaft, hat einen durch die Wochen führenden Kalender gestaltet, in dem die Bäume und ihre Planeten zu uns sprechen.[148] Es kann ein erkraftender Übungsweg sein, sich von diesen Sprüchen begleiten zu lassen. Gleiches gilt aus diesem Aspekt auch für den *Seelenkalender* Rudolf Steiners, der schon angesprochen wurde, nur dass er von Ostern zu Ostern durch die 52 Wochen des Jahres führt.[149] Beide sind Nahrung für den Lebensleib.

Verbindung mit Wärme, Licht und der planetarischen Welt

Ein zweites Element der Pflege des Lebensleibs nenne ich Kontinuität. Der Lebensleib existiert in seiner Kraft unendlicher Wiederholung, er wird nie müde, das Gleiche zu tun, es immer und immer wieder zu tun. Ein Bild dafür ist der Kreislauf, ein anderes die Schlange, die ihren Schwanz in ihr Maul nimmt. Nur hat jeder Kreislauf im Lebendigen eine Besonderheit gegenüber allen technischen Kreisläufen: Wenn er zu seinem Ausgangspunkt zurückkehrt, ist er ein anderer, hat sich verändert, ich kann auch sagen: Er ist neu. Das nannte Goethe in dem zitierten Gedicht vom Atemholen »erfrischt« (siehe Seite 123). Im Gesunden nutzt er sich nicht ab, im Gegensatz zur Maschine.

Kontinuität

Unser Organismus ist voller Kreisläufe, einen besonderen der Natur nennen wir Jahreslauf. Kontinuität in sein Leben zu tragen kann vielfältigst gestaltet werden, ist allerdings immer mit dem Willen verbunden. Ich nenne wenige Beispiele, ohne der individuellen Kreativität die Flügel stutzen zu wollen. Der christliche Mensch betet täglich das Vaterunser, wahrscheinlich immer zur gleichen Tageszeit. Es wird ihm nie langweilig, er sucht nicht nach Abwechslung durch andere Gebete. Der Meditierende tut Ähnliches, auch wenn bei ihm ein Wechsel der Inhalte schon eher erfolgt, doch kennt er auch Meditationen, die ihn lebenslang begleiten. Wann stehe ich auf, wann gehe ich zu Bett, wann nehme ich meine Mahlzeiten ein, solche alltäglichen Fragen (und getane Regelmäßigkeiten) können – richtig beantwortet – die Lebenskräfte ideal fördern. Dagegen werden sie durch Beliebigkeit und Langeweile geschwächt.

Verbindung zum Willen

Solche Übungen der Kontinuität gelten für das ganze Leben, vor allem ab dem angesprochenen 28. Lebensjahr. Sie sind jedoch für das Alter besonders wichtig, denn natürlicherweise ist der Vorrat, den wir uns geschaffen haben, kleiner geworden. Er sollte jedoch nie ganz verbraucht worden sein.

Der Wille wurde schon erwähnt. Er lebt auf den Wogen des Stoffwechsels, bleibt uns unbewusst, von ihm haben wir nur eine Vorstellung, die wir dann fälschlicherweise Willen nennen. Wer weiß denn schon, wie und wann Zucker in der Leber zubereitet wird, Harn in der Niere, Sauerstoff der Lungenatmung in alle Zellen getragen wird? Willensschulung ist Schulung der Lebenskräfte, das ist auch eine positive Seite des Sports, wenn er nicht extreme Bedingungen schafft.

Stärkung des Willens

Rudolf Steiner hat scheinbar sehr einfache Übungen zur Stärkung des Willens in einem ganz besonderen Vortrag dargestellt. Sie sind so, dass wirklich jeder sie praktizieren kann, wenn er nur will.

Übungen zur Stärkung des Willens

- Legen Sie einen bestimmten Gegenstand jeden Tag an einen anderen Ort und prägen Sie sich diesen Ort gut ein. Manchmal ist es gar nicht so einfach, am nächsten Tag tatsächlich noch zu wissen, wo sich dieser Gegenstand befindet. Sich darauf im Lauf der Zeit immer besser zu besinnen, stärkt über die Gedächtniskräfte auch den Lebensleib.
- Üben Sie, Ihre Schrift zu verändern, schreiben Sie immer wieder in einer anderen Schrift als der eigenen. Indem Sie sich nun mehr auf den Vorgang des Schreibens konzentrieren, verbinden Sie Ihren inneren Wesenskern mit der Tätigkeit. Auch das stärkt den Lebensleib.
- Gehen Sie immer wieder Abläufe in Ihren Gedanken rückwärts durch, in umgekehrter Reihenfolge, beispielsweise eine Geschichte, die Sie gerade gelesen haben.
- Führen Sie Handgriffe oder Tätigkeiten, die Sie normalerweise mit der rechten Hand ausüben, immer wieder auch mit der linken aus (umgekehrt bei Linkshändern).[150]

Leber als »starkes« Organ

Und die Leber selbst, wie kann ich sie pflegen? Es ist ähnlich wie beim Lebensleib. Sie ist so stark, ja robust, dass sie sich nicht so einfach schwächen lässt. Ohnehin ist sie ein etwas widersprüchliches Organ. Auf der einen Seite ist sie so selbstständig, dass sie eine Welt für sich bilden kann, bis hin zur Ausbildung eines eigenen Immunsystems. Auf der anderen Seite stellt sie sich ganz und gar in den Dienst des Gesamtorganismus, ja opfert sich für ihn, indem sie alle Stoffe, die über den Darm aus der Nahrung kommen, erst einmal aufnimmt, genau auf ihre Verträglichkeit oder Schädlichkeit prüft und möglichst nichts Schädliches weitergibt. Die Medizin nennt das abstrakt »first past effect«, in einer alten sozialen Form waren das die Vorschmecker oder Vorkoster an den Höfen oder Burgen, die Sorge dafür trugen, dass die Herrschaften keine Opfer von Vergiftungen wurden, und koste es das eigene Leben. Solch ein Vorkoster oder Vorschmecker ist auch die Leber, und sie bildet dafür ein ganz eigenes Gefäßsystem, das Pfortader heißt. Noch aufopferungsvoller verhält sich die Leber bei der Krebskrankheit, wenn sie im Blut sich verteilende Krebszellen aufnimmt, die in ihr dann zu Metastasen heranwachsen, aber andere Organe verschonen.

Alkohol

Und doch können wir sie unterstützen. Ihr feindlichstes Gift ist der Alkohol. Gerade an ihm kann die Robustheit der Leber erfahren werden. Denn es braucht größere, regelmäßige Mengen von Alkohol über viele Jahre, bis die Leber messbar geschädigt wird. Frühere elektronenmikroskopische Untersuchungen zeigten allerdings, dass auch kleine Mengen sie belasten, vor allem regelmäßig getrunken. Wir müssen lernen, mit alkoholischen Getränken achtsam umzugehen, sie wirklich zu genießen, was die Menge gleich beschränkt. Auch alkoholfreie Phasen einzuschieben, den Alkohol nicht zur Gewohnheit werden zu lassen, nicht jeden Tag zu trinken, hilft der Leber. Alkohol ist in der Leber ein großer Wärme- und Sauerstoffräuber, ein Egoist, der viel für sich in Anspruch nimmt, was die Leber für ihre Arbeit braucht. Im Alter darf man das etwas lockerer sehen. Das Glas Wein am Abend kann da nicht mehr schaden, doch gilt es auch dann, sein rechtes Maß zu kennen.

Überhaupt das Trinken: Es ist besonders die Leber, die eiskalte Getränke anwärmen muss, wozu sie ihre Wärme abgibt und dann für ihre Stoffwechseltätigkeit Mangel leidet. Die reine Trinkmenge ist für sie nicht so wichtig wie für die Nieren, sie hat »Saft« genug. Doch hat Rudolf Steiner darauf aufmerksam gemacht, dass die Qualität des Wassers für die Gesundheit der Leber besondere Bedeutung hat.[151] Und da sind wir schon bei der Ernährung. Die Leber ist das Zentralorgan des Schmeckens. Der Geschmack ist eng mit der Qualität verbunden. Wenn heute die Nahrungsmittel mit künstlichen Geschmacksverstärkern verfälscht werden, fühlt sich die Leber getäuscht. Sie erlebt Erdbeere im Joghurt, es ist aber nur ein chemischer Stoff, der so schmeckt. Das belastet sie. Der heutige Trend zu biologischen Produkten ist gut für die Leber und entlastet sie. Die Beimengungen von Antibiotika (zum Beispiel im Fleisch) bringen nicht nur das Problem der Multiresistenz von Bakterien mit sich, sondern stellen auch eine Kränkung für die Leber dar, denn sie muss als Erste damit umgehen. Je besser die Qualität der Nahrungsmittel, umso pflegender für die Leber. Und sie wünscht sich, dass wir uns die Zeit zum Essen nehmen,

Zentralorgan des Schmeckens

dass sie auch wirklich schmecken und genießen kann. So ist jedes hastige, jedes unaufmerksame Essen eine Belastung für die Leber. Sie liebt die Mittagspause, weil die Zeit zwischen ein und drei Uhr ihre Ruhe-, ich kann auch sagen Atempause ist. Hat sie bis dahin vor allem Abbau- und Entgiftungsarbeit geleistet, wendet sie sich nun dem Aufbau zu, sammelt noch einmal alle Kräfte, um den für jedes Organ richtigen Stoff vorzubereiten und auf den Weg zu schicken.

Mariendistel

Zum Schluss noch ein Blick auf ein oder sogar zwei Arzneien, die pflegend für die Leber sind. Das eine ist die *Mariendistel (Silybum marianum)*, die alle abbauend-entgiftenden Tätigkeiten der Leber unterstützt, sie manchmal auch ersetzen kann. Sie ist so stark, dass sie in einer besonderen Zubereitungsform als Infusion auf der Intensivstation die so gefürchtete, ohne Behandlung oft tödliche Knollenblätterpilzvergiftung unschädlich machen kann. Muss man die Leber in den geschilderten Weisen dauernd belasten, sind moderne Arzneimittel aus dem Extrakt der Mariendistel sehr hilfreich und sinnvoll in einer sporadischen Anwendung. Das kann auch Zeiten betreffen, in denen man moderne Arzneimittel mit starken Nebenwirkungen einnehmen muss. Viele Studien konnten nachweisen, wie hilfreich da die Mariendistel zum Schutz der Leber ist.

Hepatodoron®

Das zweite Arzneimittel geht auf Anregungen Rudolf Steiners zurück und heißt *Hepatodoron®* (Weleda). Es ist die stärkste Hilfe für alle Aufbauprozesse der Leber und besonders auf ihre Lebensseite gerichtet. Es enthält die Blätter zweier sehr verschiedener Pflanzen: der Weinrebe und der Walderdbeere. Ist es bei Ersterer die besondere Form der Zuckerbildung, so bei der Walderdbeere vor allem ein ganz feiner Eisenprozess, der sie für die Lebertätigkeit so hilfreich sein lässt. Hepatodoron® sollte nachmittags und abends genommen werden, weil es zur aufbauenden Tätigkeit der Leber gehört. Jeweils 2 Tabletten reichen, wobei ihre Wirksamkeit gefördert wird, wenn sie gut gelutscht werden. Der Geschmack ist anfangs ungewohnt, für viele Menschen nicht angenehm. Lutscht man jedoch weiter, kommt plötzlich eine ganz feine Süße zum Erleben, die für den Anfang entschädigt.[152]

Stoff- oder physischer Leib

Er ist das Leibesglied, das wir am besten zu kennen glauben. Wir können ihn sehen, anfassen, seine Länge und sein Gewicht messen, ja scheinbar auch fotografieren. Das alles stimmt – und ist dennoch eine Täuschung. Denn was wir als sichtbar und fassbar erleben, ist in Wirklichkeit ein Ergebnis des Zusammenwirkens der vier Leibesglieder und auch der Seele mit dem Ich.

physischer Leib als offenbares Geheimnis

Für den physischen Leib gilt eine besondere Formulierung Goethes: Er ist ein offenbares Geheimnis. Er offenbart sich im Sichtbaren, von unseren Sinnen wahrnehmbar und zu beurteilen, verbirgt aber sein eigentliches Sein. Das können wir am ehesten erfassen durch die Gestalt. Sie verändert sich zwar im Laufe des Lebens und hat dennoch ein Bleibendes, sodass wir einen Menschen wiedererkennen, auch wenn wir ihn viele Jahre nicht gesehen haben. Seine Stoffe von damals sind allerdings längst nicht mehr vorhanden, sie wurden im Laufe der Jahre alle, oft mehrfach, ausgetauscht. Es ist eine Illusion, dass der Schienbeinknochen noch derselbe sei, den ich vor zehn Jahren hatte. Seine Gestalt ist gleich geblieben, seine Stoffe vollständig ausgetauscht.

Physis ist nicht das Gleiche wie Materie

Die Realität des physischen Leibes ist ein gestaltbildendes Kräftesystem, das sich zur Erscheinung bringt, indem es Stoffe in sich gegliedert einlagert, sie allerdings ständig erneuert. Mal schneller, zum Beispiel in Blut oder Schleimhäuten, mal langsamer bei Nerven- und Knochengeweben. Wir müssen erkennen, dass Physis nicht das Gleiche wie Materie ist. Die Kraft der Physis ist gestaltbildend, auch formgebend, wie wir es in der mineralischen Welt kennen, beispielhaft in den Kristallformen.

Das hier Gesagte ist (noch) eine Unmöglichkeit für die Schulmedizin. Für sie ist der Körper Materie, er unterliegt den von ihr angewandten Naturwissenschaften wie Chemie und Physik. Doch ist sie gerade hier in der Vergangenheit stehen geblieben. Ein moderner Physiker sprach deshalb davon, dass die Medizin die Naturwissenschaft des 19. Jahrhunderts tradiere.[153] Rudolf Steiner beschrieb dagegen, was ich hier sagte: Der physische Leib ist ein Kraftleib, das Stoffliche unterliegt dem ständigen Verfall, würde verschwinden, wenn es nicht vom Lebensleib ständig neu geschaffen würde. Deshalb ist dem physischen Leib auch Sterben und Tod eigen. Wir erleben ihn in seiner äußeren Wirklichkeit nur als Leichnam, von dem sich Ich, Seele und die anderen Leibesglieder getrennt haben und ihre eigenen Wege gehen. Und der Leichnam zerfällt, wir sagen richtigerweise, er »verwest«, wird wieder ganz sein wirkliches Wesen, frei von aller Stoffeswelt. Das Skelett ist ein besonderer Ausdruck für diese stoffliche Prägung des physischen Leibes, weshalb es ein reales Bild ist, den Tod als Knochenmann zu sehen.

der vollkommenste unserer Leiber

Der physische Leib ist der vollkommenste unserer Leiber. Er wurde als erstes Glied in uralten Zeiten, die »Alter Saturn« genannt werden, veranlagt, er hat sich in vier großen Entwicklungsstufen vervollkommnet und mit den anderen Gliedern verbunden, zuletzt mit dem Ich-Leib. Er beginnt schrittweise seine Devolution, was nicht Degeneration bedeutet. Er wird sich mehr und mehr der Stofflichkeit entledigen und physisch-geistiger werden. Das ist sein »Altern«! Das ist zukunftsgerichtet. Und jedes Konservieren des physischen Leibes erschwert seine Entwicklung, denn Devolution ist auch Entwicklung, so wie die verwelkende Pflanze Keim oder Samen einer neuen bildet.

Ziel, physisch-geistiger zu werden

Die Devolution, heute als Niedergang erlebt, lässt sich auch mit den raffiniertesten Anti-Aging-Maßnahmen nicht verhindern, doch sie wird dadurch gestört und die Zukunftsbildung des Menschen erschwert.

Hatten wir Wärme, Licht und Wasser oder alles Flüssige als substanziell für die drei anderen Leibesglieder beschrieben, fordert uns auch hier der physische Leib. Denn seine Substanz ist die Finsternis. Als Element sprachen die Lehrer der vier Elemente von Erde.

Es stellt sich die Aufgabe, Finsternis nicht als etwas Unangenehmes, Negatives, Angsteinflößendes zu erleben oder zu denken. Finsternis ist das Geschwister von Licht, darauf wurde schon mit Blick auf die mosaische Schöpfungsgeschichte verwiesen. Ihre Elemente sind Schwere, Festigkeit, Dauer. Können wir als Menschen nicht dankbar sein, dass es die Schwerkraft gibt, die uns an oder auf der Erde hält? Als Kind hatte ich immer die Frage, warum die Menschen auf der anderen Seite der Erdkugel nicht alle hinunterfielen, wo sie sich doch kopfunter gegenüber der Erde befanden. Überlegen Sie einmal, wie es überhaupt möglich ist, die starke Drehbewegung der Erde auszuhalten, nicht ins All geschleudert zu werden. Die Finsternis und ihre Schwerkraft lassen uns fest auf der Erde stehen und ermöglichen es uns zugleich, uns auch zu bewegen. Und sie geben der Erde Dauer. Ein großartiges Bild ist die Bergwelt. Wie uralt erscheinen uns die Berge, wie fern aller Eile oder Hast. Und doch waren sie nicht immer so, sind in einer fernliegenden Vergangenheit entstanden, werden auch in fernen Zeiten wieder vergehen. Dauer ist nichts Absolutes, sie ist Element der Finsternis. Ebenso die Festigkeit, die Härte, für deren Besonderheit der Diamant steht, auch der Quarz. Ist es nicht unerlässlich für die menschliche Gestalt, ein so festes Knochengerüst zu haben, sehr harte Zähne? Könnten wir uns den Menschen in Quallen- oder Amöbenform vorstellen? Die er einst hatte, als die Erde noch keine Berge aufwies.

Finsternis positiv denken

Die menschliche Gestalt, der physische Leib bildet – so wie er heute ist – die Voraussetzung für unser Denken. »Der Menschenleib hat einen dem Denken entsprechenden Bau«, formulierte Rudolf Steiner.[154] Auch der physische Leib wird in ferner Zukunft andere Aufgaben bekommen, eine andere Konsistenz

Voraussetzung für unser Denken

und wandelbarere Gestalt. Finsternis bedeutet auch Dichte, eine Dichte, die den Menschen heute von der Wahrnehmung seelischer und geistiger Welten trennt. Auch das war einmal anders, wovon die Sagen- und Märchenwelt noch erzählt.

Lunge als Organ des physischen Leibes

Das Organ des physischen Leibes ist – einmal mehr überraschend – die Lunge, die wie die Niere ein Lungen*system* ist, denken wir das Bronchialsystem, aber auch Nase und Mundhöhle hinzu, die durch das Anwärmen der Atemluft funktionell wichtige Vorarbeit für die Lunge leisten.

Die physische Lunge wirkt nur lufterfüllt, von ihrer Natur her ist sie ein kleines, schrumpeliges »feuchtes« Organ. Ich habe von ihr immer das Bild von »Ferkel« und seinem geplatzten Luftballon aus dem Buch *Pu der Bär* gehabt. Widerfährt der Lunge das gleiche Geschick, nennen wir es Pneumothorax. Es ist der Lebensleib mit seinen saugenden Kräften, der im Raum zwischen Rippen- und Lungenfell einen Unterdruck erzeugt und so die Lungen weitet, ausgedehnt hält, damit sie ihre Funktion, den Lebensvorgang des Gasaustauschs, leisten kann. Die eigentliche Aufgabe der Lunge ist die Verdichtung, Verfestigung. Sie nutzt dazu die Kräfte der Finsternis. Eine für diese Verbindung typische Krankheit ist die Lungentuberkulose, eine Finsterniskrankheit.[155] Wie sprechend, dass die Tuberkelbakterien kein Licht vertragen, an ihm gehen sie zugrunde. Ich nannte sie immer »lichtscheues Gesindel«. Die Lunge soll die Finsternis für ihre Tätigkeit nutzen, die Finsternis darf aber die Lunge nicht ergreifen, sonst wird sie krank. Die Verdichtung gilt für die kosmische Ernährung und die zur Ich-Stufe erhobenen Nahrungsstoffe, um »Menschenstoff« entstehen zu lassen (siehe Seite 209). Sie gibt jedoch übergeordnet für alles die Festigkeiten im Organismus, besonders für das Bindegewebe und die Knochen. Wenn die Medizin solche Zusammenhänge einmal erkennen wird, werden die tieferen Ursachen von Bindegewebs- und Knochenerkrankungen, zum Beispiel der Osteoporose, deutlich werden. Den Quell der Finsternis finden wir in den Nebennieren, in ihrem Rindengewebe, wie es bei der Schilderung des Nierensystems bereits erwähnt wurde (siehe Seite 230 f.).

Aufgabe der Verdichtung

Lebensäther

Die Finsternis als seelisch-geistiges Prinzip findet ihre Transformation in den Leib durch eine vierte Ätherart, den Lebensäther. Er ist ebenso geheimnisvoll wie der physische Leib selbst und gehört zur Lunge wie der Lichtäther zur Niere. Er ist nur wenig substanziell, er ist fast geistig. In seiner gewaltigen Kraft kann er unheimlich sein. Denn es gehört schon einiges dazu, einen ganz weichen embryonalen Knochen so hart werden zu lassen, wie er beim Erwachsenen ist. Ein mythologisches Bild sehe ich in den Müttern, die Faust aufsuchen will und die tief in der Erde, in der Finsternis leben. Selbst Mephistopheles sind sie unheimlich, er will Faust von diesem Weg abhalten, weil der dort nur ein Nichts fände. Faust jedoch geht, weil er dort das All zu finden hofft.[156]

Ein Element des Lebensäthers ist der Druck, der dem Blutstrom eigen ist (Blutdruck), den wir auch seelisch erleben und der im positiven Sinne Antrieb bedeuten kann. Man stelle sich ein Leben ohne Druck vor, ohne Antrieb.

Und wie können wir nun diesen physischen Leib und die ihm verbundene Lunge pflegen? Jeder wird verstehen, dass hier Kosmetik nicht reicht. Wie pflege ich etwas, das zwar stofferfüllt, selber aber unstofflich ist? Wie gehe ich mit Finsternis in mir um? Da sind zunächst stoffliche Hilfen kaum zu denken.

Positivität

Als Erstes nenne ich deshalb Positivität! Gerade in unserer durchaus schwierigen Zeit ist es notwendig, den äußeren und inneren Blick auf das Gute, das Schöne, das Voranskommende zu richten, das heißt auch auf die Zukunft. Das bedeutet nicht, vor all dem Negativen, das in der Welt geschieht, die Augen zu verschließen. Aber das Negative darf das Leben nicht bestimmen, wie es das heute für viele Menschen tut. Es ist die Tragik moderner Medien, dem aus den USA stammenden Grundsatz »Good news are no news« zu folgen und das als kritischen Journalismus zu rechtfertigen. Wenn schon Angst in einer Bevölkerung herrscht, wird diese noch geschürt. Wirtschaftliche Desaster werden beschworen, wenn vorausgesagt wird, die Wirtschaft werde voraussichtlich um 2 % schrumpfen, manchmal sogar schon, wenn deren Wachstum (jährlich) nicht 5 %, sondern nur 1 bis 2 % beträgt. Jeder wird damit seine eigenen Erfahrungen gemacht haben. Für Mord und Totschlag ist immer Platz, aber kaum für gute Taten von Zeitgenossen. Umso mehr braucht es Menschen, die die Welt positiv sehen, ihre Fortschritte voraussehen, Fortschritte, die oft erst in unserem Bewusstsein auftreten und lange brauchen, bis sie realisiert werden.

Es ist ein geistiges und auch ein Lebensprinzip: Zerstören geht immer viel schneller als der Wiederaufbau. Das war in den Kriegen auf schreckliche Weise erlebbar. Doch wie hat sich beispielsweise Deutschland nach dem Zweiten Weltkrieg neu gestaltet, wie wurden seine Trümmerlandschaften abgetragen und neue Häuser gebaut. Wie großartig lässt sich Gleiches in der Natur erleben, wenn in jedem Herbst die Natur erstirbt, um sich im Frühling neu zu bilden, aufzuerstehen.

pflegende Wirkung auf den physischen Leib

Das Ungewohnte ist sicher, von einer solchen seelischen Kraft der Positivität eine pflegende Wirkung auf den physischen Leib zu erwarten. Doch ich bin überzeugt, dass sie so wirkt. Dahinter steht das Empfinden, dass Positivität sich aus der Verbindung mit Licht ergibt. Das Licht scheint in die Finsternis, das ist ein Geschehen, das begonnen hat und in der Zukunft immer stärker wird. Licht und Finsternis werden wieder zueinanderfinden. Das wird die Entwicklung des physischen Leibes bedeuten, die als seine Devolution angesprochen wurde.

Pflege durch alles Lichttragende

So pflegt alles Lichttragende oder -bringende den physischen Leib. Sein größtes Organ ist die Haut, die wie die Lunge ein Atmungsorgan ist. Dass der Mensch über seine Haut ausscheiden oder eben ausatmen kann, ist der Medizin lange bewusst, beispielsweise im Schwitzen, was ja nicht nur Wasser ausscheidet. Dass die Haut auch »einatmet«, also Stoffe aufnimmt, wurde erst später entdeckt und zum Teil auch medizinisch-therapeutisch genutzt. In der Anthroposophischen Medizin ist das ein seit hundert Jahren genutztes Wissen. Es sind die Pflegetherapien von Wickeln, Einreibungen mit Salben und Ölen, es sind therapeutische Bäder, die hier ausgearbeitet wurden und zum therapeutischen Konzept gehören. Es sind schwerpunktmäßig Substanzen, die Beziehungen zum Licht haben, also vor allem pflanzliche. Eine herausragende Rolle spielen die ätherischen Öle von Pflanzen wie *Rosmarin, Lavendel* oder *Johanniskraut,* um nur einige exemplarisch zu nennen. In einer ganz besonderen Verordnung werden sie als Öldispersionsbäder angewendet oder aber durch die pflegende Hand des Therapeuten.

Sonnenlicht

Auch das Sonnenlicht kann pflegend wirken, wenn es richtig dosiert wird, bildet sich doch mit seiner Hilfe das Vitamin D, das ein Vermittler der Verfestigungskräfte ist, also die Finsternis unterstützt. Seine Entdeckung und therapeutische Anwendung hat eine Entwicklungskrankheit des Kindes besiegt, die Rachitis. Eine zu schwache Verfestigung des kindlichen Knochensystems bei einem Mangel an Sonnenlicht konnte mit Vitamin-D-Gaben überwunden werden. Dabei wurden in den ersten Jahren viel zu hohe Dosen verabreicht, was zu totalen Sklerosierungen der kleinen Kinder und ihrem Tod führte. Das hat man natürlich korrigiert. Doch mahnt es auch heute, sich bewusst zu sein, dass diese Verfestigungskraft auch über den Knochen hinausgehen und beispielsweise die Arterien ergreifen kann.

Singen

Wie aber pflegen wir die Lunge? Es gibt ein Element, das hierfür einzigartig erscheint: der Gesang, das Singen. Dabei wird nicht nur der Atem geschult, sondern die moralische Kraft, die dem Singen innewohnt. »Wo man singt, da lass dich ruhig nieder. Böse Menschen haben keine Lieder«, lautet eine alte Weisheit. Aus dem Gesang der Hierarchien lässt John R. R. Tolkien in seinem

Buch *Silmarillion* die Welt entstehen, in der sich später die Auseinandersetzungen mit den Herren der Ringe ereignen. Der Kosmos wird durchtönt von einer Sphärenmusik, die schöpferisch ist. Singen ist immer auch Anregung von schöpferischen Kräften, die dem physischen Leib seinen Bau geben und ihn laufend erhalten. So ist auch das therapeutische Singen, die Gesangstherapie, ein wesentliches Element der Anthroposophischen Medizin, spezifisch über das Lungenorgan wirksam.

Sprache

Auch die Sprache verbindet sich mit einem Anteil der Lunge, den ich den Sprachstrom nennen kann. Sie legt sich wie in einen Fluss in die Ausatmung und lässt sich tragen. Rezitation, auch mit den Anregungen Steiners zu einer Sprachgestaltung, ist ein pflegendes Element für die Lunge und fördert die Gemeinschaft, ebenso wie das Singen. Denn man spricht nicht für sich, jedenfalls wäre das eher ungewöhnlich. Man spricht eigentlich immer zu einem anderen oder auch zu vielen. Die Tendenz zur Sprachlosigkeit durch schriftliche Kommunikation über die modernen elektronischen Medien wird nicht nur mehr und mehr die Sprachfähigkeit einschränken, sondern auch Schaden für die Lunge bedeuten.

frische Luft

Die Pflege der Lunge besteht auch in »frischer Luft«. Es ist ein zunehmend ernstes Problem, dass die Luft der Städte immer belasteter ist von Stoffen, die nicht in unsere Erdenluft gehören. Der Gang in die Natur ist nicht nur wichtig als Bewegung, sondern ebenso durch die Begegnung mit einer sauberen Luft. Dafür sind heute am ehesten die Wälder geeignet oder auch freie Strände am Meer oder anderen Gewässern. Das Bergwandern ist lungenpflegend, weil in der Höhe nicht nur reinere Luft ist, sondern durch die Anstrengung auch tiefer geatmet wird.

verstärkte Ausatmung

Eine ausgewachsene, gesunde Lunge hat eine Kapazität, um etwa 5 Liter Luft aufzunehmen. Im normalen Leben bewegt der Atmende maximal 3 Liter, die restliche Luft staut sich, bildet einen »Totraum«, wie die Medizin das nennt. Deshalb kann die Schulung und Pflege der Lunge auch darin bestehen, kräftig gegen Widerstände auszuatmen, zum Beispiel in ein sich verengendes Rohrsystem, oder – aus der Sprachtherapie – auf den Laut »S« ganz kontinuierlich und ohne allen Druck auszuatmen, bis nichts mehr kommt, einem vielleicht ein kleines bisschen schwindelig wird. Und dann folgt das großartige Erlebnis, besonders tief wieder einzuatmen. Das kann wiederholt und auch jeden Tag geübt werden, besonders im Alter.

Als Arzneien pflegen die Lungen besonders Aschen- und Kohlezubereitungen, und zwar von Pflanzen. In der Pharmazie heißen Aschen »Cinis«,

Kohlen »Carbo«. Es sind besonders (wieder als Beispiele) *Cinis Equiseti,* die Asche des Schachtelhalms, und *Carbo Betulae,* Birkenholzkohle, welche in potenzierter Form ideale Pfleger des Lungensystems darstellen. Carbo Betulae kann durch die Kombination mit Weißdorn noch intensiviert werden *(Carbo Betulae D8 / Crataegus D2,* Weleda), womit die Verbindung von Lunge und Herz, der Puls-Atem-Quotient, angesprochen wird. Arzneien

Pflege der Seele

Seelsorge ist eine berufliche Aufgabe von Pfarrern, Pastoren oder Priestern, so wie der Arzt seinem Beruf entsprechend ein »Leibsorger« ist. Dieses Wort ist nicht gebräuchlich, beschreibt jedoch sehr gut, welcher Anteil des Menschen für den Arzt von besonderem Interesse ist. Rudolf Steiner hat in einem seiner letzten Kurse die für ihn unabdingbare Zusammenarbeit von Ärzten und Seelsorgern für Vertreter dieser Berufe thematisiert, im sogenannten *Pastoral-Medizinischen Kurs.*[157] Der »Leibsorger« (Arzt) schaue grundsätzlich vom Leben ins Bewusstsein, sein geistiges Symbolum sei der Merkurstab; der Seelsorger (Pfarrer) wirke grundsätzlich vom Bewusstsein in das Leben, sein Symbolum sei die Opferflamme. Beide haben für ihre Aufgaben Vermittler in den Medikamenten und den Sakramenten. Beide tragen für den Fortgang des einzelnen Menschen und auch der Menschheit eine besondere Verantwortung.[158]

Zu Steiners Zeiten hatte die Medizin das Wissen um die Existenz einer eigenständigen Seele zunehmend verloren, diese wurde ein Anteil des Leibes wie dessen Hormone oder Enzyme als quasi seelische Aussonderungen. Denn materiell ist und war die Seele nicht zu fassen. Gemäß der Anthroposophie sind Leib und Seele im Leben zwischen Geburt und Tod innig verbunden; besonders von der Seele geht eine Sehnsucht nach dem Leib aus, weil nur er ihr mit seinen Sinnesorganen die Welt außer ihr vermitteln und weil sie sich in der Begegnung mit ihm selbst erleben kann.[159] Er ist ihr Spiegel! In der Mythologie gibt es dafür das Bild vom Jüngling Narziss, der sich in seiner Schönheit an der glatten Oberfläche eines Sees spiegelt. der Leib als Spiegel der Seele

Zu Steiners Zeiten begann auch eine Seelenwissenschaft, die Mediziner begründeten, an vorderster Stelle Sigmund Freud mit seiner Psychoanalyse, dazu auch Carl Gustav Jung und Alfred Adler. Weltweit entwickelten sich Psychologie und Psychotherapie, mehr und mehr auch als Psychosomatik mit bedeutenden ärztlichen Vertretern wie Viktor von Weizsäcker, Thure von

Uexküll oder Arthur Jores im deutschsprachigen Raum. Für Steiner war erlebbar, dass durch diese Bewegung viele Theorien über die Seele gebildet wurden, das eigentliche Wesen der Seele, ihre Unsterblichkeit, ihr ganz unterschiedliches Verhältnis zum Leib und zum Geist aber nicht gesehen wurde. Er äußerte sich sehr kritisch über diese Entwicklungen, vor allem zu ihren therapeutischen Versuchen.[160] Doch entwickelten sich die Psychologie, die Psychiatrie, die Psychosomatik und von ihnen erarbeitete Psychotherapien mit großer Vehemenz und in großer Vielfalt, sodass sich heute neben den theologischen Seelsorgern auch ärztliche um die menschliche Seele kümmern, sie verstehend und behandelnd, auch in ihrem Verhältnis zum Leib. In der Anthroposophischen Medizin wurde das ebenfalls eine eigene ärztliche Disziplin.[161] Die von Steiner inaugurierte Pastoralmedizin hat dagegen bis heute nur zarte Wurzeln gebildet.

Seelsorge als ärztliche Disziplin

Wenn ich hier nun über die Pflege der Seele schreibe, erfolgt das weniger aus meinem Berufsleben als Arzt, sondern mehr aus mir als Mensch und Schüler Rudolf Steiners, welcher viel von der menschlichen Seele geschrieben und gesprochen hat. Natürlich kann ein Arzt, der seine Hauptaufgabe als Leibsorger sieht, die Seele nicht ignorieren, schon weil eine Vielzahl leiblicher Krankheiten ihre Anfänge in der Seele hat und weil er trotz Fokussierung auf den Leib immer mit dem ganzen Menschen kommuniziert, jedenfalls wenn er Arzt und nicht bloß Mediziner ist. Die nun folgenden Elemente der Seelenpflege erschlossen sich mir also durchaus in den vielen Begegnungen mit Kranken und den mit ihnen geführten Gesprächen. Doch ist der wesentliche Anteil das eigene Umgehen mit der Seele und den vielfältigen Übungen, die durch Rudolf Steiner angeregt wurden. Es sind auch nur Ausschnitte der Möglichkeiten, die denkbar sind oder schon praktiziert werden.

Meditation und Gebet

Die zentrale Pflege der Seele besteht für mich in Meditation oder Gebet. Beides werde ich ansprechen, doch wird hierfür am deutlichsten werden, dass das Thema in diesem Kapitel nur berührt und darauf aufmerksam gemacht werden kann, weit entfernt von irgendeiner Vollständigkeit. Denn auch die Seele ist, vom Ich geprägt, so individuell, dass jeder Umgang mit ihr und so auch ihre Pflege im konkreten Sinne nur für den einzelnen Menschen darstellbar ist. Die Inhalte sind Anregung, sich damit zu beschäftigen und den eigenen Weg zu finden.

Dieses Buch handelt vom Alter und seinen Bedürfnissen. Gerade aber beim Blick auf die Seele wird deutlich, dass das Dargestellte schon für frühere Abschnitte des Lebenslaufs gilt. Die eigentliche Seelenentwicklung gehört ja zur Lebensmitte, zwischen dem 30. und 40. Lebensjahr etwa (siehe Seite 33 ff.), und doch bleibt sie dann nicht stehen, entwickelt sich weiter, wendet sich nun mehr dem Geist zu, ist in unserem ganzen Leben von größter Bedeutung als Mittlerin von Leib und Geist. Das reicht bis ins Alter und Hohe Alter hinein, hört nie auf, braucht auch dann noch Pflege und Aufmerksamkeit.

Sympathie und Antipathie

Sympathie und Antipathie sind Urkräfte der Seele, spezifisch der Empfindungsseele. Sie äußern sich ganz spontan, steigen wie aus einem tiefen Untergrund in unser Erleben, und in dieser Form werden sie uns auch bewusst. Der Volksmund sagt, sie kommen »aus dem Bauch«. Ich kann auch formulieren, sie sind instinktiv. Jede für sich ist einseitig und damit nicht gesund, sie brauchen eine verbindende Mitte, um gesund zu sein. Diese verbindende Mitte heißt *Inter-esse!* Wortwörtlich bedeutet das »Dazwischensein«. Das Interesse ist wie ein Geschwister, das auf einen aktiven Ausgleich zwischen zwei sich streitenden, widerstrebenden Brüdern oder Schwestern hinwirkt. Eines will das andere dominieren, im Vordergrund stehen.

Interesse als verbindende Mitte

Suchen wir die geistigen Kräfte auf, die sich in den Begriffen verbergen, entdecken wir die mehrfach genannten Widersacher, Luzifer als Stifter der Sympathie, Ahriman als Stifter der Antipathie. Sympathie sucht Nähe, Vereinnahmung, Besitz; Antipathie schafft Distanz, Abgrenzung, Verneinung. Die sie ausgleichende und hilfreich verbindende Kraft kommt von Christus, als Seelenkraft gedacht von unserem Ich. Wir stoßen auf das Pauluswort »Nicht ich, der Christus in mir« (Galater 2,20), wobei »in mir« auch heißt, »in meinem Ich«. Und wir verdanken Rudolf Steiner und Edith Maryon, der englischen Bildhauerin, die große Holzplastik des Menschheitsrepräsentanten, die diese Dreiheit zum Meditationsbild macht.

Ahriman, Luzifer und Christus

In der Psychotherapie gibt es den wichtigen Begriff der Empathie, die wohl überwiegend in Richtung der Sympathie gedacht wird. Vielleicht steht sie jedoch in ihrem ganzen Umfang für den vermittelnden Ausgleich. Denn die Seele braucht Nähe genauso wie Distanz. Das lernt man als Arzt am Gegenüber des Patienten, das ist die hohe Kunst der Pflegenden. Sympathie wird oft als das Schöne und Richtige verstanden, Antipathie als etwas Negatives, Schlechtes. Verwandelt man die Begriffe in Nähe (Distanzlosigkeit) und Abstand (Distanz), erlebt man rasch, dass man beides braucht, und auch, dass

Nähe und Distanz

die Seele zwischen ihnen hin- und herschwingt, wie in einer liegenden Lemniskate. Im Schnittpunkt, in ihrer Mitte, steht dann das Ich.

Grundaspekte des Immunsystems

Beide Kräfte sind elementar wirksam in unserem Immunsystem und auch in unserem Erkennen. Im Immunsystem wird ein Grundaspekt »natürlich« oder »angeboren« genannt, ich kann auch sagen archetypisch oder ursprünglich. Dieser Teil arbeitet mit den Kräften der Verdauung. Im Volksmund sagt man von ihm, dem sympathischen Pol: »Ich habe dich zum Fressen gern.« Aber wollen wir Nähe so erleben, dass sie uns frisst? Sofort geht die Seele auf Distanz, schafft Abstand, baut eine Grenze, Begrenzung. Das ist dann der antipathische Pol, der im Immunsystem eine »erworbene« oder »spezifische« Abwehr oder Antwort bildet, deren wichtigste leibliche Träger dann auch Antikörper heißen! Einfühlsam, dass hier der Volksmund ein zweites Empfinden ausdrückt, wenn er sagt: »Ich kann dich nicht riechen.« Schmecken und Riechen sind tatsächlich Sinnesvorgänge, die Nähe und Distanz oder Sympathie und Antipathie in sich tragen.

Beherrschung durch das Ich

Es wird hoffentlich deutlich, dass hier keine moralischen Vorstellungen mit diesem Begriffspaar gemeint sind, sondern elementare, unverzichtbare Kräfte der Seele benannt werden. Diese sollten jedoch beim Menschen in ihrer elementaren Kraft durch das Ich »beherrscht«, ich kann auch formulieren: bemeistert werden. Das schafft einen nachvollziehbaren Unterschied zum Tier. Ein normal empfindender Hund schnappt sofort nach der Wurst, wenn ich sie ihm hinhalte, ein Mensch kann entscheiden, ob er sie gerade in diesem Moment nehmen will.

Bei allem Erkennen wirken diese Kräfte ohne unseren bewussten Anteil. In jeder echten oder wirklichen Wahrnehmung nähere ich mich dem Objekt, verliere mich für einen Augenblick ganz an es, werde eins mit ihm. In der Vorstellung von ihm gehe ich auf Distanz, bin wieder bei mir, stelle mich ihm entgegen oder gegenüber. So wird mir das Wahrgenommene bewusst. Der erste Schritt ist mein Interesse. Interesse, Wahrnehmung, Vorstellung, später vielleicht auch ein Urteil, das sind Seelenfunktionen, in denen das Ich tätig ist.

Erüben von Interesse

Wenn ich zum Aspekt des Pflegens überleite, werden diese eben genannten Elemente angesprochen. Und pflegen bedeutet im Seelischen immer Üben. Der erste Schritt ist das Erüben von Interesse. Mit ihm verbindet sich das Lernen. Ich interessiere mich für einen Stein, eine Pflanze, ein Tier oder einen Menschen, weil ich sie kennenlernen möchte. Ich will etwas von ihren Eigenschaften, ihren Besonderheiten verstehen. Verständnis ist ein Ziel lernenden Interesses. Das Gleiche gilt natürlich auch für Dinge bzw. Gegenstände, heute vor allem aber für Technologie. Will ich etwas kennenlernen, muss ich mich auf es einlassen, muss von mir absehen können, für den Moment der Wahrnehmung unbefangen sein, keine Vorurteile mit mir nehmen. Jeder kann sofort spüren, wie das schwerfällt, ist doch unsere Seele voller Vorurteile, glauben wir oft doch schon vom anderen zu wissen, wie und was er ist, ehe wir wirklich hingeschaut haben. Rudolf Steiner spricht deshalb in seinen frühen erkenntnistheoretischen Schriften von »reiner Wahrnehmung«.[162] Die habe ich nicht, die muss ich mühsam erüben. Goethe war ihrer fähig, wenn er den Pflanzen begegnete, sich ihr Wesen von ihnen selbst aussprechen ließ und es nicht aus seinem Denken in sie hineininterpretierte.

reine Wahrnehmung

Eine Vorübung für die reine Wahrnehmung eines Naturwesens kann die meditative Konzentrationsübung sein, eine Pflanze aus ihrem Samen entstehen zu lassen und sie in Gedanken bis zur Blüte und Frucht zu gestalten.
In einem zweiten Schritt kann man dann diese Pflanze verwelken und bis auf ihren Samen zu Erde werden lassen.
Was bei diesem Erüben Bildgestaltung ist, hilft der Unbefangenheit in der wahrnehmenden Begegnung mit einer realen Pflanze.
Je einfacher der zu gestaltende Übungsinhalt gewählt wird, desto rascher bildet er die Seelenfähigkeit der reinen Wahrnehmung, die primär frei vom Urteilen ist.

Positivität

Eine zweite Übungswelt ist die der Positivität, worauf schon im vorigen Kapitel hingewiesen wurde. Vom kleinen Kind sagt Rudolf Steiner, es sehe die Welt immer als gut und schön. Diese kindliche Fähigkeit, die mit dem Staunen verbunden ist, sollte im späteren Leben, auch im Alter, immer neu erübt werden. In allem noch so hässlich Erscheinenden findet sich etwas Schönes. Rudolf Steiner wählte dafür mehrfach eine apokryphe Erzählung aus dem Leben Jesu Christi. Auf einem Weg mit den Jüngern kamen sie an einem verwesenden Hundekadaver vorbei. Die Jünger wendeten sich ab und hielten sich die Nase zu. Der Christus trat an den Kadaver heran und machte auf das wunderschön erhaltene, von der Verwesung unberührte Gebiss des Tieres aufmerksam.

auch Böses hat einen Kern des Guten

Und auch in etwas wirklich Bösem findet sich ein Kern des Guten. Eine Krebszelle war einmal eine gesunde »gute« Zelle. Ja, sie trägt das so in sich, dass sie bei einer wirklich heilenden Therapie auch wieder zu dem werden kann, was sie ursprünglich war.

Mephistopheles, Vertreter des Bösen in Goethes *Faust,* sagt von sich, er sei Teil von einer Kraft, die stets das Böse will und stets das Gute schafft.[163] Unsere Zeit hat in sich sehr stark eine spontane Negativität ausgebildet, das Glas ist zumeist schon halb leer anstatt noch halb voll. Besonders die ganze Medienwelt ist von dieser Haltung geprägt, doch auch der einzelne Mensch. Der Quell dieser Seelenhaltung ist der Zweifel, aus dem sich die Skepsis speist. Er ist der Grundtrieb der modernen Naturwissenschaft, die wiederum den Glauben an alles Dingliche nährt, als Weltanschauung den Materialismus.

Negativität, Zweifel und Skepsis

Positivität erüben erfordert Unmögliches für möglich zu erachten. Der Arzt hätte es hier einfach, weil dies sein Antrieb beim Heilen wäre. Für ihn kann es Unheilbarkeit nicht geben, ihn treibt der Wille, jede Krankheit zu heilen. Denn »die Krankheit [erreicht] erst ihren Sinn [...], wenn sie geheilt wird«.[164]

Positivitätsübungen kann jeder für sich entwickeln: sich Ziele setzen, scheinbar Unerreichbares zu erreichen, dabei »sich strebend bemühen«, wie wieder Goethe es für seinen Dr. Faustus als Motiv seiner Erlösung in der Schluss-Szene formuliert.[165] Es kann auch das Erleben eines Sonnenaufgangs sein, der Blick zum klaren Sternenhimmel, dem leuchtenden Mond – eben nicht im Sinne eines Ergebnisses, sondern eines Strebens, das ich hier Üben nenne.

Im Erüben von Vorurteilslosigkeit und Positivität pflege ich die Seele, gerade mit Blick auf die Empfindungsseele und ihre Grundeigenschaften der Sympathie und der Antipathie. Und besonders als alter Mensch kann ich mit einer so durchlichteten Seele Gutes und Schönes in die Welt tragen. Das scheint mir auch Eigenart und Aufgabe von Großeltern zu sein, an denen dann auch die Enkel ihr Grundbedürfnis spiegeln können.

Gutes und Schönes in die Welt tragen

Wer früh genug mit solchem Üben begonnen hat, wird im Alter weniger üben müssen, er wird eine Quelle sein, von der das Gute und Schöne in die Welt strahlt, das sich in vielen Seelenfähigkeiten offenbaren kann (siehe auch Seite 85 ff.).

Denken, Fühlen und Wollen

Drei Tätigkeiten der Seele bestimmen unser Menschsein. Die ganze leibliche Organisation ist auf Denken, Fühlen und Wollen eingerichtet und gibt ihnen die Möglichkeit, in unser Bewusstsein zu treten. Alle drei schaffen Bereiche, in denen wir ihnen Pflege angedeihen lassen können. Denn wie es für den

Leib und seine Organe gültig ist, dass sie tätig sein müssen, um gesund ihre Funktion auszufüllen, so gilt das auch für die Seelenglieder. Wird der Muskel nicht bewegt, wird er schwach und verkümmert. Gleiches kann man auch für das Denken, Fühlen und Wollen feststellen.

Denken

Beginnen wir mit dem *Denken,* das in seiner Verbindung zum Gehirn populär und auch in der Wissenschaft ganz in den Vordergrund gerückt wurde. Die Menschen glauben seit dem Beginn der Neuzeit, vor allem seit Mitte des 19. Jahrhunderts, dass sie im Denken stark sind, und verweisen auf die vielen Erfindungen der Technologie als Ergebnisse naturwissenschaftlichen Denkens. Bei nur ein wenig Selbstbeobachtung könnte die Euphorie einer Ernüchterung weichen. Denn der moderne Mensch lässt für sich denken. Die ganz einfache Übung, die schon erwähnt wurde, beweist diese Aussage sofort. Man versuche doch einmal nur so lange ganz ohne Denken zu sein, wie man den Atem anhalten kann. Man kann es in der Regel nicht, nach wenigen Sekunden schwirren Gedanken durch das Bewusstsein, die ich nicht denken wollte.

Doppelgänger

Der eine oder andere versucht sich das durch einen »Denkautomaten« zu erklären, den es aber nicht gibt, jedenfalls hat noch kein Anatom oder Pathologe solch einen entdeckt. *Es ist ein Wesen, das in uns denkt!* Ein hochintelligentes Wesen, das als ahrimanischer Doppelgänger in unseren Leib kurz vor dessen Geburt Einlass fand und sich so mit uns identifiziert, dass von einem Doppelgänger gesprochen wird (siehe Seite 170 ff.). Nur dass er seine eigenen Ziele verfolgt. Er leiht uns sein Denken und lenkt es dann nach seinen Absichten. Viele der großen Entdeckungen im 19. Jahrhundert entstammen Eingebungen oder scheinbaren Zufällen, zum Beispiel die Entdeckung des Penicillins durch Alexander Fleming oder die Glühbirne durch Thomas Edison, manchmal sogar in Form von Träumen. Er hat erreicht, dass wir das nicht bemerken, dass er unentdeckt blieb und wir uns an seinen »Service« gewöhnten.

künstliche Intelligenz

Dann konnte er einen zweiten Schritt tun und unser Denken von uns trennen, um es auf Apparate zu transferieren. Wir nennen das Ergebnis künstliche Intelligenz (KI) und sind sehr stolz darauf. Ein Großteil der Menschheit hat keinerlei Probleme damit, das Denken zu delegieren und selber (zumeist) darauf zu verzichten. Weil es doch so bequem ist! Goethe hat das vorausgesehen, zumindest als Dichter seines *Faust.* Im ersten Teil kommt es zu der köstlichen und makabren Szene, in welcher Mephistopheles in den Professoren-Talar von Faust schlüpft und statt seiner einen Rat suchenden Schüler belehrt:[166]

Mephistopheles: Im Ganzen – haltet euch an Worte!
Dann geht ihr durch die sichre Pforte
zum Tempel der Gewissheit ein.
Schüler: Doch ein Begriff muss bei dem Worte sein.
Mephistopheles: Schon gut! Nur muss man sich nicht allzu ängstlich quälen;
denn eben, wo Begriffe fehlen,
da stellt ein Wort zur rechten Zeit sich ein.
Mit Worten lässt sich trefflich streiten,
mit Worten ein System bereiten,
an Worte lässt sich trefflich glauben,
von einem Wort lässt sich kein Jota rauben.

Das Wort, das bei dem von mir Geschilderten »sich zur rechten Zeit einstellte«, heißt Algorithmus. Es steht möglicherweise für viele an der Stelle des Gehirns, vielleicht sogar an der des Denkens. Hier könnte noch wesentlich tiefer gegraben werden, doch geht es mir nur darum, deutlich zu machen, dass der Mensch aktiv das Denken üben muss, um es zu erhalten und als *sein* Denken zu erleben.

erübtes, menscheneigenes Denken

Rudolf Steiner hat für unsere Zeit dem Denken eine große Bedeutung beigemessen, alle Ausbildung eines gesteigerten Erkennens soll nach seinem Verständnis vom Denken ausgehen. So steht als Grundwerk für ein erübtes, menscheneigenes Denken seine *Philosophie der Freiheit,* die er mit 33 Jahren der Öffentlichkeit übergab, kurz vor dem Ende eines langen Zeitalters der immer größeren Geistferne und kurz vor Beginn des neu anbrechenden lichten Zeitalters, das es dem Menschen möglich machen wird, klare und hellbewusste Wege zur Geisterkenntnis zu beschreiten, mit dem Ausgangspunkt seines Denkens.[167]

lebenslange Aufgabe

Das Denken zu schulen, ich kann fast sagen zu trainieren, ist eine lebenslange Aufgabe, beginnend etwa mit dem 10. Lebensjahr und bis ins Hohe Alter unverzichtbar. Zu Beginn orientiert sich unser Denken an den Inhalten, die große Denker vor uns dachten, bis hin zur Philosophie. Es ist bezeichnend, dass noch bis ins 20. Jahrhundert hinein kein Studienfach in seine Spezialisierung führte, dem nicht ein Studium generale von etwa einem Jahr vorgeschaltet war. In diesem wurde ein selbstständiges Denken und seine Methode entwickelt, Grundlage waren Erkenntnistheorien. Durch entsprechende Übungen wurde überprüft, ob der Student hier Fortschritte machte. Das eigenständige Denken wurde das ganze Studium über weiter geschult und dann in das Berufsleben übergeleitet. Gleiches galt für alle Lehrberufe. Das wichtigste Element war Konsequenz im Denkablauf, logische Entwicklung des Folgegedankens aus dem vorausgegangenen. Das kann unabhängig vom praktischen Leben eine tägliche kurze Übung werden, vergleichbar einem sportlichen Training.

Konsequenz im Denkablauf

Beim Üben des selbstständigen Denkens ist die energische Konzentration auf den Denkinhalt und das Vermeiden von ablenkenden Gedanken wichtig. Man wählt eine einfache Aufgabe, die man in Gedanken vom Anfang bis zum Ende bzw. Ziel führt.

- Zum Beispiel kann man durchdenken, wie ein Streichholz oder ein Bleistift entsteht.[168]
- Auch das schon geschilderte Werden einer Pflanze als Bildgestaltung kann für diese Übung durchdacht werden (siehe Seite 255).
- Im Fortschreiten kann man auch einen bestimmten Satz zum Inhalt machen, vielleicht in Form eines Dichterspruchs. Goethe bietet hier unerschöpfliche Inhalte.
- Eine weitere Übung ist das Lesen eines Textes und das Suchen nach Verständnis, was er aussagen will. Mit ein wenig Abstand, vielleicht am nächsten Tag, setzt man sich hin und reproduziert das Gelesene so exakt wie möglich. Eventuell schreibt man es auf, dann lässt sich leichter überprüfen, wie nahe man dem ursprünglichen Text gekommen ist. Dieser Ablauf sollte wiederholt werden, wobei man jedes Mal einen neuen Text wählen kann. Damit wird außer dem Denken auch das Gedächtnis und das Erinnerungsvermögen geschult, was wieder für das Alter von großer Bedeutung ist.
- Auswendiglernen ist für das Alter eine besonders geeignete Denkübung, wenn man sich gleichzeitig mit den Inhalten verbindet und sie regelmäßig reproduziert.
- Eine sehr besondere und fortgeschrittene Denkübung ist es schließlich, das eigene Denken zu beobachten. Das erfordert eine gesteigerte Konzentration und lässt das Denken unabhängig vom Leiblich-Organischen erleben. Denn die Inhalte des Denkens sind geistiger Natur; der Leib, das Organ, im Besonderen das Gehirn, dient dem Denken nur, sich seiner selbst bewusst zu werden, vergleichbar einem Spiegelungsvorgang, durch den sich der Mensch als Gestalt wahrnehmen kann.

Für mich besteht kein Zweifel, dass die Häufung von Demenzerkrankungen mit der Unterforderung des Denkens zusammenhängt und durch die fortschreitende Abhängigkeit von elektronischen Medien weiter zunehmen wird. Der Psychiater und Neurowissenschaftler Manfred Spitzer spricht von digitaler Demenz, viele weltweite Studien werden von ihm angeführt.[169]

Wollen

Das *Wollen* muss ebenso lebenslang geschult werden. Das hat auch – wie beim Denken und der Demenz – leibliche Voraussetzungen. Denn alle Stoffwechselprozesse stützen sich auf den Willen. Stoffwechselkrankheiten sind ausnahmslos Ausdruck eines nicht genügenden oder übersteigert wirksamen Willens. Das gilt für den Diabetes mellitus vom Alterstyp (Typ II), für die Adipositas (Fettsucht, Übergewicht) und für die nicht alkoholbedingte Fettleber, um einzelne Beispiele zu nennen. Rudolf Steiner und Ita Wegman formulierten so treffend: »Der durch das Ich nicht vollzogene Stoffwechsel offenbart sich in Rheumatismus.«[170] Wobei Rheumatismus Anfang des 20. Jahrhunderts ein Oberbegriff für alle mit Ablagerungen im Bewegungssystem verbundenen Erkrankungen war. Dass diese Zusammenhänge richtig aufgefasst werden, zeigt die jeweilige Therapie. Vor allen anderen Verordnungen, speziell von Arzneimitteln, ist eine Willensschulung notwendig, ja Voraussetzung, um solche Erkrankungen nicht nur zu bessern, sondern heilen zu können. Schulungen des Ess-, Trink- und Bewegungsverhaltens seien als Beispiele genannt.

Willensschulung bei Stoffwechselerkrankungen

Der Wille ist unserem Bewusstsein nicht so zugänglich wie das Denken. Er wirkt in einem Bewusstseinszustand, der dem Schlaf gleicht. Deshalb sind die Übungen immer indirekt wirksam. Bei allen Willensübungen wird fast jeder moderne Mensch erleben, dass es gilt, den »inneren Schweinehund« zu überwinden. Ein merkwürdiges, wenn auch altes Bild. Ist auch hier ein Doppelgängerwesen bildlich gemeint, das uns suggerieren will, dass Arbeit doch nicht die eigentliche Bestimmung des Menschen sei, dass er ein Recht darauf habe, zu ruhen, Entspannung, Vergnügen zu haben? Und wieder sind es moderne Medien, die hier die Versucher spielen, zum Beispiel wenn man von der Arbeit ermüdet nach Hause kommt und sich vor den Fernseher setzt, anstatt zu erleben, wie viel erfrischender es ist, einen Spaziergang zu machen, eine Radfahrt zu unternehmen, ein wenig im Garten zu sein und dort kleine Arbeiten zu verrichten, zum Beispiel den Rasen zu mähen. Der Volksmund hat für diese Seite der Schwächung des heutigen Menschen, der zunehmenden Bequemlichkeit, auch einen besonderen Ausdruck: »Der Weg zur Hölle ist mit guten Vorsätzen gepflastert.«

Für die Schulung des Willens habe ich schon auf eine Anzahl von Übungen verwiesen, die Rudolf Steiner in seinem Vortrag »Nervosität und Ichheit« empfahl (siehe Seite 242). Jede Willensübung beginnt mit einem Entschluss, etwas zu tun und – das ist entscheidend – es dann auch auszuführen. Auf die Leber als zentrales Stoffwechselorgan wurde hingewiesen (siehe Seite 107 f.). So wird jetzt auch ein Satz Rudolf Steiners aus dem *Heilpädagogischen Kurs* verständlich: Die Leber »ist im eminentesten Sinne dasjenige Organ, das dem Menschen die Courage gibt, eine ausgedachte Tat in eine wirklich ausgeführte umzusetzen.«[171] Bei auffälligen Willensschwächen, besonders bei Kindern und jungen Menschen, muss immer geprüft werden, ob die Leber gesund ist, ehe man eine Unart oder Faulheit unterstellt. Das kann auch für Erwachsene gelten.

Leber als zentrales Stoffwechselorgan

Eine Seelenkraft muss das Üben begleiten: die Treue. Heute spricht man von Nachhaltigkeit, weil Treue für viele ein Unwort ist. Willensübungen brauchen Stetigkeit, sie müssen treu so lange durchgeführt werden, bis das Ziel erreicht ist. Das ist auch wichtig: Ich sagte, am Anfang steht ein Entschluss. Und mit ihm muss zugleich das Ziel formuliert werden, das erreicht werden soll. Hier kommt mir Christian Morgenstern in den Sinn: »Wer vom Ziel nicht weiß, kann den Weg nicht haben, wird im selben Kreis all sein Leben traben«, so beginnt ein Gedicht aus der Sammlung *Wir fanden einen Pfad*.[172] Das ganze Gedicht (siehe Seite 70 f.) kann zu einer Grundlage der Willensschulung werden.

Treue und Stetigkeit

Im Alter ist die Willensschulung fast noch wichtiger als die des Denkens. Denn der Stoffwechsel wird altersphysiologisch träger. Deshalb braucht er tägliche Unterstützung. Und die gelingt am intensivsten durch Bewegung. Nichts schadet im Alter so sehr wie Bewegungsmangel oder gar Bewegungslosigkeit. Und da es hier um die Pflege der Seele geht, handelt es sich um Seelenbewegung, die durch die körperliche durchaus angeregt werden kann.

Bewegung durch spazieren gehen

Wieder ist der Spaziergang das naheliegendste Beispiel, weil so einfach auszuführen, ein Spaziergang, der alle Sinne mitnimmt, die Schönheit der Natur erleben lässt, den Gesang der Vögel, die Wolkenbildung, die Herbstfärbung des Laubs: Was ließe sich nicht alles anführen, nicht zu vergessen die damit verbundene Freude, auch als Vergnügen. Jeder Appetit schafft Bewegung, er stammt aus der Seele, wie der Hunger aus den Organen. Er darf befriedigt werden, doch mit Maß. Und er muss unterschieden werden von der Gier, die nicht aufgibt, bis die ganze Tafel Schokolade verspeist wurde oder die Chips-

Bewegung durch Kunst

tüte leer ist, wo dem Appetit auch eine kleine Menge gereicht hätte. Bewegung der Seele schafft alle Kunst, ob Malen und Plastizieren, Musizieren, Gesang. Oder auch Tanz, zum Beispiel die alten Volkstänze, in besonderer Form die Bewegungskunst der Eurythmie, die den Organbewegungen abgeschaut wurde und so eine einmalige Verbindung von Seele und Leib bewirkt. Wieder ließen sich weitere Beispiele anfügen. Doch sind hier Anregungen gemeint, nicht Vollständigkeit, die es wohl nicht geben kann, denn zu vielfältig sind die individuellen Bedürfnisse, ist die Phantasie.

Fühlen

Das *Fühlen* nimmt eine Mittelstellung ein. Fühlen ist eine sehr zarte Seelenkraft, nicht so robust wie das Denken oder das Wollen. Fühlen ist wie die Blüten der Pflanzen, vorzüglich die kelchförmigen, ist wie Schmetterlingsstaub. So erlebt, muss das Fühlen klar von allen Empfindungen abgegrenzt werden, deren Träger die Empfindungsseele ist. Das Fühlen wird getragen von dem mittleren Seelenglied, vom Gemütsteil der Verstandes- und Gemütsseele. Unserem Fühlen ist das Ich viel stärker verbunden als der Empfindung, bei der das Astralische bestimmend ist.

eine Christuskraft

Schaut man auf Denken, Fühlen und Wollen in ihrer Verbindung zur göttlichen Trinität, ist Fühlen eine Christuskraft. Denn das reinste aller Gefühle ist die Liebe. Die göttliche Weltenliebe, die aller Schöpfung zugrunde liegt, manifestierte sich in dem mittleren Glied der Trinität, dem Sohn. Er verweist uns darauf, den Nächsten zu lieben, so wie man gelernt hat, sich zu lieben. Was nicht heißt, ein Egoist geworden zu sein, sondern Ja zu sich zu sagen, mit allen Stärken und Schwächen. Christus gibt seinen Jüngern und damit allen, die sich ihm verbinden, ein einziges Gebot: »Liebet einander, so wie ich euch geliebt habe« (Johannes 15,12). Die Liebe ist der Quell aller Gefühle, ein Mittelpunktsorgan der Seele, so wie das Herz für den Organismus. Beide sind Sonnenwesen, aus unseren Herzen verströmt sich mit dem Blut die Liebe. Aus ihr gebiert sich das Verständnis, das Verstehen des anderen, einer belastenden Situation, einer Krankheit. Verständnis und Liebe sind untrennbar verbunden, wie in dem Doppelbegriff der Verstandes- und Gemütsseele, die ich fast »Liebesseele« nennen könnte. Menschenverständnis und Menschenliebe nennt Rudolf Steiner die Grundseelenkräfte eines Arztes, wenn er 1924 zu jungen Ärzten und Medizinstudenten von einer meditativ erarbeiteten, esoterisch gegründeten, ich könnte auch sagen intuitiven Medizin spricht.[173]

Mitleid

Ein menschenverbindendes Gefühl ist auch das Mitleid, womit nicht ein passiv lassendes Eintauchen in das Leid eines anderen Menschen oder auch der Naturwesen, besonders der Tiere, gemeint ist, sondern die Fähigkeit, aktiv das Leid des anderen zu seinem eigenen zu machen. Rudolf Steiner hat für das Erüben einer solchen Fähigkeit sogar eine Meditation vermittelt.[174] Es ist sicher den meisten Menschen unvorstellbar, eine solche Intensität der Liebefähigkeit zu entwickeln, dass man einem anderen Menschen den ihm vielleicht unerträglichen Schmerz abnimmt, vielleicht nur vorübergehend, bis er selber wieder Kraft gewonnen hat, den Schmerz, der ja der seine ist, erneut auf sich zu nehmen. Wir schauen auf das Bild der Kreuztragung Christi; Simon von Kyrene nahm dem Christus das Kreuz ab, als dieser unter der Last zusammenzubrechen drohte. Er tat es jedoch nicht aus der Freiheit der Liebe, er wurde dazu gezwungen. Doch wurde so ein Urbild geschaffen: das Kreuz des anderen auf sich zu nehmen. Stellvertretende Kreuzträger sollen wir werden als ein tiefer Ausdruck von Mitmenschlichkeit. Es ist ein zentrales Element des Fühlens, dass es Menschen verbindet und den Menschen mit Gott. Deshalb darf auch von einer Kommunion der Menschen gesprochen werden, so wie im Bilde von Brot (Verständnis) und Wein (Liebe) im christlichen Sakrament.

sich das Leid eines anderen zu eigen machen

Aus der Liebe sprießen auch die Gefühle des Vertrauens und des Glaubens. Das Vertrauen bildet ein Fundament allen Heilens. Vertrauen des Zu-Heilenden zu dem Heilenden, und natürlich auch umgekehrt. Es ist eine starke und auch tragende Kraft, die in der Kindheit elementar vorhanden ist, sich in heutiger Zeit im Älterwerden aber oft mehr und mehr verlagert. Vertraut das Kind den Menschen, seinen Eltern, später seinen Lehrern, in vielem auch der Natur, so wird das später immer seltener geschehen. Stattdessen vertraut der Erwachsene der Technik, setzt sich vertrauensvoll in einen Schnellzug, ein Auto oder ein Flugzeug und glaubt daran, dass es sicher funktioniert (obwohl er vom Verstand her weiß, dass das nicht unbedingt stimmt, dass ein Flugzeug abstürzen oder er mit dem Auto oder Zug verunglücken kann). Tief im Innern, im Unbewussten, hat er dennoch kein Vertrauen oder keinen Glauben, wie sonst hätte ein globales Versicherungswesen entstehen können? Wie konnte Goethe überhaupt ohne Lebens-, Unfall- oder gar Reiserücktrittsversicherung leben? Und ist dadurch das Leben wirklich versichert?

Vertrauen und Glauben

Frühere Generationen hatten noch ein Gottvertrauen, wie sie es nannten. Ich habe das als junger Arzt, als Assistent in einer Landarztpraxis, noch stark erlebt. Ein Großteil des Impfwesens ist eine Scheinversicherung, weil wir kein Vertrauen haben, dass eine Krankheit einen Sinn hat, mich fördern, beim Kind Entwicklungshelfer sein kann. Wir denken nicht an die Möglichkeit, dass das Verhindern einer Krankheit den Raum für eine andere schaffen kann. Hat

Gottvertrauen

die Häufung chronischer Erkrankungen in der Neuzeit nicht möglicherweise mit der Verdrängung akuter Krankheiten zu tun, speziell von Infektionskrankheiten? Beweise dafür gibt es nicht, Hinweise jedoch genügend.

geistige Führung des Menschen und der Menschheit

Die Neugewinnung eines Vertrauens wird gelingen, wenn der Schicksals- oder Karmagedanke, wie ihn Rudolf Steiner der Anthroposophie zugrunde legt, in uns lebendig wird, wenn der damit verbundene Gedanke einer geistigen Führung des Menschen und der Menschheit uns zur Überzeugung wird.[175] Dann kann in der Seele ein Gedanke Kraft gewinnen, den Dr. Strader in den Mysteriendramen Rudolf Steiners nach Durchleben großer seelischer Erschütterungen ausspricht: »*Doch wird geschehen, was geschehen soll.*«[176] Das kann ein tragendes Motiv für das Leben werden.

Einer der groteskesten Irrtümer moderner Wissenschaft ist die Geringschätzung des Glaubens. Wer kein Wissen hat, dem bleibe nur der Glaube. In der Medizin nennt man deshalb komplementäre Systeme mit eigener Erkenntnismethode Glaubensmedizin. Als ob die Ergebnisse der modernen Medizin nicht selber Glauben voraussetzen würden bei ihrer Gültigkeit von oft nur wenigen Jahren.

den Glauben neu entdecken

Wir müssen den Glauben neu entdecken, als eine Seelenkraft, die aus der Liebe kommt, die deshalb von Christus stammt. Es ist als Beispiel der Glaube, der auf das Gotteswort vertraut: »Denn Gott hat seinen Sohn nicht in die Welt gesandt, um die Welt zu richten, sondern um durch ihn die Welt zu heilen« (Johannes 3,17). Welche moderne Wissenschaft könnte mit ihrer Erkenntnismethode diesen Satz beweisen? Darf das Kind den Eltern, dem Lehrer nicht glauben? Muss es warten, den Lehrsatz des Pythagoras zu den Seitenverhältnissen des rechtwinkligen Dreiecks selbst für sich zu entdecken, ehe es seine Wirklichkeit praktizieren kann? Ist nicht alles Lernen mit Glauben verbunden?

kein »blinder« Glaube

Ich habe es als Arzt immer als hilfreich erlebt, wenn ein Patient an mich glaubte, auch an die vorgeschlagene und angewandte Therapie. Ich kann mit Überzeugung sagen, dass ein fruchtbares Leben ohne Glauben unmöglich ist. Wir müssen nur weg von dem verordneten »blinden« Glauben früherer Zeiten, besonders von Konfessionen ausgehend und auch gefordert, bis zur Häresie und Inquisition, wenn dagegen verstoßen wurde. Fordert moderne Wissenschaft heute nicht Ähnliches; ist sie an die Stelle der Kirchen getreten, wie der Jesuitenpater und Soziologe Ivan Illich es formulierte?[177]

Wenige weitere Ausgestaltungen des Fühlens seien noch angesprochen. Die Dankbarkeit und die Zufriedenheit wurden schon dargestellt (siehe Seite 86 ff.). Dankbarkeit ist ein starkes Gefühl, es wird stärker, je älter wir werden (wenn wir »richtig« alt werden). Dankbarkeit ist eine Kraft, die vom Menschen in die Welt strahlen kann – in die Welt, die uns Nahrung gibt, die uns wärmt, Luft zum Atmen schenkt, Wasser zum Trinken, deren Schönheit für unsere Seele Labsal ist und sie nährt. Dankbarkeit kann alles verbinden, Menschen als Familie, in Schulen, im Berufsleben, in Freundschaften. Sie stärkt auch den Dankenden, kann in ihm Frieden schaffen. Dann können wir von Zufriedenheit sprechen, dem Gefühl, mit sich und der Welt im Reinen zu sein. Auch das ist eine Seelenkraft, die sich friedenstiftend der Welt mitteilen kann.

Dankbarkeit

Frieden

Könnten wir uns eine schönere gemeinsame Grußbotschaft von einem Menschen zum anderen denken als »Der Friede sei mit dir«? Könnte der Frieden in einem Menschen nicht ansteckend auf einen anderen wirken?

Gefühl der Sorge

Als Letztes wähle ich wieder beispielhaft das Gefühl der Sorge. Kennt der moderne Mensch die Sorge? Hat sich bei ihm die Angst an deren Stelle gedrängt? Was ist denn Sorge? Als solches ein eher selten benutzter Begriff. Doch kennen wir Fürsorge und Vorsorge, um die Kinder besorgte Mütter. Ich hatte schon früher auf die Begegnung des alt gewordenen Doktor Faust und der Sorge hingewiesen, die sein Sterben einleitet, aber auch Erlösung ermöglicht (siehe Seite 80 ff.). Sie fragt ihn: »Hast du die Sorge nie gekannt?«, sie haucht ihn an und er erblindet. Was ja nicht äußerlich gemeint ist. Sie öffnet ihm die Augen für eine Welt, die den Sinnen nicht zugänglich ist.[178]

Wir finden das gleiche Geschehen in den Evangelien bei den Heilungen der Blinden, deren Augen »entblindet« werden, um nicht nur die Außenseite der Dinge, sondern ihr Wesentliches zu sehen – eine Fähigkeit, die der Dichter Antoine de Saint-Exupéry mit dem Herzen in Zusammenhang bringt.[179]

Verbindung mit der Zukunft

Sorge verbindet den Menschen mit der Zukunft. Als positive Kraft entwächst ihr die Vorsicht, die Voraussicht meint, auch Rücksicht und Weitsicht sind hier zu nennen. Das wird in der Vorsorge, die man trifft, ganz deutlich. Man sorgt sich nicht um Vergangenes, auch nicht um den Augenblick, sondern um das Morgen, wie es weitergeht, was die Zukunft bringt. Sorge ist aber auch Fürsorge, die sich auf den anderen richtet. Dann sorgt man für einen Menschen oder auch viele, die Hilfe brauchen. Man sorgt vielleicht für eine gute Stimmung, dafür, dass ein Gespräch nicht stockt oder ausufert. Man sorgt für frische Luft und öffnet die Fenster. Ich denke, wir müssen die Seelenkraft der Sorge ganz neu entdecken, wir dürfen nicht zulassen, dass sie uns am Lebensende fragen kann: »Kennst du mich nicht?«

Die Frage nach der Pflege des Fühlens stellt sich nicht in gleicher Weise wie beim Denken und Wollen. Denn wie soll ich die Liebe pflegen? Sie ist doch in mir, in jedem Menschen, sie will doch nur entdeckt werden und sich dann allem Denken und Handeln verbinden. Das bedeutet, mein Ich auf die Liebe zu lenken, ein Liebender zu werden, sein zu wollen. Und das heißt, sich dem Quell der Liebe, dem Christus zu verbinden.

Pflege des Geistes

der Geist ist urgesund

Eigentlich kann man den Geist nicht pflegen. Er ist nicht nur urgesund, er ist auch vollkommen. Er ist Anteil des Gottesreiches, Funken des Schöpfergeistes. Diesen Funken kann der Mensch zur Flamme werden lassen, zu einer »ewigen« Flamme, die nie erlischt. Das ist seine Erdenmission, sein Entwicklungsweg. Das kosmische Menschen-Ich verbleibt in seiner Geistwelt, schickt aus sich heraus einen Sendboten seiner selbst, strahlt in die Seele und wird ihr Kern, bildet eine den Leib durchdringende und individualisierende Ich-Organisation auf den Wogen der Wärme. Dieses permanente Geschehen kann zu einer bildhaften Meditation unserer Seele werden und schafft so Ich-Erleben. Ich-Pflege heißt, sich dieser Entwicklungswege bewusst zu werden und sie zu fördern. Es heißt, wie Paulus sagen zu können: »Nicht ich, der Christus in mir«, was auch »in meinem Ich« bedeutet (Galater 2,20). Und es heißt, mit diesem Christus verbundenen Ich in Seele und Leib hineinzuwirken, dass auch sie durchchristet werden.

Wahrheit

Die stärkste Kraft, der größte Helfer bei diesem Entwicklungsdrang ist die *Wahrheit*. »ICH BIN der Weg und die Wahrheit und das Leben« (Johannes 14,6) ist die Verheißung Christi. In Verbundenheit mit ihm können wir diesen Weg der Wahrheit mutig und kraftvoll beschreiten, der uns mit dem ewigen Leben verbindet, das allen Tod überwindet und andauernde Auferstehung schafft. Deshalb ist es so entscheidend, ein Leben in Wahrheit zu führen. Das muss man erüben, weil die Gegenkräfte der Täuschung und der Lüge in uns dem entgegenstehen.

Rudolf Steiner verbindet dies mit der Entwicklung der Bewusstseinsseele als drittem und geistnächstem Seelenglied. Sie wird von unserem Ich und seinen hierarchischen Helfern aus dem physischen Geistleib geboren, dem zugleich die Auferstehungskräfte eingepflanzt werden. Das ist in uns ein ständiges Ostern. In der Bewusstseinsseele lebt die Wahrheit,[180] sie ist die Bildekraft für das Ich, das sich selber dabei zum Geistselbst entwickelt. Dies hat im 15. Jahrhundert begonnen und dauert über 2000 Jahre an. Wir stehen noch in den Anfängen dieser Entwicklung, der große Widerstände begegnen, am ausgeprägtesten in der Weltanschauung des Materialismus.

Anthroposophie

Ein entscheidender Helfer in dem durchaus Kampf zu nennenden Entwicklungsgeschehen ist die Anthroposophie. Sie ist keine Weltanschauung, sondern ein lebendiger Geiststrom, sie verbindet den Erdenmenschen mit der Ursprungswelt, in dem das ewige Ich lebt. »Anthroposophie ist ein Erkenntnisweg, der das Geistige im Menschenwesen zum Geistigen im Weltenall führen möchte. Sie tritt im Menschen als Herzens- und Gefühlsbedürfnis auf«, so lautet der Beginn des ersten Leitsatzes, den Rudolf Steiner am 17. Februar 1924 den Mitgliedern der Anthroposophischen Gesellschaft in dem sogenannten Nachrichtenblatt vermittelte.[181] Und eine zweite Aussage Steiners ist mir wichtig, um diesen Helfer Anthroposophie für eine vertiefte Auffassung des Menschen und speziell seines Alters als Grundlage dieses Buchs zu verdeutlichen: »Anthroposophie ist in allen Einzelheiten ein Streben nach der Durchchristung der Welt.«[182]

Es ist eine wichtige Aufgabe des Hohen Alters, aus der ganzen Freiheit dieses Lebensabschnitts heraus Wahrheit zu leben, sich für sie einzusetzen und aller Lüge und Täuschung mutig entgegenzutreten. Diese Haltung sollten Enkel und Urenkel an ihren Großeltern erleben dürfen und daran Orientierung für ihr eigenes Leben gewinnen.

Wahrhaftigkeit

Die *Wahrhaftigkeit* als besondere Seelenfähigkeit des Alters wurde schon früher in diesem Buch erläutert (siehe Seite 89f.). An dieser Stelle soll sie als Offenbarung des Geistes in unserer Seele, der Bewusstseinsseele, beschrieben werden. Der sich ihr verbindende Mut wiederum ist eine Kraft des Geistselbsts.[183]

Erkennen der Welt und seiner selbst

Die zweite hier zu nennende Geisteskraft, die das Ich in seinem Entwicklungsweg fördert, ist das *Erkennen*. Dieses nimmt zwei Richtungen: als Erkennen der Welt und Erkennen seiner selbst. Beides verbindet sich mit der Wahrheit. Wahre Selbsterkenntnis begleitet mindestens die zweite Lebenshälfte des Menschen, beginnend mit der Sonnenzeit des 4. Lebensjahrzehnts. Sie wurde vor zweieinhalb Jahrtausenden veranlagt, als der Tempel des Apoll die Inschrift trug: »Mensch, erkenne dich selbst.« Und sie ist heute an dem Entwicklungszeitpunkt angekommen, an dem sie das Menschsein prägt.

Selbsterkenntnis als schmerzhafter Prozess

Sie ist ein schmerzlicher Prozess, weil kein Mensch ihr ehrlich begegnen kann, ohne Schmerz darüber zu empfinden, wie viel er seinen Möglichkeiten entsprechend schuldig geblieben ist, was an Vorsätzen, Ideen und Idealen unverwirklicht blieb, wie er sich von Konventionen treiben ließ und vieles mehr. Diese schmerzhafte Erkenntnis darf nicht lähmen, sondern soll Antrieb werden, weiter und intensiver an sich zu arbeiten, um der zu werden, der man sein möchte. Und einmal mehr können wir in Goethe einen »Vorzügler« erleben, dessen Erlösungsgedanke für seinen Doktor Faust das *strebende* Bemühen ist. Es geht primär nicht um Erreichtes, sondern um das konsequente Beschreiten des Weges, der zum anvisierten Ziel führt, der auch Umwege enthält, Rückschritte, ein Stehenbleiben, auf dem aber dennoch das Ziel immer neu aufscheint.

Erkennen der Welt

Der andere Arm des Erkennens richtet sich auf die Welt, auf alles, was ich selber nicht bin. In der unendlichen Vielfalt und Vielschichtigkeit hört das Staunen nie auf, kann immer neu gelernt werden, da kann man viel wissen, doch nie alles! Das ist der Unterschied zwischen Faust und seinem Mitarbeiter Wagner. Faust will mit aller Kraft erfahren, was die Welt im Innersten zusammenhält. Wagner genügt es nicht, viel zu wissen, er will alles wissen – und dieses Wissen schwarz auf weiß getrost aus dem Labor nach Hause tragen. Wie hat sich dieses Bild Goethes in der elektronischen Welt als Google oder Wikipedia heute schon verwirklicht. Die Menschen werden alle zu Wagners gemacht, Fausts Weg ist viel zu mühsam. Wieder finden wir bei Rudolf Steiner einen anregenden Gedanken, der sich in etwas unterschiedlicher Form in der Sammlung von *Wahrspruchworten* findet:[184]

> Willst du dich selber erkennen
> blicke in der Welt nach allen Seiten
> willst du die Welt erkennen
> schaue in alle deine eigenen Tiefen.

wahre Anschauung vom Menschen

Auch für diese polaren und doch sich verbindenden Wege kann die Anthroposophie ein Helfer sein. Wir kommen zu keiner wahren Weltanschauung ohne eine entsprechende wahre Anschauung vom Menschen. Dieser trägt die ganze Welt, den Makrokosmos in sich, ist selbst ein Mikrokosmos. Er birgt alle Rätsel und Geheimnisse der großen, weiten Welt in sich.

Aus der Selbsterkenntnis führt der Weg zur Welterkenntnis, vom Ich zum Du. Denn das Interesse ist erweckt, ob die Welt, die in mir selbst ist, sich auch in dem anderen Menschen findet oder ob da Verschiedenheit ist. Im Interesse an der Welt ist das Ich aktiv tätig (siehe Seite 254). Die Selbsterkenntnis wird so zum Tor der Menschen- und Welterkenntnis. Wir müssen nur sehr aufmerksam und wach sein, vor dem Tor nicht festgehalten zu werden und aus der Selbsterkenntnis zur Selbstliebe überzugehen. Diese führt zur Blindheit für die Welt und alle ihre Geschöpfe.

Selbstliebe führt zur Blindheit für die Welt

Auf diesem Weg des Ichs vom Funken zur vollen Flamme sind die Seelenkräfte des Denkens, Fühlens und Wollens entscheidende Helfer. Sie sind im gewöhnlichen Leben getrennt und zeigen sich in den drei Kulturgebieten von Wissenschaft, Kunst und Religion. Im ständigen Erkenntnisstreben und in der Wiedervereinigung mit der Geistwelt, der wir entstammen, verbinden sie sich mehr und mehr wieder miteinander.

Es gibt viele Anweisungen, welche Elemente dieser Weg zur Vereinigung oder Kommunion enthält, auf welche Schrittfolge zu achten ist. Buddha hat einen achtgliedrigen Pfad gelehrt, es gibt den Weg des Grals und der Rosenkreuzer. Ihre Ziele sind gleich, die Wege unterschiedlich. In unserer Zeit am Anbruch des lichten Zeitalters, der Führung der Menschheit durch den Zeitgeist Michael, des Ergreifens eines ganz vom Ich geführten Denkens, hat Rudolf Steiner einen Weg aufgezeigt, den er in dem entsprechenden Buch mit dem Titel *Wie erlangt man Erkenntnisse der höheren Welten?* sehr differenziert beschrieb.[185] Er wird ganz in Verbindung mit der Selbsterkenntnis gegangen, bei wachem Bewusstsein, ohne Beeinträchtigung der Aufgaben und Pflichten des zeitgenössischen Erdenmenschen. Er wird durch das Tor der Demut betreten. Sein Ziel ist das Einswerden mit dem Gottessohn, der sich durch seinen Erdenweg, den Tod auf Golgatha und die Auferstehung am Ostersonntagmorgen, ganz dem Planeten Erde und damit aller Kreatur und im Besonderen uns Menschen für alle Zeiten verbunden hat. Er ist als kosmisches Sonnenwesen ein Träger und »Held« der Freiheit geworden, dessen einziges Gebot lautet, einander zu lieben, wie er uns liebt. Er will den Erdplaneten der Weisheit in einen Planeten der Liebe verwandeln, will die Erde zur Sonne werden lassen, Erde und Sonne in sich wieder zusammenführen. Auch hierfür hat Christian Morgenstern in einem Gedicht Worte gefunden, die Meditationsinhalt sein können:[186]

unterschiedliche Wege zum gleichen Ziel

Erde als Planet der Liebe

Licht ist Liebe ... Sonnen-Weben
Liebes-Strahlung einer Welt
schöpferischer Wesenheiten –

die durch unerhörte Zeiten
uns an ihrem Herzen hält,
und die uns zuletzt gegeben

ihren höchsten Geist in eines
Menschen Hülle während dreier
Jahre: da ER kam in Seines

Vaters Erbteil – nun der Erde
innerlichstes Himmelsfeuer:
dass auch sie einst Sonne werde.

Liebe und Sexualität im Alter

zunehmende Bedeutung

Sexualität ist seit ungefähr fünfzig Jahren ein zunehmend wichtiges, öffentliches Thema in der westlichen Gesellschaft. Im Zusammenspiel mit der immer mehr betonten Selbstbestimmung ist auch die Verborgenheit und Prüderie vorangegangener Zeiten abgeworfen worden. Und durch die »Pille«, das heißt die ungeheure Vereinfachung der Empfängnisverhütung, wurde die Sexualität auch von einem wesentlichen Teil ihrer biologischen Bestimmung getrennt und zum Selbstzweck. Tiefe Schattenseiten sind damit verbunden, am unmittelbarsten ablesbar an dem weltweiten Zugang zur Pornografie, möglicherweise jedoch auch an den immer offenbarer werdenden vielfältigen Arten des sexuellen Missbrauchs. Selbstverständlich hat es das alles auch schon viel früher gegeben, vielleicht sogar seit Jahrtausenden. Neu daran ist jedoch die öffentliche Zurschaustellung der Sexualität, das Aufgreifen durch moderne Medien und die öffentliche Diskussion damit verbundener Für und Wider.

Anteil der Weltenkraft Liebe

Sexualität ist ein Anteil der Weltenkraft, die wir die Liebe nennen. Sie ist ein bedeutender Anteil zwischenmenschlicher Begegnung, zwischen Frau und Mann, aber auch in gleichgeschlechtlichen Partnerschaften. Sie ist biologisch notwendig, damit sich zweigeschlechtliche Arten bei Tier und Mensch fortpflanzen können. Während beim Tier typische Paarungszeiten vorkommen, hat sich der Mensch längst davon emanzipiert und ist über lange Lebenszeiten durchgehend zeugungs- bzw. empfängnisfähig. Für viele Lebenspartner ist die Sexualität ein wesentliches Element ihrer Gemeinschaft. Und sie meint ja nicht ausschließlich den eigentlichen Geschlechtsverkehr, sondern umfasst Zärtlichkeit, Umarmung, den Kuss, um sich dann vielleicht auch ganz zu vereinen.

Damit verbunden ist eine viel weniger körperlich ausgelebte Liebe, die Erotik. Wird dieses Wort heute oft auch für die kommerzielle Darstellung von Sexualität missbraucht, ist sie im ursprünglichen Sinne eigentlich die Form der Liebe, die zur Begegnung führt. In ihr werden Blicke ausgetauscht, Düfte spielen eine Rolle, die Phantasie beflügelt sie und mündet vielleicht in die besondere Form der Poesie, des Liebesgedichts oder Liebeslieds. Die Geschichte von Cyrano de Bergerac ist eine wunderschöne Erzählung von der Erotik. Ebenso die Sehnsucht Dantes nach Beatrice, Goethes vielfältige erotische Begegnungen. Der Erotik verdankt die Menschheit in allen Künsten meisterliche Werke.

Erotik

Eine wieder andere Stufe der Liebe nannte das klassische Griechentum Agape, die »reine Liebe«. Sie ist wahrscheinlich am unmittelbarsten erlebbar in der Mutterliebe, die damit zugleich ein Urbild für alle Formen der Liebe ist, die nichts für sich will, wie es doch der wesentliche Antrieb der Sexualität ist, sondern die vorbehaltlos ein anderes, einen anderen liebt um seiner selbst willen, keineswegs unkritisch, jedoch vorurteilslos. Sie ist auch die Liebe zur Natur, zum eigenen Engel, zur Schöpfung, zu Gott. In ihr ist die Verehrung oder die Ehrfurcht ein wichtiger Anteil. Sie ist durchdrungen von einer Seelenwärme, die Vorgänge in der Welt verändern kann, sie »umschmilzt«.

Agape

Eine vierte und vielleicht die höchste Form der Liebe, welche die alten Griechen noch nicht kennen konnten, ist die von Christus gelehrte Nächstenliebe. Sie ermöglicht es, den anderen oder Nächsten so zu lieben, wie man sich selber liebt. Damit setzt sie also die Selbstliebe voraus, um diese jedoch so auf andere zu übertragen, dass sie in dem anderen eine Kraft wird, als tausche man Wärme oder Nahrung aus. Sie ist eine Form der Liebe, die eigentlich erst in unserer Zeit ihr wahres Wesen offenbaren kann. Denn unsere Zeit trägt in sich den Weg zum Selbstsein, zur Egoität. Das bedeutet Selbsterfahrung, Selbstbestimmung, Bewusstsein von sich als Selbst, Selbsterkenntnis. Es ist der Weg des heutigen Menschen vom Ich zum *Ich bin*.

Nächstenliebe

Alle therapeutischen Berufe, aber auch die pädagogischen, ja alle Berufe, die mit dem Menschen zu tun haben, darüber hinaus mit eigentlich allen Geschöpfen unseres Kosmos, werden immer bewusster aus dieser Kraft der Nächstenliebe tätig sein. Dafür ist das Gleichnis vom barmherzigen Samariter ein Urbild. Und Barmherzigkeit, wir können auch sagen: die Herzensfähigkeit des Mitleidens und die sich daraus bildende tätige Nächstenliebe sind wie organisch-seelische Wurzeln dieser Liebe. Richard Wagner machte sie zu einem Zentralmotiv seiner Gralsauffassung, wenn er Parsifal »durch Mitleid wissend« werden lässt. Sexus, Eros, Agape und die Nächstenliebe sind Stufen einer alles umfassenden Kraft, die wir die Liebe nennen. Wir entdecken in ihnen die Trichotomie von Leib, Seele und Geist.

Diese ausführliche allgemeine Darstellung ist mir wichtig, um die Kernfrage nach Sexualität und Liebe im Alter zu beantworten oder sie zumindest zu beleuchten. Jede Art der Liebe gehört zum Menschen, durch alle Altersstufen. Und von keiner kann das Alter ausgeschlossen sein. Jeder alte Mensch, auch in seinem Hohen Alter, ist liebefähig. Er kann sich verlieben wie ein Junger, ja oft mit größerer Intensität und Leidenschaft. Hierfür stehen viele Lebensläufe uns bekannter Menschen. Goethe wurde schon genannt, auch Picasso oder Charlie Chaplin können angeführt werden, auch Rudolf Steiner. Und immer ist es begeisternd, welche kreative künstlerische Kraft entwickelt wird oder wie mächtig die Phantasie sich äußert. Insofern steht außer Zweifel, dass auch im Alter und Hohen Alter Sexualität ebenso lebt wie Erotik und durchaus auch so praktiziert werden kann, dass sie sogar noch ihre biologische Funktion der Fortpflanzung erfüllt. Dass sich damit eine bewusstere Verantwortlichkeit verbindet, als es für den jungen Menschen möglich ist, wird keiner bestreiten. Frauen können heute durch die Technik der modernen Medizin sogar ihre biologische Unfruchtbarkeit überlisten, indem sie – selber längst Großmutter – sich durch Implantation eines künstlich befruchteten Embryos als »Leihmütter« zur Verfügung stellen.

das Alter kann von keiner Art der Liebe ausgeschlossen sein

Und doch werden nur Eiferer einer zügellosen Freiheitlichkeit bestreiten, dass das Alter seinen Schwerpunkt der Liebefähigkeit von Sexualität und Erotik mehr zu Agape und Nächstenliebe verlagert. Auch hier finden wir, vergleichbar der Mutterliebe, ein Urbild in dem Miteinander von Großeltern und ihren Enkeln. Es ist ja die Grundlage dieses Buchs, das Alter in dem Wandel zum immer stärkeren Bewusstsein des anderen, seiner Bedürfnisse, seiner Entwicklung, also zum Altruismus zu sehen. Insofern kann wirkliche Nächstenliebe erst im Alter (man erinnere: ab dem 5. Lebensjahrzehnt!) ausgebildet und praktiziert werden. Auch Parsifal musste lange Wege und Irrwege gehen, ehe er zur tätigen Nächstenliebe reif und fähig wurde.

Schwerpunkt auf Agape und Nächstenliebe

Vielleicht erlebt mancher Leser diese Ausführungen als kontrovers zu seinem Verständnis. Es ist ja eine weitere Grundlage dieses Buchs, gegen das Zeitphänomen anzutreten, das die ewige Jugend im Menschenleben postuliert.

In keiner Aussage dieses Kapitels zur Sexualität im Alter soll die Freiheit der einzelnen Persönlichkeit infrage gestellt werden. Selbstbestimmung ist ein wesentlicher Anteil unseres Menschseins. Doch darf auch nicht übersehen werden, dass mit dem Übernehmen von Freiheit auch die persönliche Verantwortung groß geworden ist, und das eben nicht nur mit dem Blick auf sich, sondern auf die Nächsten und letztlich die ganze Welt.

Selbstbestimmung und Verantwortung

Alles, was wir heute denken, fühlen und tun, hat seine unmittelbare Aus- und Fortwirkung in die Welt, und mit ihr sind ihre materiellen, seelischen und geistigen Dimensionen gemeint. Als ein Beispiel sei auf die besondere Verantwortung hingewiesen, die ein mehr als 80 Jahre alter Mann übernimmt, wenn er ein Kind zeugt, für das er doch nur noch eine begrenzte Zeit da sein kann, abgesehen von vielen Unmöglichkeiten seines Umgangs mit diesem Kind im Vergleich mit einem 30-Jährigen.

Gleichgewicht der Formen der Liebe

Meine eigene Auffassung von der verantwortlichen Aufgabe des Alters ist eindeutig das Erarbeiten der Nächstenliebe. Egoität bzw. Egoismus sind notwendige Kräfte der Jugend, Altruismus oder Nächstenliebe solche des Alters. Und die Welt braucht als Gleichgewicht auch diese Formen der Liebe, die hier Agape und Nächstenliebe genannt werden.

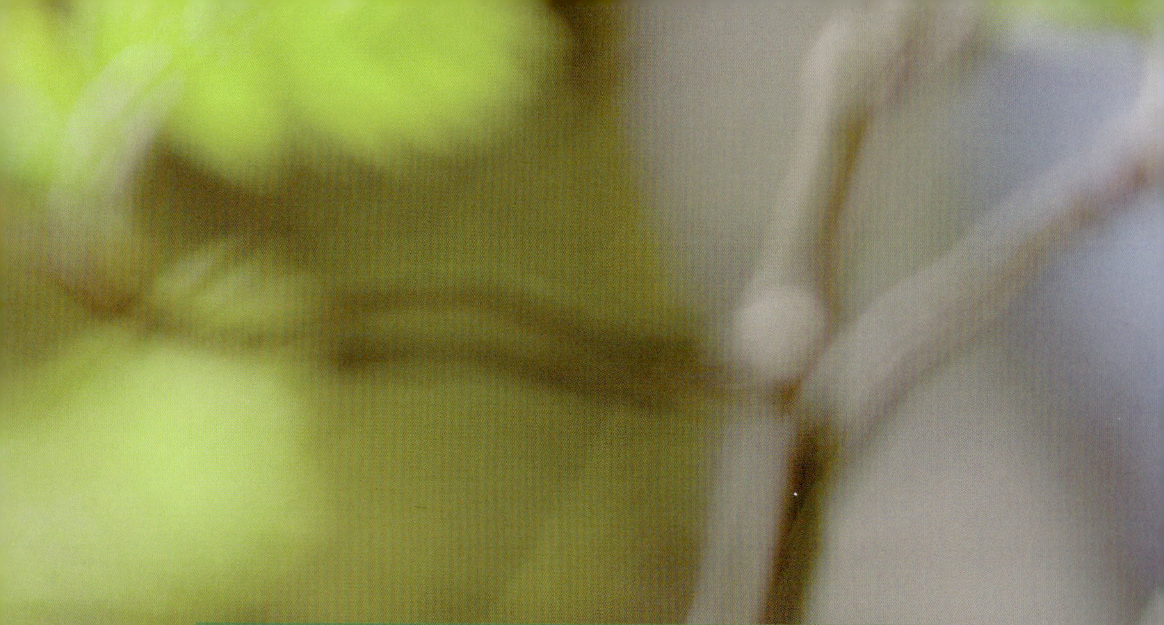

Leiser und lauter

Wie der Vogel auf dem Baum,
der sich müd am Tage sang,
nur noch zwitschert leis im Traum,
dass es in der Nacht verklang:

Also werden meine Lieder
leiser gegen meine Nacht;
und die lautern sing ich wieder,
wenn mein neuer Tag erwacht.

Friedrich Rückert

»Richtig« alt sein

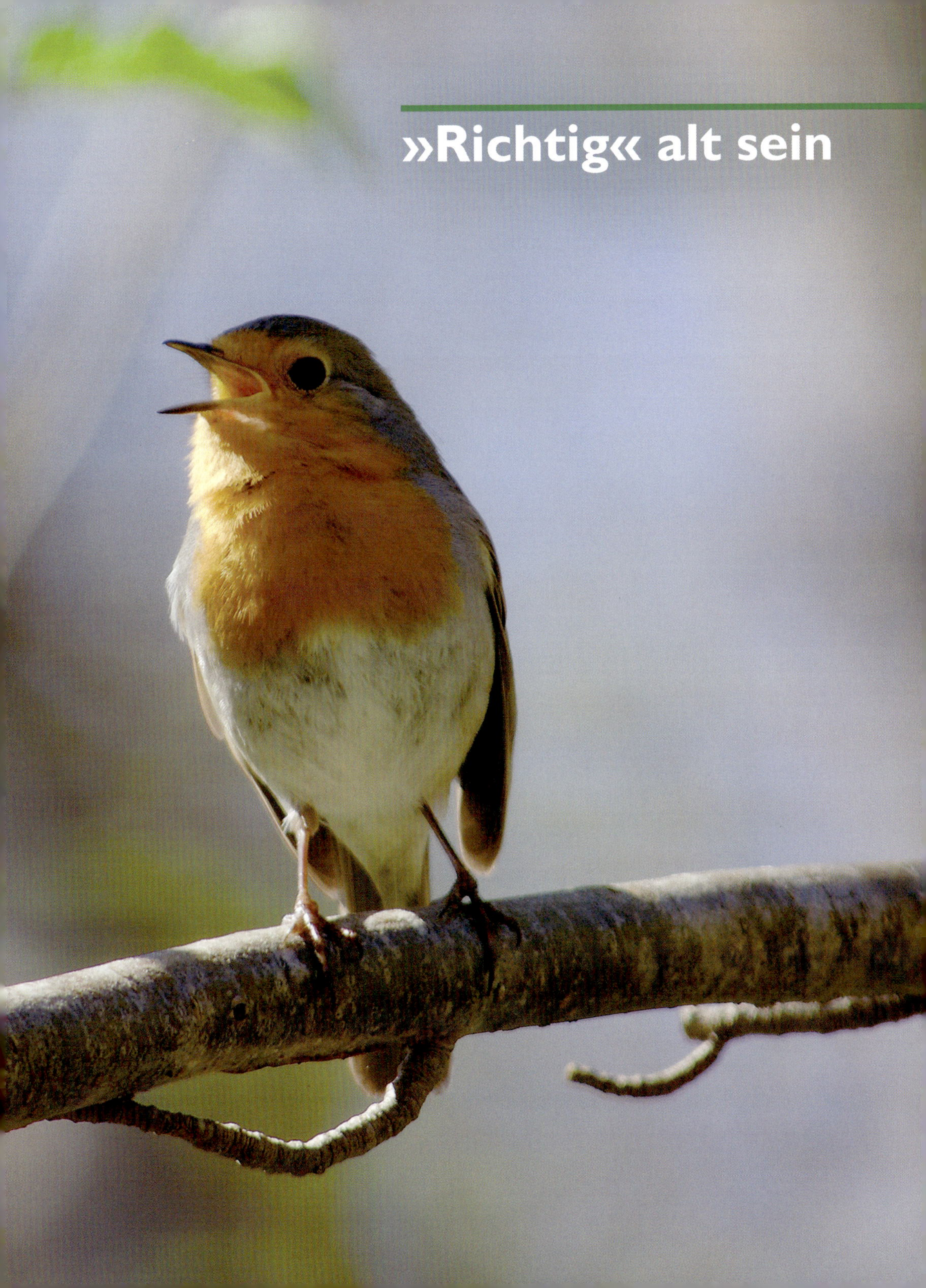

Richtig alt sein! – Das Wort »richtig« übernehme ich aus dem spanischen Sprichwort, das ich schon zitierte: »Wenn du richtig alt werden willst, musst du beizeiten anfangen.« Was meint »richtig alt«, warum steht da nicht »gesund« oder »sehr«? Die Antwort darauf möchte der Inhalt dieses Buchs geben. Er gründet auf einem Menschenverständnis, in welchem das Alter ein natürlicher Anteil des Menschenlebens ist, auf den jeder sich freuen sollte. Weil Alter ausdrückt, nun die Früchte ernten zu dürfen, die man lange zuvor veranlagt hat und um deren Entstehen man sich einen großen Teil des Lebens bemüht hat. Weil das Altern nur unseren Leib betrifft, den vergänglichen Teil des Menschseins, während die Seele im Alter durchaus jünger empfinden kann als in der Kindheit und Jugend. Weil das hohe Gut der Freiheit eigentlich erst im Hohen Alter nach dem Ausklingen aller Verpflichtungen des praktischen Lebens uneingeschränkt gelebt werden kann. Und weil wir im Alter an unserer Zukunft bauen, in Vorbereitung eines Lebens nach dem leiblichen Tod und auch eines erneuten Erdenlebens, wenn die Idee der Reinkarnation zugrunde gelegt wird.

»Hohes Lied des Alters«

Ich könnte noch viele »Weils« anführen, denn die Begründung des »richtigen« Alters ist – wie gesagt – Inhalt dieses Buchs, auch meine ganz persönliche Erfahrung. Deshalb möchte ich das Hohe Lied des Alters preisen, um einen besonderen Begriff aus der Bibel aufzugreifen.

Ich bin mir bewusst, dass noch viel Zeit vergehen wird, ehe diese absolut positive Einstellung zum Alter größere Teile der Menschheit ergreift. Zu sehr sind wir alle geprägt von der Ideologie der materialistischen Weltanschauung der Gegenwart. Wenn die Idee des Kapitalismus in der Wirtschaft von ewigem, scheinbar notwendigem Wachstum genährt wird, bleibt ein devolutionäres Geschehen wie das Altern und Vergehen des Leibes ganz negativ.

Es sind viele neue Schritte zu gehen, um »richtig« alt sein zu können. Dazu ist es notwendig, ein tägliches Empfinden auszubilden, dass das Sterben zum Leben gehört. Die Natur lebt es uns jedes Jahr vor, genauso der menschliche Organismus, wenn wir ihn in seinem Leben nur ernst nähmen. Mit welcher Intensität wird ein Leben lang in ihm gestorben, nicht nur auf der organisch-zellulären Ebene. Und wie sehr bewirkt dieses Sterben immer einen Neubeginn, der sich hinter dem Wort Regeneration verbirgt. So ist spätestens seit Christi Tod auf Golgatha und der Auferstehung zu Ostern in

Auferstehungskraft

jedem Menschen auch diese Auferstehungskraft verankert, dass jeder Tod einen Anfang oder eben Neubeginn ermöglicht. Wie würden Mensch und Erde vergreisen, wenn das nicht so wäre.

Die heute häufigen Zerrbilder des Alters sind ja Wirklichkeit, doch als Resultat eines missverstandenen Menschseins, das weder persönliche Entwicklung noch eigenständiges Seelenleben in Wechselbeziehung mit dem Leib wahrnimmt, das einseitig auf den Leib starrt und ihn auf einen stoffgeprägten Körper reduziert, der letztlich wie ein Automat funktioniert. Die Demenzen – das wurde dargestellt – sind Ausdruck einer solchen Auffassung (siehe Seite 111 ff.). Auch bei diesen tragischen Altersverläufen ist doch der Kern des Menschen, sein ewiger Geist, als Ich gesund und unangetastet, auch wenn ihm sein Werkzeug, der Leib, nicht mehr zur Verfügung steht – wie ein Musiker ein solcher doch bleibt, auch wenn ihm sein Instrument genommen wurde, wobei er mit Sicherheit intensiv danach streben wird, ein neues Instrument zu bekommen, wenn das alte nicht zurückzugewinnen ist. *Zerrbilder des Alters*

Zu einer »richtigen« Auffassung des Alters gehört, von der Existenz des Geistes als eigene Wesensart zu wissen, sich als Geistwesen zu erleben, zu erkennen und mit dem Geist in anderen Menschen und aller Kreatur unserer Schöpfung zu kommunizieren. Unter dieser Prämisse könnte ich das Pfingstfest auch das Fest des Alters nennen. Im Rosenkreuzertum heißt es deshalb auch, dass es der Geist ist, durch den wir über allen Tod hinaus weiterleben (»per spiritum sanctum reviviscimus«). *sich als Geistwesen erleben*

Zum »richtig« im genannten Sprichwort gehört auch »beizeiten anfangen«. Deshalb ist dieses Buch nicht primär für die Menschen geschrieben worden, die schon alt sind, sondern für alle, die »richtig« alt werden wollen. Diese Vorbereitungszeit beginnt spätestens mit dem 5. Lebensjahrzehnt. Der autonome Mensch wird damit jedoch noch früher beginnen, vielleicht ab dem 28. Lebensjahr, in dem die Leibbildung ganz abgeschlossen sein sollte. Er könnte dann schon anfangen, aufmerksam auf die leise beginnenden devolutionären Veränderungen oder Abbauprozesse seines Leibes zu werden, wie sie zum Beispiel viele Leistungssportler erleben. Vor allem aber könnte er als junger Mensch Verständnis für die Alten ausbilden, Generationen verbinden, das sie Trennende aufheben. Das ist das wunderbare Thema von Großeltern und Enkeln. Es ist ein Trick der Kräfte, die uns an den Stoff binden wollen und alles Geistige verlachen, dass sie uns an eine Zeit glauben lassen, die es so nur als Mechanik, nicht aber in der Wirklichkeit gibt. Von ihnen kommt dann das generationentrennende Wort »früher«, natürlich verbunden mit dem »war alles viel besser«. *beizeiten anfangen*

Auch die sogenannte Leistungsgesellschaft kann im Alter nur Negatives sehen, weil ja nicht mehr das gilt, was die Alten geleistet haben, um die *Leistungsgesellschaft*

scheinbare »Nutzlosigkeit«

Gesellschaft von heute entstehen zu lassen, sondern nur, dass sie im Heute und Jetzt für die Wirtschaft keine Leistung mehr erbringen und deshalb scheinbar nutzlos sind. Dabei wird leicht übersehen, welche Bedeutung sie noch für den Konsum haben!

Die wirkliche Zeit ist nie linear, sie ist Strömung und Gegenströmung, Wirbel und auch Stillstand. Es ist das Miteinander, die scheinbar undenkbare Gleichzeitigkeit von Vergangenem und Zukünftigem, was eine wirkliche Gegenwart ausmacht, in der Christus wirkt, der der Herr dieser Gleichzeitigkeit ist.

andauernde Übungsinhalte

Das sind viele neue Gedanken, Denkanregungen, die anstrengend sein können, weshalb man sie gerne meidet. Sie können aber auch so anregend sein, dass man sie zu andauernden Übungsinhalten macht, wie ein Sportler sein Training, durch welches er selbst gesteckte Ziele verwirklichen will.

Viele Inhalte dieses Buchs sind doch eindeutig so, dass man von ihnen nicht erst Kenntnis nehmen sollte, wenn man schon alt geworden ist, sondern um sich darauf vorzubereiten, »richtig« alt zu werden.

Das Schlusswort soll wieder ein Dichter haben, der das von mir Gesagte so einzigartig »ver-dichtet«:[187]

> Und dann eines Tages alt sein
> und noch lange nicht alles verstehen, nein,
> aber anfangen, aber lieben, aber ahnen,
> aber zusammenhängen mit Fernem und Unsagbarem […]
> Ich denke es mir gut, alt zu sein.
>
> *Rainer Maria Rilke*

Danksagung

Dieses Buch verdankt seine Entstehung auch Frau Christine Christ vom Verlag Urachhaus und meiner Frau Alexandra. Diese hat meine handschriftlichen Aufzeichnungen auf den Schreibcomputer übertragen und so zum Druck vorbereitet. Sie ist auch immer meine erste Leserin und hilft, unklar Ausgesprochenes besser zu formulieren, zu lange Sätze zu teilen oder Fehlendes zu ergänzen.

Geburtshelfer eines Buches ist das Lektorat. Immer neu begeistert es mich, wie ein anderer Mensch ganz vorurteilsfrei in meine Gedanken eintaucht und sie letztlich zur Druckreife bringt. Frau Christ hat mich diese Fähigkeit in jedem Gespräch, in ihren Überarbeitungen, dem Schließen von Lücken erleben lassen. Von ihr stammen die Bild- und Gedichtvorschläge, und ihr Mann Manfred Christ sorgte für das Layout, welches dem Buch sein Gesicht gibt. Allen Mithelfern gilt mein großer Dank.

Danke sage ich auch Herrn Stehle, dass der Verlag diese Metamorphose meiner *Alterssprechstunde* möglich macht. Und Dank auch allen mir begegnenden Menschen, die mich die vielfältigen Facetten des Alterns und des Alters erleben ließen.

Anmerkungen

1 Thomas Schulz, *Zukunftsmedizin. Wie das Silicon Valley Krankheiten besiegen und unser Leben verlängern will,* München 2018, Seite 206–230.

2 Hans-Peter Dürr, *Warum es ums Ganze geht. Neues Denken für eine Welt im Umbruch,* Frankfurt am Main 2012, Seite 83.

3 Rudolf Steiner, *Von Seelenrätseln* (GA 21), Dornach ^{3}1960, Seite 11–33.

4 Rudolf Steiner, *Die Welt des Geistes und ihr Hereinragen in das physische Dasein. Das Einwirken der Toten in die Welt der Lebenden* (GA 150), Dornach ^{2}1980, Vortrag vom 23. Dezember 1913, Seite 131.

5 Rudolf Steiner, *Die Geheimwissenschaft im Umriss* (GA 13), Basel ^{31}2013.

6 Rudolf Steiner, *Von Seelenrätseln* (GA 21), Dornach ^{3}1960, Kapitel 4,6: »Die physischen und die geistigen Abhängigkeiten der Menschen-Wesenheit«, Seite 150–163.

7 Johann Wolfgang von Goethe, *Faust,* Erster Teil, Vers 1335–1338.

8 Siehe z.B. Hans-Werner Schroeder, *Mensch und Engel. Die Wirklichkeit der Hierarchien,* Stuttgart ^{5}1999.

9 Hermann Hesse, »Stufen«, in: ders., *Stufen. Ausgewählte Gedichte,* Frankfurt am Main 1988, Seite 187.

10 Siehe z.B. Hans-Werner Schroeder, *Mensch und Engel. Die Wirklichkeit der Hierarchien,* Stuttgart ^{5}1999.

11 Siehe z.B. Rudolf Steiner, *Mysterienstätten des Mittelalters. Rosenkreuzertum und modernes Einweihungsprinzip* (GA 233a), Basel ^{6}2013, Vortrag vom 11. Januar 1924.

12 Rudolf Steiner, *Philosophie der Freiheit. Grundzüge einer modernen Weltanschauung. Seelische Beobachtungsresultate nach naturwissenschaftlicher Methode* (GA 4), Dornach ^{16}1995. Der Rhythmus von 33 Jahren trägt als ein ganz besonderer Rhythmus ebenfalls viele Erscheinungen unserer Welt, siehe z.B. Wilhelm Hoerner, *Zeit und Rhythmus. Die Ordnungsgesetze der Erde und des Menschen,* Stuttgart ^{3}1993, Seite 219 ff.

13 Rudolf Steiner, *Grundlinien einer Erkenntnistheorie der Goetheschen Weltanschauung mit besonderer Rücksicht auf Schiller* (GA 2), Dornach ^{8}2003; ders., *Wahrheit und Wissenschaft. Vorspiel einer »Philosophie der Freiheit«* (GA 3), Basel ^{6}2012; ders., *Anthroposophie. Ein Fragment aus dem Jahre 1910* (GA 45), Dornach ^{5}2009.

14 Siehe Rudolf Steiner, *Die Verbindung zwischen Lebenden und Toten* (GA 168), Dornach ^{4}1995, Vortrag vom 16. Februar 1916, Seite 12–14; ders., *Nordische und mitteleuropäische Geistimpulse* (GA 209), Dornach ^{2}1982, Vortrag vom 7. Dezember 1921, Seite 75–76.

15 William Shakespeare, *Othello,* 5. Akt, 2. Szene.

16 Volker Fintelmann, *Intuitive Medizin. Theorie und Praxis der Anthroposophischen Medizin,* Stuttgart ^{6}2016; Volker Fintelmann, Markus Treichler, *Seele & Leib in Gesundheit und Krankheit,* Frankfurt am Main 2019.

17 Johann Wolfgang von Goethe, *Dichtung und Wahrheit,* Erster Teil, Erstes Buch, München [12]1994, Seite 37.
18 Rudolf Steiner, *Anthroposophie als Kosmosophie. Zweiter Teil: Die Gestaltung des Menschen als Ergebnis kosmischer Wirkungen* (GA 208), Dornach [3]1992, Vortrag vom 29. Oktober 1921.
19 Rudolf Steiner, *Das Zusammenwirken von Ärzten und Seelsorgern. Pastoral-Medizinischer Kurs* (GA 318), Basel [5]2019, Vortrag vom 11. September 1924.
20 Ebenda.
21 Johann Wolfgang von Goethe, *Faust,* Erster Teil, Vers 1112.
22 Volker Fintelmann, *Intuitive Medizin. Theorie und Praxis der Anthroposophischen Medizin,* Stuttgart [6]2016; Volker Fintelmann, Markus Treichler, *Seele & Leib in Gesundheit und Krankheit,* Frankfurt am Main 2019.
23 Rudolf Steiner, *Metamorphosen des Seelenlebens – Pfade der Seelenerlebnisse I* (GA 58), Basel [2]2017, Seite 121.
24 Rudolf Steiner, *Theosophie. Einführung in übersinnliche Welterkenntnis und Menschenbestimmung* (GA 9), Basel [33]2013, Kapitel »Das Wesen des Menschen. IV. Leib, Seele und Geist«.
25 Rudolf Steiner, *Seelenübungen Band I. Übungen mit Wort- und Sinnbild-Meditationen zur methodischen Entwicklung höherer Erkenntniskräfte, 1904–1924,* Dornach [2]2001, Seite 87.
26 C.S. Lewis, *Dienstanweisung für einen Unterteufel,* Freiburg im Breisgau 2015.
27 Rudolf Steiner, *Das Zusammenwirken von Ärzten und Seelsorgern. Pastoral-Medizinischer Kurs* (GA 318), Basel [5]2019, Vortrag vom 11. September 1924.
28 Thomas Schulz, *Zukunftsmedizin. Wie das Silicon Valley Krankheiten besiegen und unser Leben verlängern will,* München 2018, Seite 206–230.
29 Siehe beispielsweise Wilhelm Hoerner, *Zeit und Rhythmus. Die Ordnungsgesetze der Erde und des Menschen,* Stuttgart [3]1993, Seite 201 ff.
30 Rudolf Steiner, *Theosophie. Einführung in übersinnliche Welterkenntnis und Menschenbestimmung* (GA 9), Basel [33]2013, Kapitel »Das Wesen des Menschen. IV. Leib, Seele und Geist«.
31 Rudolf Steiner, *Die Geheimwissenschaft im Umriss* (GA 13), Basel [31]2013.
32 Christian Morgenstern, aus *Wir fanden einen Pfad,* in: ders., *Werke und Briefe,* Band II: *Lyrik 1906–1914,* hrsg. von Martin Kießig, Stuttgart 1992, Seite 207.
33 Johannes Hemleben, *Symbole der Schöpfung. Ein Versuch, in der Offenbarung der Natur zu lesen,* Stuttgart 1931, Seite 51–66.
34 Rainer Maria Rilke, Erste Elegie der »Duineser Elegien«, in: ders., *Sämtliche Werke,* Erster Band, Frankfurt am Main 1955, Seite 685.
35 Rudolf Steiner, *Wahrspruchworte* (GA 40), Dornach [9]2005, Seite 298.
36 Johannes Hemleben, *Symbole der Schöpfung. Ein Versuch, in der Offenbarung der Natur zu lesen,* Stuttgart 1931.
37 Bernard Lievegoed, *Soziale Gestaltungen in der Heilpädagogik,* Manuskriptdruck, hrsg. von Wolfgang Garvelmann 1970.

38 Johannes Hemleben, *Symbole der Schöpfung. Ein Versuch, in der Offenbarung der Natur zu lesen*, Stuttgart 1931.

39 Christian Morgenstern, aus *Wir fanden einen Pfad*, in: ders., *Werke und Briefe*, Band II: *Lyrik 1906–1914*, hrsg. von Martin Kießig, Stuttgart 1992, Seite 213 f.

40 Rudolf Steiner, *Die geistige Führung des Menschen und der Menschheit. Geisteswissenschaftliche Ergebnisse über die Menschheits-Entwicklung* (GA 15), Dornach [10]1987.

41 Volker Fintelmann, *Das Herz als Sinnesorgan*, hrsg. von Gesundheit aktiv, Berlin 2017.

42 Rudolf Steiner, *Meditative Betrachtungen und Anleitungen zur Vertiefung der Heilkunst* (GA 316), Dornach 1967, Vortrag vom 9. Januar 1924, Seite 127.

43 Platon, *Phaidros*, in der Übertragung von Rudolf Kassner, Leipzig 1939.

44 Johann Wolfgang von Goethe, *Faust*, Zweiter Teil, Vers 11288–11303.

45 Ovid, *Metamorphosen*, VIII,611–724.

46 Johann Wolfgang von Goethe, *Faust*, Zweiter Teil, Vers 11433–11452.

47 Jürgen Moltmann, *Mensch. Christliche Anthropologie in den Konflikten der Gegenwart*, Stuttgart 1971, Seite 65.

48 Christian Morgenstern, »Die Fußwaschung«, aus der Gedichtsammlung *Wir fanden einen Pfad*, in: ders., *Werke und Briefe*, Band II: *Lyrik 1906–1914*, hrsg. von Martin Kießig, Stuttgart 1992, Seite 221.

49 Darrell Huff, *Wie lügt man mit Statistik?*, Zürich 1956.

50 Rudolf Steiner, *Theosophie. Einführung in übersinnliche Welterkenntnis und Menschenbestimmung* (GA 9), Basel [33]2013, Kapitel »Das Wesen des Menschen. IV. Leib, Seele und Geist«, Seite 46 f.

51 Rudolf Steiner, *Der Mensch als Zusammenklang des schaffenden, bildenden und gestaltenden Weltenwortes* (GA 230), Dornach [7]1993, Vortrag vom 11. November 1923.

52 Rudolf Steiner, *Allgemeine Menschenkunde als Grundlage der Pädagogik* (GA 293), Basel [10]2019, Seite 151.

53 Rudolf Steiner, *Meditative Betrachtungen und Anleitungen zur Vertiefung der Heilkunst* (GA 316), Dornach [5]2008, Vortrag vom 9. Januar 1924, Seite 130.

54 Rudolf Steiner, *Die Welt der Sinne und die Welt des Geistes* (GA 134), Dornach [6]2008, Vortrag vom 29. Dezember 1911, Seite 55 f.

55 Volker Fintelmann, *Intuitive Medizin. Theorie und Praxis der Anthroposophischen Medizin*, Stuttgart [6]2016, Seite 41–42.

56 Rudolf Steiner, *Das Zusammenwirken von Ärzten und Seelsorgern. Pastoral-Medizinischer Kurs* (GA 318), Basel [5]2019, Vortrag vom 18. September 1924, Seite 163.

57 Volker Fintelmann (Hrsg.), Kai Henning Brodersen, Moritz Lukas, Philipp Lukas, *Carl Gustav Carus. Begründer einer spirituellen Medizin und ihre Bedeutung für das 21. Jahrhundert*, Stuttgart 2007.

58 Volker Fintelmann, *Intuitive Medizin. Theorie und Praxis der Anthroposophischen Medizin*, Stuttgart [6]2016.

59 Volker Fintelmann, *Das Herz als Sinnesorgan,* hrsg. von Gesundheit aktiv, Berlin 2017.

60 Rudolf Steiner, *Von Seelenrätseln* (GA 21), Dornach ^{5}1983, Kapitel 4,6: »Die physischen und die geistigen Abhängigkeiten der Menschen-Wesenheit«.

61 Rudolf Steiner, *Anthroposophie. Ein Fragment aus dem Jahre 1910* (GA 45), Dornach ^{5}2009; Albert Soesman, *Die zwölf Sinne. Tore der Seele,* Stuttgart ^{4}2000.

62 Volker Fintelmann, *Die Wiedergewinnung des Heilens. Wege zu einer christlichen Medizin,* Frankfurt am Main 2017.

63 Volker Fintelmann, Markus Treichler, *Seele & Leib in Gesundheit und Krankheit,* Frankfurt am Main 2019.

64 Rudolf Steiner, *Heilpädagogischer Kurs* (GA 317), Dornach ^{8}1995, Vortrag vom 25. Juni 1924.

65 Volker Fintelmann, *Parkinson-Krankheit. Wege zur aktiven Begegnung,* hrsg. vom Verein für Anthroposophisches Heilwesen (Gesundheit aktiv), Bad Liebenzell / Unterlengenhardt 2003.

66 Rudolf Steiner, *Die Offenbarungen des Karma* (GA 120), Dornach ^{8}1992, Vortrag vom 16. Mai 1910, Seite 11.

67 Rudolf Steiner, *Das Zusammenwirken von Ärzten und Seelsorgern. Pastoral-Medizinischer Kurs* (GA 318), Basel ^{5}2019, Vortrag vom 14. September 1924.

68 Rudolf Steiner, *Die Philosophie der Freiheit* (GA 4), Dornach ^{16}1995.

69 Rudolf Steiner, *Theosophie. Einführung in übersinnliche Welterkenntnis und Menschenbestimmung* (GA 9), Basel ^{33}2013, Kapitel »Das Wesen des Menschen. IV. Leib, Seele und Geist«, Seite 34.

70 Rudolf Steiner, *Das Rätsel des Menschen* (GA 170), Dornach ^{3}1992, Vorträge vom 12., 13. und 15. August 1916.

71 Rudolf Steiner, *Die Offenbarungen des Karma* (GA 120), Dornach ^{8}1992, Vortrag vom 18. Mai 1910, Seite 65.

72 Volker Fintelmann, Rudolf Fritz Weiss, Kenny Kuchta, *Lehrbuch der Phytotherapie,* Stuttgart ^{13}2017, Seite 305.

73 Volker Fintelmann, *Intuitive Medizin. Theorie und Praxis der Anthroposophischen Medizin,* Stuttgart ^{6}2016, Seite 162–166.

74 Rudolf Steiner, *Das Zusammenwirken von Ärzten und Seelsorgern. Pastoral-Medizinischer Kurs* (GA 318), Basel ^{5}2019, Vortrag vom 18. September 1924, Seite 163.

75 Rudolf Steiner, *Eine okkulte Physiologie* (GA 128), Dornach ^{5}1991, Vortrag vom 26. März 1911, Seite 122.

76 Rudolf Steiner, Ita Wegman, *Grundlegendes für eine Erweiterung der Heilkunst nach geisteswissenschaftlichen Erkenntnissen* (GA 27), Basel ^{8}2014, Kapitel 6: »Blut und Nerv«, Seite 43.

77 Rudolf Steiner, *Rhythmen im Kosmos und im Menschenwesen* (GA 350), Dornach ^{3}1991, Vortrag vom 18. Juli 1923, Seite 198.

78 Volker Fintelmann, *Intuitive Medizin. Theorie und Praxis der Anthroposophischen Medizin,* Stuttgart ^{6}2016, Seite 232–257; ders., Markus Treichler, Gunver Sophia

Kienle (Hrsg.), *Onkologie auf anthroposophischer Grundlage,* Frankfurt am Main 2014–2016, 4 Bände.

79 Rudolf Steiner, *Zu sozialen und wirtschaftlichen Fragen der Gegenwart* (GA 332b), Basel 2020, Seite 37.

80 Johann Wolfgang von Goethe, »West-östlicher Divan«, Buch des Sängers, Talismane, in: ders., *Goethes Werke,* Band II: Gedichte und Epen II, München [15]1994, Seite 10.

81 Rudolf Steiner, *Meditative Betrachtungen und Anleitungen zur Vertiefung der Heilkunst* (GA 316), Dornach [5]2009, Vortrag vom 9. Januar 1924, Seite 132 und 138.

82 Ebenda.

83 Grundlegende Literatur zu den Widersachermächten: Erhard Fucke, *Im Spannungsfeld des Bösen. Erkenntnisse und Perspektiven aus der Anthroposophie Rudolf Steiners,* Stuttgart 2002; Volker Fintelmann, Steffen Hartmann, *Mit Widar Zukunft schaffen,* Stuttgart 2019, Kapitel 4, Seite 79 ff.

84 Hans-Peter Dürr, *Warum es ums Ganze geht. Neues Denken für eine Welt im Umbruch,* Frankfurt am Main 2012, Seite 83.

85 Rudolf Steiner, *Geisteswissenschaft und Medizin* (GA 312), Dornach [7]1999, Vortrag vom 2. April 1920.

86 Lawrence LeShan, *Psychotherapie gegen den Krebs. Über die Bedeutung emotionaler Faktoren bei der Entstehung und Heilung von Krebs,* Stuttgart [8]1999.

87 Siehe z.B. Rudolf Steiner, *Natur- und Geistwesen – ihr Wirken in unserer sichtbaren Welt* (GA 98), Dornach [2]1996, Vortrag vom 4. Dezember 1907, Seite 134.

88 Johann Wolfgang von Goethe, »Wilhelm Meisters Wanderjahre«, Erstes Buch, 10. Kapitel, in: ders., *Goethes Werke,* Band VIII: Romane und Novellen III, München [13]1994, Seite 120 f.

89 Rudolf Steiner, *Anthroposophie. Ein Fragment* (GA 45), Dornach [5]2009.

90 Rudolf Steiner, *Geisteswissenschaft und Medizin* (GA 312), Dornach [7]1999, Vortrag vom 25. März 1920 und vom 3. April 1920.

91 Johann Wolfgang von Goethe, »Wilhelm Meisters Wanderjahre«, Erstes Buch, 10. Kapitel, in: ders., *Goethes Werke,* Band VIII: Romane und Novellen III, München [13]1994, Seite 120 f.

92 Johann Wolfgang von Goethe, *Faust,* Zweiter Teil, Vers 11581–11582.

93 Volker Fintelmann, Markus Treichler, *Seele & Leib in Gesundheit und Krankheit,* Frankfurt am Main 2019, Seite 197–209 und 269–271.

94 Rudolf Steiner, *Geisteswissenschaft als Erkenntnis der Grundimpulse sozialer Gestaltung* (GA 199), Dornach [2]1985, Vortrag vom 8. August 1920, Seite 54.

95 Rudolf Steiner, Ita Wegman, *Grundlegendes für eine Erweiterung der Heilkunst nach geisteswissenschaftlichen Erkenntnissen* (GA 27), Basel [8]2014, Kapitel 10, Seite 58 ff.

96 Rudolf Steiner, *Die Geheimwissenschaft im Umriss* (GA 13), Basel [31]2013, Kapitel »Die Weltentwicklung und der Mensch«, Seite 137 ff.

97 Rudolf Steiner, *Geisteswissenschaft und Medizin* (GA 312), Basel [8]2020, Vortrag vom 2. April 1920, Seite 246.

98 Rudolf Steiner, *Die Geheimwissenschaft im Umriss* (GA 13), Basel ^{31}2013.
99 Volker Fintelmann, Markus Treichler, *Seele & Leib in Gesundheit und Krankheit,* Frankfurt am Main 2019.
100 Rudolf Steiner, *Menschenwerden, Weltenseele und Weltengeist – Erster Teil* (GA 205), Basel ^{3}2017, Vortrag vom 2. Juli 1921, Seite 97 ff.
101 Carl Du Prel, *Die Psyche und das Ewige. Grundriss einer transzendentalen Psychologie,* Reprint, Pforzheim 1971, Seite 382–442.
102 Rudolf Steiner, *Das Zusammenwirken von Ärzten und Seelsorgern. Pastoral-Medizinischer Kurs* (GA 318), Basel ^{5}2019, Vorträge vom 9., 10. und 12. September 1924.
103 Volker Fintelmann, Markus Treichler, *Seele & Leib in Gesundheit und Krankheit,* Frankfurt am Main 2019; Markus Treichler, Johannes Reiner, *Anthroposophie-basierte Psychotherapie. Grundlagen – Methoden – Indikationen – Praxis,* Berlin 2019.
104 Volker Fintelmann, *Praktische Tee-Therapie,* Stuttgart 2005.
105 Rudolf Steiner, *Meditative Betrachtungen und Anleitungen zur Vertiefung der Heilkunst* (GA 316), Dornach ^{5}2008, Vortrag vom 3. Januar 1924, Seite 28 ff.
106 Rudolf Steiner, *Theosophie. Einführung in übersinnliche Welterkenntnis und Menschenbestimmung* (GA 9), Basel ^{33}2013, Abschnitt »Die drei Welten«, Kapitel 2 und 4; ders., *Die Geheimwissenschaft im Umriss* (GA 13), Basel ^{31}2013, Kapitel »Schlaf und Tod«.
107 Siehe beispielsweise ders., *Theosophie. Einführung in übersinnliche Welterkenntnis und Menschenbestimmung* (GA 9), Basel ^{33}2013, Kapitel »Wiederverkörperung des Geistes und Schicksal (Reinkarnation und Karma)«.
108 Rudolf Steiner, *Vor dem Tore der Theosophie* (GA 95), Dornach ^{4}1990, Vortrag vom 25. August 1906, Seite 41; ders., *Esoterische Betrachtungen karmischer Zusammenhänge,* Band 6 (GA 240), Dornach ^{5}1992, Vortrag vom 18. Juli 1924, Seite 147.
109 Rudolf Steiner, *Die Theosophie des Rosenkreuzers* (GA 99), Dornach ^{7}1985, Vortrag vom 31. Mai 1907, Seite 78.
110 Rudolf Steiner, *Das Zusammenwirken von Ärzten und Seelsorgern. Pastoral-Medizinischer Kurs* (GA 318), Basel ^{5}2019, Vortrag vom 14. September 1924, Seite 94 ff.
111 Ebenda, Seite 106.
112 Christian Morgenstern, »Der Lattenzaun«, aus den *Galgenliedern,* in: ders., *Werke und Briefe,* Band III: *Humoristische Lyrik,* hrsg. von Maurice Cureau, Stuttgart 1990, Seite 73.
113 Johann Wolfgang von Goethe, *Faust,* Zweiter Teil, erster Akt, »Finstere Galerie«, Vers 6256.
114 Rudolf Steiner, *Die Offenbarungen des Karma* (GA 120), Dornach ^{8}1992, Vortrag vom 18. Mai 1910, Seite 55 ff.
115 Rudolf Steiner, *Meditative Betrachtungen und Anleitungen zur Vertiefung der Heilkunst* (GA 316), Dornach ^{5}2008, Vortrag vom 8. Januar 1924, Seite 117.

116 Bernard Lown, *Die verlorene Kunst des Heilens. Anstiftung zum Umdenken,* Stuttgart [2]2004; Volker Fintelmann, *Die Wiedergewinnung des Heilens. Wege zu einer christlichen Medizin,* Frankfurt am Main 2017.
117 Rudolf Steiner, *Die Verbindung zwischen Lebenden und Toten* (GA 168), Dornach [4]1995, Vortrag vom 22. Februar 1916, Seite 71 f.
118 Raymond A. Moody, *Leben nach dem Tod. Die Erforschung einer unerklärlichen Erfahrung,* Reinbek bei Hamburg [21]2016.
119 Eben Alexander, *Blick in die Ewigkeit. Die faszinierende Nahtoderfahrung eines Neurochirurgen,* München [5]2016.
120 Anita Moorjani, *Heilung im Licht. Wie ich durch eine Nahtoderfahrung den Krebs besiegte und neu geboren wurde,* München 2015.
121 Rudolf Steiner, *Die Geheimwissenschaft im Umriss* (GA 13), Basel [31]2013, Kapitel »Die Erkenntnis der höheren Welten«, Seite 381.
122 Rudolf Steiner, *Die Weihnachtstagung zur Begründung der Allgemeinen Anthroposophischen Gesellschaft 1923/24* (GA 260), Dornach [5]1994, Vortrag vom 1. Januar 1924, Seite 274.
123 Ebenda.
124 Ebenda.
125 William Shakespeare, *Othello,* 5. Akt, 2. Szene.
126 Siehe beispielsweise Rudolf Steiner, *Meditationen für Tag und Jahr,* hrsg. von Taja Gut, Dornach [2]2009; ders., *Ich bin. Meditationen für den Alltag,* hrsg. von Taja Gut, Dornach [2]2011; ders., *Anweisungen für eine esoterische Schulung,* Dornach [4]1999.
127 Novalis, »Neue Fragmente«, Kapitel V: »Von der geheimen Welt«, in: ders., *Werke und Briefe,* Stuttgart o.J., Seite 454.
128 Rudolf Steiner, *Die Geheimwissenschaft im Umriss* (GA 13), Basel [31]2013, Kapitel »Die Weltentwicklung und der Mensch«, Seite 137 ff.
129 Siehe Karl König, *Irdische und kosmische Ernährung,* Stuttgart 2011.
130 Rudolf Steiner, *Eine okkulte Physiologie* (GA 128), Dornach [5]1991, Vortrag vom 24. März 1911, Seite 89 ff.
131 Siehe Karl König, *Irdische und kosmische Ernährung,* Stuttgart 2011.
132 Rudolf Steiner, Ita Wegman, *Grundlegendes für eine Erweiterung der Heilkunst nach geisteswissenschaftlichen Erkenntnissen* (GA 27), Basel [8]2014, Kapitel V: »Pflanze, Tier, Mensch«, Seite 35 ff.
133 Rudolf Steiner, *Die Geheimwissenschaft im Umriss* (GA 13), Basel [31]2013, Kapitel »Die Weltentwicklung und der Mensch«, Seite 137 ff. bzw. 193.
134 Christian Morgenstern, »Die Fußwaschung«, aus der Gedichtsammlung *Wir fanden einen Pfad,* in: ders., *Werke und Briefe,* Band II: *Lyrik 1906–1914,* hrsg. von Martin Kießig, Stuttgart 1992, Seite 221.
135 Rudolf Steiner, *Welche Bedeutung hat die okkulte Entwicklung des Menschen für seine Hüllen – physischer Leib, Ätherleib, Astralleib – und sein Selbst?* (GA 145), Basel [7]2015, Vortrag vom 21. März 1913, Seite 30 f.
136 Ebenda, Seite 30 ff.

137 Christian Morgenstern, »Licht ist Liebe«, aus der Gedichtsammlung *Wir fanden einen Pfad,* in: ders., *Werke und Briefe,* Band II: *Lyrik 1906–1914,* hrsg. von Martin Kießig, Stuttgart 1992, Seite 222.

138 Volker Fintelmann, *Praktische Tee-Therapie,* Stuttgart 2005.

139 Rudolf Steiner, *Geisteswissenschaft und Medizin* (GA 312), Basel ^{8}2020, Vortrag vom 6. April 1920, Seite 311 f.

140 Rudolf Steiner, *Eine okkulte Physiologie* (GA 128), Dornach ^{5}1991, Vortrag vom 24. März 1911, Seite 100; ders., *Geisteswissenschaftliche Menschenkunde* (GA 107), Basel ^{6}2011, Vortrag vom 10. November 1908, Seite 121.

141 Rudolf Steiner, *Physiologisch-Therapeutisches auf Grundlage der Geisteswissenschaft* (GA 314), Basel ^{4}2011, Vortrag vom 27. Oktober 1922, Seite 113.

142 Rudolf Steiner, »Anthroposophischer Seelenkalender«, in: ders., *Wahrspruchworte* (GA 40), Basel ^{10}2019, Seite 24.

143 Rudolf Steiner, *Anthroposophische Menschenerkenntnis und Medizin* (GA 319), Dornach ^{3}1994, Vortrag vom 28. August 1924, Seite 217.

144 Rudolf Steiner, *Die Offenbarungen des Karma* (GA 120), Dornach ^{8}1992, Vortrag vom 18. Mai 1910, Seite 65.

145 Joseph von Eichendorff, »Wünschelrute«, in: ders., *Werke,* Band I, München o.J., Seite 132.

146 Rudolf Steiner, *Das Zusammenwirken von Ärzten und Seelsorgern. Pastoral-Medizinischer Kurs* (GA 318), Basel ^{5}2019, Vortrag vom 11. September 1924, Seite 60.

147 Ebenda.

148 Johannes Hemleben, *Symbole der Schöpfung. Ein Versuch, in der Offenbarung der Natur zu lesen,* Stuttgart 1931, Seite 51–66.

149 Rudolf Steiner, »Anthroposophischer Seelenkalender«, in: ders., *Wahrspruchworte* (GA 40), Basel ^{10}2019, Seite 19 ff.

150 Rudolf Steiner, »Nervosität und Ichheit«, Vortrag vom 11. Januar 1912, in: ders., *Erfahrungen des Übersinnlichen. Die drei Wege der Seele zu Christus* (GA 143), Dornach ^{4}1994, Seite 9 ff.

151 Rudolf Steiner, *Geisteswissenschaft und Medizin* (GA 312), Dornach ^{7}1999, Vortrag vom 29. März 1920, Seite 179.

152 Volker Fintelmann, *Intuitive Medizin. Theorie und Praxis der Anthroposophischen Medizin,* Stuttgart ^{6}2016, Seite 276–279.

153 Adolf M. Klaus Müller, *Wende der Wahrnehmung. Erwägungen zur Grundlagenkrise in Physik, Medizin, Pädagogik und Theologie,* München 1978, Seite 54–100.

154 Rudolf Steiner, *Theosophie. Einführung in übersinnliche Welterkenntnis und Menschenbestimmung* (GA 9), Basel ^{33}2013, Kapitel IV: »Leib, Seele und Geist«, Seite 34.

155 Volker Fintelmann, *Intuitive Medizin. Theorie und Praxis der Anthroposophischen Medizin,* Stuttgart ^{6}2016, Seite 225–230.

156 Johann Wolfgang von Goethe, *Faust,* Zweiter Teil, erster Akt, »Finstere Galerie«.

157 Rudolf Steiner, *Das Zusammenwirken von Ärzten und Seelsorgern. Pastoral-Medizinischer Kurs* (GA 318), Basel ^{5}2019.

158 Ebenda, Vortrag vom 8. September 1924, Seite 9 ff.
159 Volker Fintelmann, Markus Treichler, *Seele & Leib in Gesundheit und Krankheit,* Frankfurt am Main 2019.
160 Rudolf Steiner, *Geisteswissenschaft und Medizin* (GA 312), Dornach [7]1999, Vortrag vom 5. April 1920, Seite 307.
161 Markus Treichler, Johannes Reiner, *Anthroposophie-basierte Psychotherapie. Grundlagen – Methoden – Indikationen – Praxis,* Berlin 2019.
162 Rudolf Steiner, *Grundlinien einer Erkenntnistheorie der Goetheschen Weltanschauung mit besonderer Rücksicht auf Schiller* (GA 2), Dornach [8]2003.
163 Johann Wolfgang von Goethe, *Faust,* Erster Teil, Vers 1335–1336.
164 Rudolf Steiner, *Meditative Betrachtungen und Anleitungen zur Vertiefung der Heilkunst* (GA 316), Dornach [5]2008, Vortrag vom 8. Januar 1924, Seite 117; siehe auch Volker Fintelmann, *Die Wiedergewinnung des Heilens. Wege zu einer christlichen Medizin,* Frankfurt am Main 2017.
165 Johann Wolfgang von Goethe, *Faust,* Zweiter Teil, Vers 11936–11937.
166 Ebenda, Erster Teil, Studierzimmer, Vers 1990–2000.
167 Rudolf Steiner, *Die Philosophie der Freiheit* (GA 4), Dornach [16]1995.
168 Siehe auch Rudolf Steiner, *Die Geheimwissenschaft im Umriss* (GA 13), Basel [31]2013, Kapitel »Die Erkenntnis der höheren Welten«, Seite 299 ff. bzw. Seite 330 f.
169 Manfred Spitzer, *Digitale Demenz. Wie wir uns und unsere Kinder um den Verstand bringen,* München 2012.
170 Rudolf Steiner, Ita Wegman, *Grundlegendes für eine Erweiterung der Heilkunst nach geisteswissenschaftlichen Erkenntnissen* (GA 27), Basel [8]2014, Kapitel XIX: »Charakteristische Krankheitsfälle«, Achter Fall, Seite 122.
171 Rudolf Steiner, *Heilpädagogischer Kurs* (GA 317), Dornach [8]1995, Vortrag vom 25. Juni 1924, Seite 22.
172 Christian Morgenstern, aus *Wir fanden einen Pfad,* in: ders., *Werke und Briefe,* Band II: *Lyrik 1906–1914,* hrsg. von Martin Kießig, Stuttgart 1992, Seite 213 f.
173 Rudolf Steiner, *Meditative Betrachtungen und Anleitungen zur Vertiefung der Heilkunst* (GA 316), Dornach [5]2008, Vortrag vom 22. April 1924, Seite 157 ff.
174 Rudolf Steiner, *Das Geheimnis der Wunde. Aufzeichnungen zum Samariterkurs,* Beiträge zur Rudolf Steiner Gesamtausgabe, Nr. 108, Dornach 1992, Seite 46.
175 Rudolf Steiner, *Die geistige Führung des Menschen und der Menschheit. Geisteswissenschaftliche Ergebnisse über die Menschheits-Entwicklung* (GA 15), Dornach [10]1987.
176 Rudolf Steiner, *Vier Mysteriendramen* (GA 14), Dornach [5]1998, »Der Seelen Erwachen«, Viertes Bild, Seite 461.
177 Ivan Illich, *Die Enteignung der Gesundheit (Medical nemesis),* Reinbek bei Hamburg 1975, Seite 84.
178 Johann Wolfgang von Goethe, *Faust,* Zweiter Teil, Vers 11433 ff.
179 Antoine de Saint-Exupéry, *Der kleine Prinz,* Düsseldorf 2020.

180 Rudolf Steiner, *Theosophie. Einführung in übersinnliche Welterkenntnis und Menschenbestimmung* (GA 9), Basel [33]2013, Kapitel IV: »Leib, Seele und Geist«, Seite 33 ff. bzw. 47.

181 Rudolf Steiner, *Anthroposophische Leitsätze* (GA 26), Basel [11]2013, Erster Leitsatz, Seite 14.

182 Rudolf Steiner, *Das Sonnenmysterium und das Mysterium von Tod und Auferstehung* (GA 211), Dornach [3]2006, Vortrag vom 11. Juni 1922, Seite 221.

183 Siehe auch Volker Fintelmann, *Die Wiedergewinnung des Heilens. Wege zu einer christlichen Medizin,* Frankfurt am Main 2017, Seite 61.

184 Rudolf Steiner, *Wahrspruchworte* (GA 40), Basel [10]2019, Seite 222.

185 Rudolf Steiner, *Wie erlangt man Erkenntnisse der höheren Welten?* (GA 10), Basel [25]2018.

186 Christian Morgenstern, »Licht ist Liebe«, aus der Gedichtsammlung *Wir fanden einen Pfad,* in: ders., *Werke und Briefe,* Band II: *Lyrik 1906–1914,* hrsg. von Martin Kießig, Stuttgart 1992, Seite 222.

187 Rainer Maria Rilke, Brief an Arthur Holitscher vom 13. Dezember 1905, in: ders., *Briefe,* hrsg. von Horst Nalewski, Band 1, Frankfurt am Main 1991, Seite 207; ders., »Die Aufzeichnungen des Malte Laurids Brigge«, in: ders., *Sämtliche Werke,* Sechster Band, Frankfurt am Main 1966, Seite 721.

Literatur

Alexander, Eben, *Blick in die Ewigkeit. Die faszinierende Nahtoderfahrung eines Neurochirurgen,* München [5]2016

Du Prel, Carl, *Die Psyche und das Ewige. Grundriss einer transzendentalen Psychologie,* Reprint, Pforzheim 1971

Dürr, Hans-Peter, *Warum es ums Ganze geht. Neues Denken für eine Welt im Umbruch,* Frankfurt am Main 2012

Fintelmann, Volker, *Alterssprechstunde. Ein Ratgeber zum Umgang mit dem Alter,* Stuttgart [3]2005

– *Alter und Alterskrankheiten. Von der Kunst, alt zu werden,* Stuttgart 1988

– *Das Herz als Sinnesorgan,* hrsg. von Gesundheit aktiv, Berlin 2017

– *Die Wiedergewinnung des Heilens. Wege zu einer christlichen Medizin,* Frankfurt am Main 2017

– *Intuitive Medizin. Theorie und Praxis der Anthroposophischen Medizin,* Stuttgart [6]2016

– *Krebssprechstunde. Ein Ratgeber zum Umgang mit einer Zeitkrankheit,* Stuttgart 1994

– *Parkinson-Krankheit. Wege zur aktiven Begegnung,* hrsg. vom Verein für Anthroposophisches Heilwesen (Gesundheit aktiv), Bad Liebenzell/Unterlengenhardt 2003

– *Praktische Tee-Therapie,* Stuttgart 2005

Fintelmann, Volker (Hrsg.), Kai Henning Brodersen, Moritz Lukas, Philipp Lukas, *Carl Gustav Carus. Begründer einer spirituellen Medizin und ihre Bedeutung für das 21. Jahrhundert,* Stuttgart 2007

Fintelmann, Volker, Steffen Hartmann, *Mit Widar Zukunft schaffen,* Stuttgart 2019

Fintelmann, Volker, Markus Treichler, *Seele & Leib in Gesundheit und Krankheit,* Frankfurt am Main 2019

Fintelmann, Volker, Markus Treichler, Gunver Sophia Kienle (Hrsg.), *Onkologie auf anthroposophischer Grundlage,* Frankfurt am Main 2014–2016, 4 Bände

Fintelmann, Volker, Rudolf Fritz Weiss, Kenny Kuchta, *Lehrbuch der Phytotherapie,* Stuttgart [13]2017

Fucke, Erhard, *Im Spannungsfeld des Bösen. Erkenntnisse und Perspektiven aus der Anthroposophie Rudolf Steiners,* Stuttgart 2002

Hemleben, Johannes, *Symbole der Schöpfung. Ein Versuch, in der Offenbarung der Natur zu lesen,* Stuttgart 1931

Hoerner, Wilhelm, *Zeit und Rhythmus. Die Ordnungsgesetze der Erde und des Menschen,* Stuttgart [3]1993

Huff, Darrell, *Wie lügt man mit Statistik?,* Zürich 1956

Illich, Ivan, *Die Enteignung der Gesundheit (Medical nemesis),* Reinbek bei Hamburg 1975

Jungk, Robert, *Die Zukunft hat schon begonnen. Amerikas Allmacht und Ohnmacht,* Reinbek bei Hamburg 2016

König, Karl, *Irdische und kosmische Ernährung,* Stuttgart 2011

LeShan, Lawrence, *Psychotherapie gegen den Krebs. Über die Bedeutung emotionaler Faktoren bei der Entstehung und Heilung von Krebs*, Stuttgart ^{8}1999

Lievegoed, Bernard, *Soziale Gestaltungen in der Heilpädagogik*, Manuskriptdruck, hrsg. von Wolfgang Garvelmann 1970

Lown, Bernard, *Die verlorene Kunst des Heilens. Anstiftung zum Umdenken*, Stuttgart ^{2}2004

Moltmann, Jürgen, *Mensch. Christliche Anthropologie in den Konflikten der Gegenwart*, Stuttgart 1971

Moody, Raymond A., *Leben nach dem Tod. Die Erforschung einer unerklärlichen Erfahrung*, Reinbek bei Hamburg ^{21}2016

Moorjani, Anita, *Heilung im Licht. Wie ich durch eine Nahtoderfahrung den Krebs besiegte und neu geboren wurde*, München 2015

Müller, Adolf M. Klaus, *Wende der Wahrnehmung. Erwägungen zur Grundlagenkrise in Physik, Medizin, Pädagogik und Theologie*, München 1978

Raschen, Klaus, *Der Mensch im Alter*, Stuttgart 1989

Schroeder, Hans-Werner, *Mensch und Engel. Die Wirklichkeit der Hierarchien*, Stuttgart ^{5}1999

Schulz, Thomas, *Zukunftsmedizin. Wie das Silicon Valley Krankheiten besiegen und unser Leben verlängern will*, München 2018

Soesman, Albert, *Die zwölf Sinne. Tore der Seele*, Stuttgart ^{4}2000

Spitzer, Manfred, *Digitale Demenz. Wie wir uns und unsere Kinder um den Verstand bringen*, München 2012

Steiner, Rudolf, *Allgemeine Menschenkunde als Grundlage der Pädagogik* (GA 293), Basel ^{10}2019

– *Anthroposophie als Kosmosophie. Zweiter Teil: Die Gestaltung des Menschen als Ergebnis kosmischer Wirkungen* (GA 208), Dornach ^{3}1992

– *Anthroposophie. Ein Fragment aus dem Jahre 1910* (GA 45), Dornach ^{5}2009

– *Anthroposophische Leitsätze* (GA 26), Basel ^{11}2013

– *Anthroposophische Menschenerkenntnis und Medizin* (GA 319), Dornach ^{3}1994

– *Anthroposophischer Seelenkalender*, in: ders., *Wahrspruchworte* (GA 40), Basel ^{10}2019

– *Anweisungen für eine esoterische Schulung*, Dornach ^{4}1999

– *Das Geheimnis der Wunde. Aufzeichnungen zum Samariterkurs*, Beiträge zur Rudolf Steiner Gesamtausgabe, Nr. 108, Dornach 1992

– *Das Rätsel des Menschen* (GA 170), Dornach ^{3}1992

– *Das Sonnenmysterium und das Mysterium von Tod und Auferstehung* (GA 211), Dornach ^{3}2006

– *Das Zusammenwirken von Ärzten und Seelsorgern. Pastoral-Medizinischer Kurs* (GA 318), Basel ^{5}2019

– *Der Mensch als Zusammenklang des schaffenden, bildenden und gestaltenden Weltenwortes* (GA 230), Dornach ^{7}1993

– *Die Geheimwissenschaft im Umriss* (GA 13), Basel ^{31}2013

– *Die geistige Führung des Menschen und der Menschheit. Geisteswissenschaftliche Ergebnisse über die Menschheits-Entwicklung* (GA 15), Dornach ^{10}1987

- *Die Offenbarungen des Karma* (GA 120), Dornach ^{8}1992
- *Die Philosophie der Freiheit. Grundzüge einer modernen Weltanschauung. Seelische Beobachtungsresultate nach naturwissenschaftlicher Methode* (GA 4), Dornach ^{16}1995
- *Die Theosophie des Rosenkreuzers* (GA 99), Dornach ^{7}1985
- *Die Verbindung zwischen Lebenden und Toten* (GA 168), Dornach ^{4}1995
- *Die Weihnachtstagung zur Begründung der Allgemeinen Anthroposophischen Gesellschaft 1923/24* (GA 260), Dornach ^{5}1994
- *Die Welt der Sinne und die Welt des Geistes* (GA 134), Dornach ^{6}2009
- *Die Welt des Geistes und ihr Hereinragen in das physische Dasein. Das Einwirken der Toten in die Welt der Lebenden* (GA 150), Dornach ^{2}1980
- *Eine okkulte Physiologie* (GA 128), Dornach ^{5}1991
- *Esoterische Betrachtungen karmischer Zusammenhänge,* Band 6 (GA 240), Dornach ^{5}1992
- *Geisteswissenschaft als Erkenntnis der Grundimpulse sozialer Gestaltung* (GA 199), Dornach ^{2}1985
- *Geisteswissenschaftliche Menschenkunde* (GA 107), Basel ^{6}2011
- *Geisteswissenschaft und Medizin* (GA 312), Dornach ^{7}1999
- *Grundlinien einer Erkenntnistheorie der Goetheschen Weltanschauung mit besonderer Rücksicht auf Schiller* (GA 2), Dornach ^{8}2003
- *Heilpädagogischer Kurs* (GA 317), Dornach ^{8}1995
- *Ich bin. Meditationen für den Alltag,* hrsg. von Taja Gut, Dornach ^{2}2011
- *Meditationen für Tag und Jahr,* hrsg. von Taja Gut, Dornach ^{2}2009
- *Meditative Betrachtungen und Anleitungen zur Vertiefung der Heilkunst* (GA 316), Dornach 1967
- *Menschenwerden, Weltenseele und Weltengeist – Erster Teil* (GA 205), Basel ^{3}2017
- *Metamorphosen des Seelenlebens – Pfade der Seelenerlebnisse I* (GA 58), Basel ^{2}2017
- *Mysterienstätten des Mittelalters. Rosenkreuzertum und modernes Einweihungsprinzip* (GA 233a), Basel ^{6}2013
- *Natur- und Geistwesen – ihr Wirken in unserer sichtbaren Welt* (GA 98), Dornach ^{2}1996
- *Nervosität und Ichheit,* in: ders., *Erfahrungen des Übersinnlichen. Die drei Wege der Seele zu Christus* (GA 143), Dornach ^{4}1994
- *Nordische und mitteleuropäische Geistimpulse* (GA 209), Dornach ^{2}1982
- *Physiologisch-Therapeutisches auf Grundlage der Geisteswissenschaft* (GA 314), Basel ^{4}2011
- *Rhythmen im Kosmos und im Menschenwesen* (GA 350), Dornach ^{3}1991
- *Seelenübungen Band I. Übungen mit Wort- und Sinnbild-Meditationen zur methodischen Entwicklung höherer Erkenntniskräfte, 1904–1924,* Dornach ^{2}2001
- *Theosophie. Einführung in übersinnliche Welterkenntnis und Menschenbestimmung* (GA 9), Basel ^{33}2013
- *Vier Mysteriendramen* (GA 14), Dornach ^{5}1998
- *Von Seelenrätseln* (GA 21), Dornach ^{3}1960
- *Vor dem Tore der Theosophie* (GA 95), Dornach ^{4}1990

– *Wahrheit und Wissenschaft. Vorspiel einer »Philosophie der Freiheit«* (GA 3), Basel [6]2012
– *Wahrspruchworte* (GA 40), Dornach [9]2005
– *Welche Bedeutung hat die okkulte Entwicklung des Menschen für seine Hüllen – physischer Leib, Ätherleib, Astralleib – und sein Selbst?* (GA 145), Basel [7]2015
– *Wie erlangt man Erkenntnisse der höheren Welten?* (GA 10), Basel [25]2018
– *Zu sozialen und wirtschaftlichen Fragen der Gegenwart* (GA 332b), Basel 2020
Steiner, Rudolf, Ita Wegman, *Grundlegendes für eine Erweiterung der Heilkunst nach geisteswissenschaftlichen Erkenntnissen* (GA 27), Basel [8]2014
Treichler, Markus, Johannes Reiner, *Anthroposophie-basierte Psychotherapie. Grundlagen – Methoden – Indikationen – Praxis,* Berlin 2019

Textnachweis

Seite 24: Rainer Maria Rilke, *Das ist die Sehnsucht* aus den *Frühen Gedichten,* in: ders., *Sämtliche Werke,* Erster Band, Frankfurt am Main 1955, Seite 145.

Seite 74: Textauszug aus: Marie Luise Kaschnitz, *Orte. Aufzeichnungen,* © Insel Verlag Frankfurt am Main und Leipzig 1975. Alle Rechte bei und vorbehalten durch Insel Verlag Berlin.

Seite 130: Joseph von Eichendorff, *Im Alter* aus den *Geistlichen Gedichten,* in: ders., *Werke,* Band 1, München o.J., Seite 293.

Seite 180: Friedrich Hölderlin, *Ehmals und jetzt* aus den *Gedichten 1796–1799,* in: ders., *Sämtliche Werke und Briefe,* Erster Band, hrsg. von Günter Mieth, München [4]1984, Seite 221.

Seite 206: Luise Rinser, *Im Älterwerden,* © Christoph Rinser.

Seite 274: Friedrich Rückert, *Leiser und lauter* aus *Pantheon,* Erster Teil, Zweites Bruchstück: *Selbstschau,* in: *Rückerts Werke,* Siebenter Teil, hrsg. von Elsa Hertzer, Berlin o. J., Seite 56.

Wir danken den Rechteinhabern für die freundliche Abdruckgenehmigung. Leider war es uns nicht in allen Fällen möglich, die Urheberrechtssituation zu klären. Sollte sich deshalb bei einzelnen Beiträgen nach Drucklegung noch ein berechtigter Honoraranspruch ergeben, so sind wir selbstverständlich gerne bereit, diesen zu den üblichen Sätzen nachträglich zu vergüten.

Bildnachweis

Shutterstock.com: Titelbild (Halfpoint), Seite 9 (vasara), Seite 12/13 (ileana_bt), Seite 24/25 (Sky Cinema), Seite 36 (Wirestock Creators), Seite 48/49 (alefbet), Seite 74/75 (Yana M), Seite 81 (Dark Moon Pictures), Seite 96/97 (Renata Sedmakova), Seite 130/131 (JV Photo), Seite 180/181 (Kostiantyn), Seite 200 (aaltair), Seite 206/207 (WeStudio), Seite 232 (Huy Thoai), Seite 274/275 (Tommy Svensson).